Ledwina

Angewandte Bioklimatologie mit modernen naturnahen Heilmethoden

Angewandte Bioklimatologie mit modernen naturnahen Heilmethoden

Der Weg aus der chronischen Krankheit

Von Dr. med. Wilhelm Ledwina

Mit 2 Porträts, 26 Abbildungen und 6 Tabellen

HAUG

Karl F. Haug Verlag · Heidelberg

CIP-Kurztitelaufnahme der Deutschen Bibliothek

Ledwina, Wilhelm:
Angewandte Bioklimatologie mit modernen naturnahen Heilmethoden : d. Weg aus d. chron. Krankheit / von Wilhelm Ledwina. – Heidelberg : Haug, 1981.
ISBN 3-7760-0550-5

Verlags-Nr. 8125 · ISBN 3-7760-0550-5

Gesamtherstellung: Druckhaus Darmstadt GmbH, 6100 Darmstadt

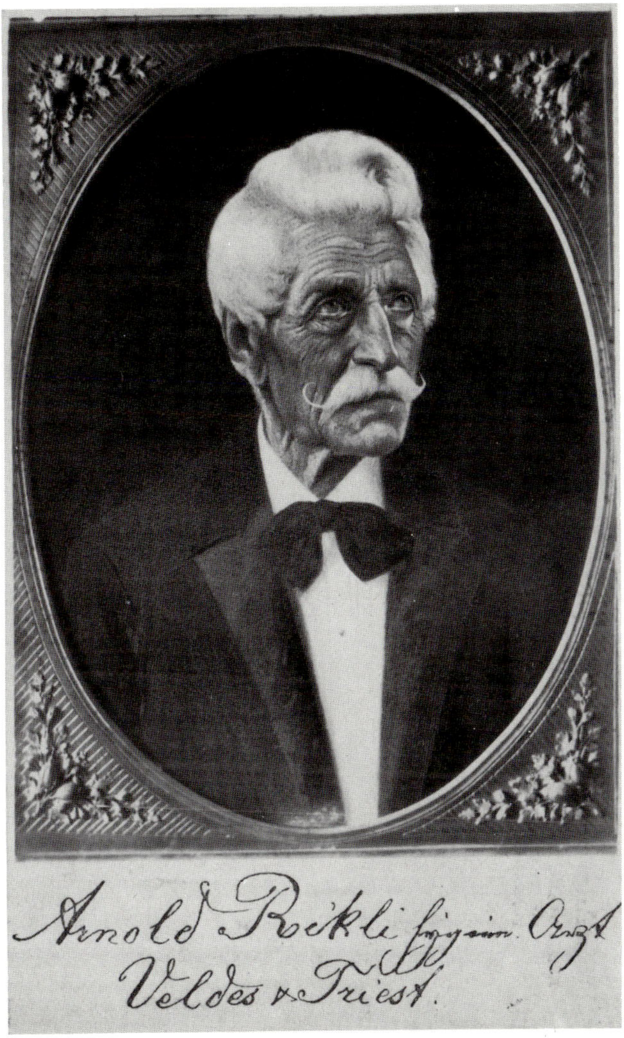

Arnold RIKLI (Urgroßvater des Autors)

Kommentar von BRAUCHLE: 1906 starb dieser Pionier der Naturheilkunde im Alter von 84 Jahren. Er hatte das uralte Wissen um die Heilkraft der Sonne in das Gedächtnis seiner Zeit zurückgerufen und gleichzeitig gezeigt, wie man Luft- und Sonnenbäder richtig anwendet. Wir haben Grund genug, diesem Klassiker der Naturheilkunde ein dankbares Gedächtnis zu bewahren.

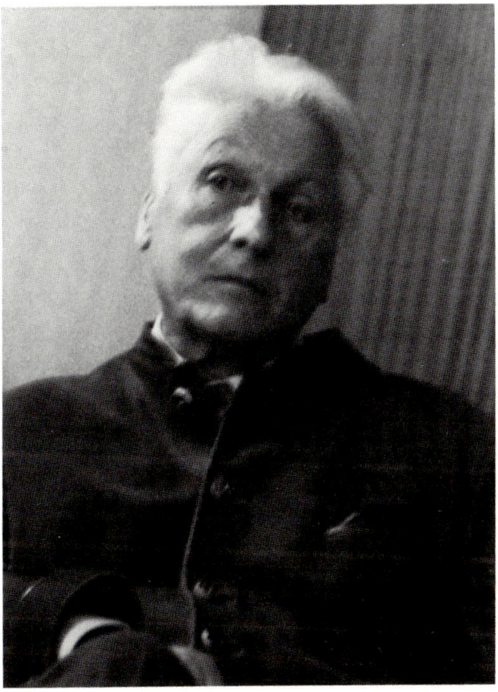

Wilhelm LEDWINA

Inhalt

Vorwort

Die wahren und unausschöpfbaren Heilmittel der Natur werden nicht genützt, weil man die Möglichkeiten noch gar nicht erfaßt hat und das Wissen darüber durch den chemischen Experimentismus und das Credo an die Chemie verdrängt wird.

In der Wohnung begnügt man sich mit einer äußeren und nur scheinbaren Hygiene, im unsichtbaren und effizienten Bereich fehlt sie jedoch; es fehlen die wichtigsten hygienischen Einrichtungen.

Der heute älter werdende Mensch verbringt einen immer größeren Teil seines Lebens in einer raumklimatischen Belastung, die durch strahlende Entwärmung, aufgeheizte Luft und Exkommunikation die Abheilung chronischer Erkrankungen verhindert; daran scheitert auch die Medizin. Der chronisch Kranke wird immermehr zu einem politischen Problem, das durch therapeutische Hilflosigkeit entsteht. Sie sterben heute nicht gleich und nicht jung; sie leiden, siechen und sterben qualvoll und noch immer lange vor der Zeit, weil in der zweiten Lebenshälfte fast alles zur Erhaltung der Gesundheit versäumt wird und die Rehabilitationsmittel in der Wohnung fehlen.

In der Bioklimatologie ist man trotz neuer Erkenntnisse in den letzten 100 Jahren nicht weitergekommen, weil der ärztlich verordnete Klimawechsel als Klimatotherapie akzeptiert wird. Diese erfordert aber offengelegte Methoden, die Erfüllung von Voraussetzungen und neue Einrichtungen, die unabhängig vom Wetter eine Therapie chronischer Erkrankungen ermöglichen.

In der Balneologie verzichtet man heute auf das Tepidarium und somit auf die richtige Durchführung der Badekur, so daß auch hier vieles „schief" geht.

Die methodische, kombinierte Klimatotherapie mit strahlungsklimatisierten Einrichtungen auch daheim und mit naturnahen Heilmethoden sind der Weg aus einer schon aussichtslos erscheinenden Situation. Durch die Ruinendiagnostik kommen wir mit der Therapie meist schon zu spät, sie muß vorverlegt werden. Es ist Aufgabe des Autors, dies hier zu erklären. Der langzeitliche Korrespondent für das Klima und so auch Raumklima ist das innere Milieu auf Stoffwechselbasis, wobei die Fermente eine exklusive Stellung haben.

Rheuma, Fettsucht und Emphysem sind nach neuen Erkenntnissen fermentative Erkrankungen, die hauptsächlich durch raumklimatische Belastungen ausgelöst werden.

Grippe und grippale Infekte nehmen von „heißen Stellen" ihren epidemiologischen Lauf, somit auch die chronische Bronchitis. Hypertonie und Gefäßerkrankungen können durch raumklimatische Entspannung wirksam bekämpft werden.

Das Raumklima muß in die Krebsprophylaxe einbezogen werden. Die Behaglichkeit und die Zahl der Zufriedenen/Unzufriedenen sind kein Kriterium für Qualität und Hygiene eines Raumklimas. Es müssen die elementaren Werte des Kreislaufes herangezogen, die Erholungszeiten anhand der Dauer der negativen Nachbilder nach Exposition gemessen, die Ausscheidung der 17-Ketostereoide ermittelt werden, so wie wir es getan haben. Doch auch bioelektrische Untersuchungsmethoden wie EKG, EEG und nun auch das meridiane EDG zur Humoraldiagnose gaben wertvolle Aufschlüsse und werden noch weit mehr Aufschlüsse geben.

Diese Fülle neuer, teils fremder teils eigener Erkenntnisse, sind der Anlaß zu diesem Buch, das hoffentlich die Verantwortlichen im Gesundheitswesen zur Tätigkeit motivieren wird, dem Kranken und noch nicht Kranken wird es den Weg weisen.

Der bisherige allgemeine Weg der Behandlung chronischer Erkrankungen führte zu frühem Tod oder Siechtum, sie hatten sich verirrt, das ist doch offensichtlich; es ist aber unmenschlich, sie in diesem Irrtum zu belassen.

Wien, im April 1981 Dr. med. Wilhelm LEDWINA

I. Einführung in die Klimaheilkunde

Strahlungsgleichgewicht und die Wirkungen in einem Strahlungsklima nicht aufgenommen worden.

Der Mensch in seiner Wohnung... unter diesem Titel schrieb E. GRANDJEAN einen Artikel in der Zeitschrift „Wohnungsmedizin" 5–6/71 aus dem Institut für Hygiene und Arbeitsphysiologie der Eidg. Technischen Hochschule Zürich, dessen Direktor er ist.

Als wichtigste Empfehlungen für den Wohnbereich postuliert er folgende Werte:

- Die Lufttemperatur soll im Winter in Wohnräumen 21 (±1)°C betragen; sie soll in diesem Bereich zwischen 20 und 23°C regulierbar sein. Im Sommer sind Temperaturen zwischen 20 und 24°C behaglich.
- Der Durchschnitt der Oberflächentemperaturen der Umschließungsbauteile soll möglichst von der gleichen Größenordnung sein wie die Lufttemperatur. Abweichungen des Durchschnittswertes sollten nicht mehr als 2–3°C und diejenigen einzelner Umschließungsflächen nicht mehr als 3–4°C betragen.
- Im Winter ist eine relative Feuchtigkeit der Luft von 40–45% behaglich.
- Die Luftbewegung sollte an einem Sitzplatz den Wert von 0,2 m/s nicht überschreiten.

Ein derartiger wandkühler Wohnraum ist zwar bewohnbar aber hygienisch nicht nutzbar, er ermöglicht weder eine genügende Entspannung noch auch eine Vorbeugung.

Die überwiegend strahlende Entwärmung in diesem Raumklima verhindert die Entspannung und kurze Erholungszeiten. Die Strahlungswärme ist ein biotroper Faktor von außergewöhnlicher Bedeutung; dieser wird hier nicht Rechnung getragen.

Die Empfehlung, daß die Umschließungsflächentemperatur möglichst gleich der Lufttemperatur sein soll, ist für die Gesundheit nachteilig.

Die konvektive Entwärmung in einem Strahlungsklima dient auch im Wohnbereich der Gesundheit.

Die Lufttemperatur muß daher gegenüber einer homogenen Strahlungstemperatur des Wohnraumes um etwa 7 Grad abgesenkt sein; bei einer vorzugsweisen homogenen Strahlungstemperatur von 23 Grad soll dann die Luft eine Temperatur von 16 Grad haben, wenn der Mensch bekleidet und tätig ist.

Die kühlere Luft schützt auch den nasalen Verdunstungsapparat vor Austrocknung.

Die heutigen üblichen Heizsysteme können im allgemeinen weder jene noch diese Sollwerte erfüllen; wir müssen daher zu Niedertemperaturstrahlungsheizungen übergehen und zwar in Form einer Wand-Boden-Heizung.

Die Aufenthaltszeiten in Wohnräumen haben sich auch durch die höheren Lebenserwartungen und durch die Ausbreitung des Stadtgebietes beträchtlich verlängert.

Der alte und der chronisch kranke Mensch sind in das Bezugssystem eingetreten. An ihnen muß nun gemessen werden; das Toleranzbereich des Gesunden hat hier keine Gültigkeit mehr.

Verkehrsstraßen mit einer Breite von 4 m haben am Beginn dieses Jahrhunderts genügt, heute führten sie zu einem Verkehrschaos; Wohnräume, die thermisch ausgeglichen sind, erfüllen nicht die Ansprüche des Menschen einer Industriegesellschaft.

Zu Beginn dieses Jahrhunderts hatte man die sozialen Reformen, die dann doch durchgeführt wurden, für eine Utopie gehalten.

Heute hält man die Strahlungsklimatisierung für eine Utopie oder man hält nichts von ihr, was noch einfacher ist. Lehrmeinungen lassen sich nicht revidieren, das wissen wir schon, aber die Zeit geht über sie hinweg.

Allerdings kostet das Warten sehr viele Opfer.

Aufgrund einer alten englischen Patentschrift war das U-Boot mit Schnorchel lange vor dem Bau von U-Booten bekannt, trotzdem baute man zum Unglück der Matrosen, und obwohl das Wasser bis zum Halse stand, unentwegt U-Boote ohne Schnorchel.

Übrigens auch bei der Strahlungsklimatisierung gibt es den Raum mit ,,Schnorchel".

Verschiedene Autoren übernehmen in ihren Büchern, so auch Dr. Ing. H. REINDERS in ,,Mensch und Klima", ein Schema ,,Die thermische Behaglichkeitszone in Abhängigkeit von den Temperaturen der Raumluft und der Raumumschließungsflächen". Darin verläuft die Parabel der Behaglichkeit von dem sich ergebenden Schnittpunkt 10°C Raumlufttemperatur mit 26°C Umschließungsflächentemperaturen zu dem Schnittpunkt 12°C Umschließungsflächentemperatur mit 28°C Raumlufttemperatur, letzterer und somit auch der Verlauf der Parabel sind der große Irrtum in der Raumklimatik des Ingenieurwissens.

P.O. FANGER, Associate Professor Technical University of Denmark, Laboratory of Heating and Air Conditioning, berichtet in seinem Buch THERMAL COMFORT, published in the United States by McGraw-Hill Book Company 1972, printed and bound by Kingsport

Press, Inc. 123456780KPKP798765432, daß in Räumen in denen die mittlere Abstrahlungstemperatur, die Lufttemperatur und die Luftgeschwindigkeit geregelt werden können, Optima für nackte Untätige, nackte Tätige und auch für Bekleidete gefunden werden. Er findet in diesen verschiedenen Klimaten eine gewisse Zahl Unzufriedener bzw. Zufriedener und bekommt dadurch Diagramme in sehr weiten Bereichen bei Variablen der Lufttemperatur und der mittleren Strahlungstemperatur. Er findet auch, daß die Zahl der Unzufriedenen deutlich ansteigt, wenn die Abstrahlungstemperatur im Raum größere Differenzen aufweist.

Klimatotherapie und Naturheilbehandlung stehen noch immer ganz unter dem Eindruck der Arndt-Schultz-Regel: „Schwache Reize fachen die Lebenstätigkeit an, mittelstarke fördern sie, starke hemmen sie und stärkste heben sie auf."

Als biologisch wichtigste Faktoren werden die Strahlungsintensität und die Abkühlungsgröße angesehen, das Strahlungsklima wird als mittleres Reizklima erkannt (VOGT, EVERS). Und doch kann der Reiz nur ein Teilaspekt der Klimatologie sein, der andere, der so wenig berücksichtigt wurde, ist jedoch die Entspannung.

Der entscheidende Schritt zu dieser Erkenntnis wurde von S. ORATA gemacht. Er war Fischzüchter in Pompeji und sah, daß die Fische sich zum Laichen von der Sonne durchwärmte Plätze im Wasser aussuchten. Diese zunächst wohl einfache Beobachtung führte ihn zu der Entdeckung, daß das Leben unter dem Einfluß homogener Wärmestrahlungsfelder besser gedeiht. Den Nutzen, den er sicher bei der Fischzucht durch seine Erfahrung hatte, wollte er auch für die Gesundheit der Menschen. Und das gelang ihm wohl auch. Ein Cäsar gab ihm den Auftrag und so entstanden die Thermen, die immer auch ein Tepidarium zur Erholung kranker Menschen hatten. Dies war also die Geburtsstunde moderner Raumklimahygiene, die ohne Strahlungsklimatisierung nicht existent ist. Die konvektive Entwärmung in einem Strahlungsklima und noch besser in einem Strahlungsgleichgewicht war ermöglicht. Doch es erging ihm wie ARISTARCH, der zwar das heliozentrische System entdeckte, aber dessen Wissen dann doch vergessen oder verschwiegen wurde. Die Thermen verfielen, der Sinn des Tepidariums wurde nicht mehr verstanden und niemals mehr wurden Bäder und Badeanlagen mit Tepidarien gebaut.

Es entstehen heute allerorts Kurbäder, doch auf welche Weise sich der Badende erwärmt und entwärmt, das ist den beteiligten Architekten und

Klimaingenieuren gleichgültig, der so wesentliche und alles entscheidende Unterschied in der Art der Entwärmung wird von ihnen nicht gemacht.

Die strahlende Entwärmung wurde als Cofaktor in der Atherogenese und die konvektive Entwärmung in einem Strahlungsgleichgewicht als das wirkungsvollste Mittel gegen die essentielle Hypertonie und notwendiges Mittel gegen die Atherogenese identifiziert.

In der Doktrin scholastischer Disziplinen haben das Tepidarium, der strahlungsklimatisierte Liegeplatz und auch die atmosphärische Kur in der methodischen Anwendung noch keinen Platz.

Man hat also die Aufgabenstellung in der Hygiene nicht erkannt, in der Bioklimatologie hat man schon vorzeitig resigniert, in der Schulmedizin hofft man und glaubt an die Chemie, im Gesundheitswesen aber versäumt man. Durch den unwissenschaftlichen chemischen Experimentismus am Menschen und die Untätigkeit ist man im Gesundheitswesen zu einem riesigen Debakel gekommen; das unermeßliche menschliche Leiden der chronisch Kranken regt anscheinend dort niemanden auf. Es ist niemand da, der die Verantwortung übernimmt oder wenigstens ansprechbar wäre. Die vielen Brücken, die im Gesundheitswesen einstürzen, wurden nach den Regeln der Schulmedizin gebaut, und diese selbst befindet sich in einem großen Irrtum.

Leider werden wir noch sehr lange unterwegs sein müssen. Es ist eine tragische Entwicklung in der Medizin, daß zur Behandlung chronischer Erkrankungen die Chemie in einem ungeheuren Ausmaß eingesetzt und auf die methodische Anwendung biotroper Faktoren nahezu verzichtet wird.

Wer einen Gedanken findet,
der uns auch nur ein wenig tiefer
in das ewige Geheimnis der Natur
blicken läßt,
dem ist eine große Gnade
zuteil geworden.

Albert EINSTEIN

2. Wie biotrope Faktoren identifiziert wurden

In der Klimahygiene hat sich eine Vorstellung etabliert, die jedoch nicht zu halten ist, und die da heißt: man wird zunächst von einem möglichst indifferenten und gewöhnlichen Raumklima ausgehen, in dem die einzelnen Faktoren in den komplexen Begriff des Raumklimas eingehen.

In der Bioklimatologie dagegen versuchte man eine ,,Simulation" höhenklimatischer Bedingungen durchzuführen, so in der Unterdruckkammer unter vermindertem Sauerstoffdruck und unter Kontrolle von Einzelfaktoren, wie Druck, Temperatur, Wasserdampfgehalt und Dauer der Exposition.

Auch dieser Experimentalforschung haften unüberbrückbare Mängel an, da der wohl wichtigste biotrope Faktor der Globalstrahlung fehlt und somit ein Höhenklima oder auch irgendein anderes Klima gar nicht simuliert werden kann.

Das jeweils für einen Ort typische Klima gibt es nur dort, wobei unter Ort auch eine Gegend subsumiert ist.

Die Bezugsquelle des Klimas ist immer die Sonne im engeren Sinn oder der Kosmos im weiteren Sinn. Die von der Sonne eingestrahlten Energien gehen in den Wärmehaushalt der Erde ein, sie sind aber auch wieder nur Faktoren.

Wir müssen die Vorstellung aufgeben, daß wir den Globaleffekt nachbilden können. Ganz abgesehen davon, das Klima ist ein dynamisches Phänomen, in dem auch ein variabler Wetterablauf integriert ist. Der Einfluß der Sonne auf das Leben geht weit über die ultravioletten, sichtbaren und infraroten Wellenbereiche hinaus, wir wissen ja noch gar nicht, welche Frequenzen und Intensitäten sonst noch biotrop sind. Auch elektroklimatisch bestehen grundsätzliche Differenzen, gar nicht zu reden von den Luftqualitäten.

Trotz aller Mängel müssen wir, um zu Teilerkenntnissen zu gelangen, von einem Klimakörper ausgehen. Die Reproduktion eines Klimas ist damit nicht möglich, jedoch die extreme Variabilität einzelner und eines Faktors ermöglicht es, ihn für eine ganz bestimmte Wirkung verantwortlich zu machen.

Die von einander unabhängige Einstellbarkeit der homogenen Strahlungstemperatur, der Lufttemperatur und des Dampfdruckes ist die primitive Voraussetzung für eine Experimentalforschung, die des Luftdrukkes und des Sauerstoffpartialdruckes sind sekundäre.

Im Höhenklima nehmen jedoch nicht nur Luftdruck, Luftdichte, O_2-Partialdruck, Dampfdruck und Lufttemperatur kontinuierlich ab, es nehmen die Intensitäten der Strahlungen zu. Damit haben wir aber auch schon die Grenzen der Experimentalforschung erreicht. Unter den primitiven Voraussetzungen des Klimakörpers wurde bewiesen, daß der Infrarotstrahlung eine elementare und immanente Wirkung zukommt.

Erst bei konvektiver Entwärmung in einem Strahlungsgleichgewicht (homogene Strahlungstemperatur bei oder über 37° C) werden die Basalwerte des Blutdruckes, der Erholungszeiten, des Grundumsatzes und der Mikrovibration erreicht. Es sind dies die physiologischen Tiefstwerte.

Die strahlende Entwärmung führt früher oder später auch von der Ernährung abhängig zu Gefäßerkrankungen. Konvektive Entwärmung in einem Strahlungsklima verhindert Hypertonie und Gefäßerkrankungen.

Die Feuchtigkeit in molekularer Dispersion ist das wichtigste Mittel für die Bronchialtoilette, bei langen Expositionszeiten führt sie zur Abheilung der chronischen Bronchitis. Da ein höherer Dampfdruck immer die Entwärmung behindert, kann gesättigte Luft bei und etwas über 37° C nur mehr mit Hilfe von Klardampfgeräten inhaliert werden.

Einer der Vorzüge des Höhenklimas ist der niedrige Dampfdruck. Im Höhenklima ist es noch viel schwieriger, die biotropen Faktoren zu identifizieren.

UNDT wies nach, daß die Tage, an denen der Dampfdruck über 13 mm Hg liegt und die Temperatur der Luft 28° C übersteigt, für den Straßenverkehr die gefährlichsten sind.

Für die angewandte Bioklimatologie sind nicht nur die biotropen Faktoren die Kriterien, sondern auch die Verhaltensweisen des Menschen. Ob der Mensch bekleidet ist oder nicht, wie er bekleidet ist, ob er mit dem Lift fährt oder ob er den Berg besteigt, ob er an der Sonne liegt oder den Schatten aufsucht, diese und noch viele andere Verhaltensweisen, fallen oft viel mehr ins Gewicht als geographische Differenzen.

Doch auch der Gradient des biotropen Faktors und die Expositionszeiten sind bestimmende Größen. Es ist eine grobe und irreführende Vereinfachung, beispielsweise den Sauerstoffmangel als den führenden biotropen Faktor ab 2000 m Höhe zu deklarieren. Bei einer Bergfahrt in grimmiger Kälte wird immer nur diese selbst für den Schock verantwortlich sein. Hingegen wird bei alpinem Strahlungswetter auch im Hochgebirge noch das Sonnenbad von außerordentlicher Wirkung sein, während man sich an den Sauerstoffmangel schon längst adaptiert hat. Die Variabilitäten sind so zahlreich, daß es in der angewandten Klimaphysiologie immer wieder auf die Situation ankommt, um den einen oder anderen biotropen Faktor vorzuziehen oder es gleich bei dem Wetterakkord zu belassen.

An hervorragender Stelle in der Klimaphysiologie steht jedoch die Adaptation. Bei methodischer Anwendung der Kälte und der Höhe verläuft die Adaptation sozusagen programmiert und die besonders auf Stoffwechselbasis erworbenen Adaptate, es sind deren viele, sind regressiv; die dabei freigesetzten und überdauernden Stoffe greifen restaurierend in die Prozesse ein.

Im Zeitalter der Chemie und des Antiklimas besteht allerdings nur geringe Hoffnung, daß über den Sport hinausgehend Adaptationen zu Heilverfahren werden, gemeint sind die typischen physiologischen Adaptationen.

Man subsumiert heute die biotropen Faktoren den Stressoren, doch sind die Formen der Anpassung gegenüber den einzelnen Faktoren und dann auch den verschiedenen Klimaten gegenüber nicht nur verschieden, sondern auch gegensätzlich. Man muß dann schon noch unterscheiden zwischen Stressoren, die typische physiologische Adaptationen ohne Abnützungserscheinungen verursachen und solchen, die Abnützungserscheinungen ohne oder mit nur fehlerhafter Adaptation nach sich ziehen.

Der signifikante Vertreter der ersten Gruppe ist der Sauerstoffmangel im Hochgebirge. Er provoziert Leistungen auf Stoffwechsel- und Zellbasis, die überdauern; auch das rechte Herz paßt sich an, aber nicht überdauernd.

Der signifikante Vertreter der zweiten Gruppe ist der kalte Körper. Er führt zu Degeneration und im Zusammenhang mit einer hämochemischen Fettdeponie und großmolekularer Fettdispersion nicht nur zur koronaren Atherosklerose.

Die trockene Kälte hingegen ist fakultativ dieser oder jener Gruppe zuzuzählen, je nach der genetischen Ausstattung, der Situation und der Exposition; bei methodischer Kälte-Exposition sind überdauernde, typische physiologische Adaptationen zu erreichen.

Die hygrische Überwärme führt zu fehlerhafter Adaptation und zu Abnützungserscheinungen, die Adaptation ist nicht überdauernd. Die UV-Strahlung hinterläßt auch eine überdauernde, typische physiologische Anpassung; sie ist immer in einem Strahlenkomplex gebunden, in dem auch die elektromagnetische Wellenstrahlung zwischen 3800 und 7800 Å als sichtbares Licht und die Wärmestrahlung aufgenommen sind. In diesem Komplex liegen jene energetischen Differenzierungen unterschiedlicher Frequenzen und Intensitäten, die so schwer zu identifizieren sind und doch die Natur und den Menschen immer wieder beleben. Hier muß man die exklusiven biotropen Faktoren suchen und nicht im Sauerstoffmangel und nicht in der Kälte.

Bei raschem Übergang von Meereshöhe auf 2300 m und dann nach Akklimatisation wurden von Ignacio CHÁVEZ bei Sportlern folgende arterielle O_2-Sättigungen ermittelt:

auf Meereshöhe	in 2300 m	nach Akklimatisation
97%	91%	91%

Nur bei nicht höhenakklimatisierten Personen nimmt das Herzzeitvolumen zu, nach JUNGMANN um 35% nach 3 Stunden, nach 5 Stunden wird der Ausgangswert wieder erreicht.

Die funktionellen Veränderungen der physikalischen Größen des Kreislaufes verlaufen nicht einheitlich und sind auch gar nicht so bedeutend für diese Meereshöhe, die Mittelwerte aus einer größeren Zahl von Probanden zeigen eine kurze vagotene Initialphase, eine etwa 4wöchige adaptive sympathikotone Akklimatisation und eine längere vagotone Nachschwankung.

Wichtiger als diese funktionelle Umstellung ist die im Blute und im Stoffwechsel.

Die Steigerung der Erythropoese nach einer inkonstanten initialen Depression setzt schon vor einem nachweisbaren Sauerstoffmangel ein, sie wurde bereits in 700 m an der Zunahme der Retikulozyten nachgewiesen.

In 1000 m ist die Eisenresorption für die vermehrte Hömoglobinbildung etwas, in 2000 m deutlich vermehrt (BALZAR, GABL und Mitarb., 1957).

Der Milchsäurespiegel im Blut ist schon in Ruhe, mehr noch nach körperlicher Belastung erhöht (KEUL und Mitarb., 1967).

Im Urin werden vermehrt Abbauprodukte der Nebennierenrindenhormone ausgeschieden (LEIPERT, JUNGMANN, HALHUBER), der Plasma-Cortisol-Spiegel ist erhöht (MONCLOA und Mitarb., 1970).

Ein statistisch gesicherter Einfluß des Überganges ins Höhenklima auf die Cholinesterase-Aktivität wurde erwiesen; Aktivitätszunahme als Ausdruck der unmittelbaren Höhenumstellung; Abnahme mit beginnender Akklimatisation; bei völlig Akklimatisierten wurden keine erhöhten Werte gefunden (MURALT und STETTLER).

Die Bedeutung des Höhenklimas liegt in der Befreiung vom Dampfdruck, in 2000 m ist er bereits auf die Hälfte abgesunken, in der mehr konvektiven als strahlenden Entwärmung und in adaptativen morphologischen und humoralen Veränderungen, die den Kreislauf und den Stoffwechsel begünstigen, wenn die Akklimatisation in etwa der 4. Woche erreicht ist. Diese Akklimatisation ist dann von anhaltender Wirkung. Diese Effekte sind nicht nur präventiv sondern auch therapeutisch allgemein günstig, sie beginnen etwa bei 800 m, die Indikation richtet sich dann sehr nach der Höhenlage des Ortes und der vegetativen Ausgangslage des Patienten.

Wiederholte Höhenfahrten stimulieren das hormonelle Abwehrsystem. Reizbarkeit, sklerotische Regulationsstarre und Cor pulmonale sind die Indikationen für geringe Höhen.

Während also die Höhenakklimatisation in der angewandten Bioklimatologie gerade geriatrisch genutzt und immer mehr genutzt werden soll, ist die Hitzeakklimatisation nicht zu rechtfertigen und immer abzulehnen, für sie läßt sich keine Indikation finden.

Ganz anders ist es jedoch bei der Kälteakklimatisation.

Die Durchschnittswerte des Sauerstoffverbrauches liegen bei einem 90jährigen nur mehr bei etwa der Hälfte der Durchschnittwerte des Kindes, sie fallen besonders nach dem 60. Lebensjahr. Die Einschränkung des Energiebedarfes im hohen Alter unter Grundumsatzbedingungen um etwa 20% und im Durchschnitt um mehr als 50% zeigt den Rückgang der Thermogenese im Alter, er ist eigentlich charakteristisch für das Alter, der Mensch kühlt ab. Alte Leute klagen mehr über kalte Hände und Füße, ihre chemische Wärmeproduktion in der Muskulatur reicht nicht aus, um den Wärmeverlust zu ersetzen.

JUNGMANN hingegen hat an 18 alten Probanden eine um 2 Grad höhere Hauttemperatur des Fußes als an 15 jungen Probanden gemessen und zwar nach einem kalten Fußbad in der Dauer von 13,6 bzw. 15,3 Min. und einer Wiedererwärmung von 10 Min.

Erst in der methodischen Anwendung können Klima und deren Faktoren nutzbar gemacht werden, es ist dann ein Erfolg der Übung und des Verhaltens.

Die Temperatur hat schon einen Einfluß auf die Labilität der Struktur des Wassers, das allein schon durch seinen Anteil im Körper Gewicht hat, und damit auch auf die Löslichkeit.

Der Organismus ist für die längstwelligen, die atmosphärisch optimal durchgängigen und für die kurzwelligen Strahlen sehr empfindlich.

Die humoralen Vorgänge sind von der Dichte, Ladung und Aktivität der Ionen abhängig. Die Zelle ernährt sich aus der extrazellulären Flüssigkeit und gibt in diese ihre Produkte ab, dort ist das gemeinsame Wirkungsfeld für Kapillare und Nerv.

Luftdruckschwankungen verändern auch den inneren Gasdruck, die Abdampfung der Kohlensäure und die Sauerstoffsättigung. Extreme Schwankungen werden bereits als Streß mit Hormonausschüttung beantwortet.

Die Enzymaktivitäten sind höhenabhängig, ebenso die Aktivität des blutbildenden Systems.

Die absolute Feuchtigkeit fördert am meisten die Bronchialtoilette.

Ein Strahlungsklima ist die Voraussetzung für die wohl wirksamste Art der Entspannung durch konvektive Entwärmung.

Kälteinduzierte Thermogenese fördert den Stoffwechsel, baut Muskel auf und Fett ab, stimuliert das Abwehrsystem.

Helio- und Klimatotherapie wurden bei der Tuberkulose klinisch integriert.

Wenn aber 1931 BRUGSCH noch sagen konnte: Die Klimatotherapie hat Fiasko gemacht, praktisch kommt nichts dabei heraus (zitiert bei HAEBERLIN), so war dies damals nicht richtig und ist heute grundlegend falsch.

Differenzierte Strahlungsklimate, die jederzeit wirkungsvoll nachgebildet werden können, sind antiatherogen.

Sicher sind die akute, fieberhafte Erkrankung, die Gefäßkatastrophe, der operative Fall und das Finalstadium keine Indikationen für eine Klimabehandlung, im Gegenteil, in der Klinik fürchtet man mehr das Klima als man es liebt, hier zeigt sich auch das andere Gesicht, es sind der Föhn, die Frontendurchgänge, die atmosphärischen Unstetigkeiten, die Sferics und die Sonneneruptionen, die den Kranken Gefahr bringen.

Es ist noch mehr ungeklärt als geklärt, die konventionellen Vorstellungen reichen nicht aus. Man soll auch dort nicht Klärungen erwarten, wo die Dinge noch komplizierter liegen als bei der Gravitation.

Die bisher geübte Klimatotherapie ist auf große Schwierigkeiten gestoßen, so daß selbst bei der Asthmabehandlung, die als eine Domäne der Klimaheilkunde allgemein angesehen wurde, jeder Erfolg abgesprochen wurde, so von Friedrich CURTIUS. Er meint, daß auch der Klimatherapie jeder Dauererfolg versagt ist. Nach H. MEYER ist jedoch der Einfluß des Klimas auf das Kind sehr groß und durch Langzeit-Kuren in der Dauer von 4–12 Monaten im Gebirge (Davos) sind selbst beim therapieresistenten „intractable Asthma" Beschwerdefreiheit und Rehabilitation zu erwarten.

Schon in den 20er Jahren dieses Jahrhunderts haben verschiedene Autoren auf die Inhalationsallergene hingewiesen und so auch STORM VAN LEEUWEN auf die Milbe. In letzter Zeit haben VOORHORST und SPIEKSMA dieses Thema erneut bearbeitet und nachgewiesen, daß auch für das Entstehen des Hausstaubes eine Milbe verantwortlich ist. Nach diesen gibt es „gute" Häuser mit nur wenigen Milben oder auch keinen und schlechte Häuser, z. B. in Holland mit 2500 Milben pro 5 g Staub. Die Milbe wächst optimal bei einer Temperatur der Luft von 25° C und 85 % relativer Feuchtigkeit. Im Hochgebirge gibt es also fast keine Milben. Diese Tatsachen sind gar nicht so allgemein bekannt, sonst hätte der ORF in „Zeit im Bild" kürzlich nicht gemeldet, daß ein Facharzt in Wien die Entdeckung gemacht habe, daß die Hausstaubmilbe der Erreger des Asthma bronchiale sei. Jedenfalls werden sich die Hygieniker mit der Frage befassen müssen, wie man Häuser milbenfrei macht.

Die Auffassung, daß das Wesentliche der Heilklimawirkung in der Ausschaltung krankheitserzeugender Faktoren besteht (JUNGMANN), also z. B. im Fehlen der Allergene im Hochgebirge, an der See und an den Küsten des Mittelmeeres, aber auch in der Abnahme der Kernzahl in der Luft und dadurch auch der Säurenaerosole, denn diese steigen in den Städten und Industriegegenden in Potenzen, ist bei Erkrankungen der Luftwege und Allergien zutreffend. Die Air-Pollution ist heute ein Problem, das sich nicht mehr auf dicht besiedelte Gebiete beschränkt, sondern durch das Auto und die Ölfeuerungen bereits in die Erholungslandschaft eindringt.

Schon HUFELAND sah in der Luft einen wichtigen Faktor für die Genesung kranker Menschen und R. NEUWIRTH liefert nun einen Beitrag über die Bedeutung der Überwachung der Luftreinheit an Kur- und Höhenstationen.

Der mit dem Avigraphen nach EFFENBERGER auf einfache Weise ermittelte Tagesgang der Staubbelastung hat für die Aerosoluntersuchungen an Kurorten aufschlußreiche Ergebnisse gebracht. Von über 100000 Kernen pro cm^3 Luft in Industrieräumen sinkt die Zahl auf nur wenige Hundert im Hochgebirge ab. Die Staubbelastung hängt auch stark von der Schichtung der Atmosphäre z. B. bei den luftchemisch gefährlichen Inversionslagen ab. Ein Gebirgsprofil von FLACH zeigt deutlich die Abnahme der Kerne mit der Höhe. Das karzinogene 3.4 Benzpyren erfordert eine laufende Registrierung.

In der Bundesrepublik Deutschland wurden für die Anerkennung als Kurort folgende Grenzwerte der Staubbelastung festgelegt:

im Kurgebiet (Kurpark) 2,5 g/m^2/30 Tage
im Wohngebiet der Kurgäste 6 g/m^2/30 Tage

Die Staubbelastungen sind im Kurort selbst örtlich und zeitlich sehr verschieden, in Ballungsräumen lauten die Zahlen 25–39 g/m^2/30 Tage, doch sollte auch da der Grenzwert von 10 g nicht überschritten werden.

In einem großen Gewerkschaftserholungsheim am Semmering klagen die Putzfrauen über den Rußbelag an den Fenstern, der durch die Emission der Ölfeuerung entsteht. Aber auch die nur 100 m entfernte Fernverkehrsstraße ist da beteiligt. Der Klimatologe hat bei der Planung gefehlt. Toxische Gase, Säurenaerosole und Staubbelastung verwandeln heute vorher weltbekannte Wintersportorte in Immissionszentren, wie z. B. Mürzzuschlag.

Was können Pollenalarm und Desensibilisierung allgemein helfen, wenn in den Lebens- und Wohnbereichen die Schleimhautbelastungen so zunehmen und eine einmal ausgelöste Allergie unterhalten wird, so daß dann auch unspezifische Reize den einmal eingefahrenen Reflexmechanismus betätigen können. Vom ersten Anfall oder vom grippalen Infekt bis zur obstruktiven und destruktiven Bronchitis ist zwar ein langer aber auch ein leidensvoller Weg, der schließlich tödlich endet.

Die Natur ist bereit trotz chemischer Traktate auch hier zu heilen, das ist oft durch den Verlauf des kindlichen Asthma bronchiale erwiesen, aber es wird nichts getan, um solche Erkrankungen zu verhüten und die Bronchitis frühzeitig zur Abheilung zu bringen. Die Folgen sind dann für den Einzelnen und für die Gesamtheit katastrophal.

Im Finalstadium wird dann alles erwogen, um das Leben um einige leidvolle Monate zu verlängern, hier kann dann auch einer seine Kunst zeigen, im Initialstadium wird nur geredet.

Es gibt keine Klassifikation von Kurorten, sondern nur Merkmale und Einrichtungen.

Die durch Schönwetter bevorzugten Kurzeiten sind März bis Oktober, der Süden und Osten der Alpen sind wetterbegünstigt, der Westen schneebegünstigt.

Strahlungswetter produziert auch Strahlungsklimate. Im Höhenklima gibt es auch keine Schwüle, hingegen ist im Mittelmeerraum der Dampfdruck zu berücksichtigen. Im Sommer sind die nördlichen Gebiete am Mittelmeer temperaturbegünstigt, vorher und nachher die südlicheren badebegünstigt.

Die Seenlandschaft in Kärnten und im Süden der Alpen zeichnet sich durch Schönwetter aus. Es gibt Orte in den Alpen, die fast immer nebelfrei sind. Davos und Locarno-Monti werden als Beispiele für günstige Abkühlungsgröße geführt.

MOERIKOFER veröffentlichte auf einem Kongreß in Lugano im Oktober 1966, bei dem auch u.a. THAMS, STEINHAUSER, VERZÁR, NEUWIRTH und REITER vortrugen, vergleichsweise folgende Abkühlungsgrößen in mcal/cm² sec.:

Locarno-Monti	7,0 (Juli)	16,1 (Jan.)	15,9 (Wintermittel)
Zürich	10,2 (Aug.)	24,6 (Jan.)	23,6 (Wintermittel)
Davos	11,0 (Juli)	17,4 (Febr.)	17,0 (Wintermittel)

Zürich zeigt also im Winter eine um nahezu 50% stärkere Abkühlungsgröße auf, obwohl es um etwa 1000m niedriger liegt.

Die Abkühlungsgröße ist ein komplexer Wert aus Einstrahlung, Wind, Ausstrahlung und Lufttemperatur und charakterisiert die klimatischen Wärmeverhältnisse besser als nur die Lufttemperatur.

Hygrische Kälte, Nebel in Tallagen, Schwüle, Föhn, Frontendurchgänge und atmosphärische Unstetigkeiten sind die naturbedingten Nachteile, von denen Orte unterschiedlich betroffen sind, sie fallen aber doch meistens in bestimmte Monate. Die Kern-, Ruß- und Staubbelastung ist ein Problem aller geschlossenen Ortschaften, kranke Menschen sind daher besonders gefährdet. Zur Information gehören auch diese Werte und was in einem Ort zur Reinhaltung der Luft, des Wassers und des Landes getan wird.

Die Wahl eines Kurortes, eines Bades oder einer Erholungslandschaft ist immer eine individuelle, jahreszeitliche und auch mehr oder weniger glückliche. Strahlungswetter ist die wichtigste Voraussetzung für einen therapeutischen Erfolg. Da die direkte Sonneneinstrahlung trotz Differenzen der Intensität am Meer und in der Höhe immer ein außerordentlicher Reizfaktor ist, sind Wald, Baumgruppen, Parkanlagen und Gärten zur Strahlungsklimatisierung notwendig.

Auf bewaldeten Südhängen, die in der Nähe der Unterkünfte liegen, liegen zur Durchführung der atmosphärischen Kuren die Anlagen mit Wegen, orthopädischen Bänken, Liegeplätzen und Lufthütten, unter Anleitung wird hier geübt und gespielt. Um jedoch chronische Erkrankungen zur Abheilung oder wenigstens Heilung mit Defekt zu bringen, ist ein auch bei schlechtem Wetter durchführbares, tagfüllendes Kurprogramm durchzuziehen. In der Bioklimatologie ist man durch Anerkennung des ärztlich und auch klinisch verordneten Klimawechsels oder Kuraufenthaltes als Klimatotherapie in eine Sackgasse gekommen. Klimawechsel allein ist noch keine Therapie, auch eine Badekur macht noch keine Klimatotherapie. Die Dehabitualisierung durch den Klimawechsel führt zu einer Bereitschaft des Organismus für eine Therapie. Nun ist der Organismus auf Empfang eingestellt. Jetzt sollte das Kurprogramm durchgeführt werden, aber dies gibt es noch nicht, weil die Einrichtungen fehlen. Auch die Badekur bringt nicht den erhofften Erfolg, wenn der Organismus den klimatischen Belastungen in den Räumen ausgesetzt ist. Die Kur geht also ins Leere oder schließt mit Reaktionen ab. Ein Thermalbad ohne Tepidarium ist ein schwerer Fehler, der sich auch deletär auswirken kann.

Es war auf einem Kongreß der Geriatrie in Badgastein vor 20 Jahren. Prof. BREITNER, genannt Engel von Sibirien, weil er im und nach dem 1. Weltkrieg dort als Chirurg so erfolgreich war, hielt einen seiner so begeisternden Vorträge im vollen Besitze seiner überaus temperamentvollen Vitalität, am nächsten Tag war er tot.

Ein Thermalbad, das hypertherm ist, und der Bademeister macht das Bad fast immer wärmer als es verordnet ist, erfordert vorher die Entspannung im Strahlungsgleichgewicht eines Tepidariums.

Der Verfasser war 1940/41 Hilfsarzt bei GERKE in Gastein, später Vortragender an den Kongressen für Geriatrie und zuletzt selber dort zur Kur, es sind ihm auch die Badegewohnheiten bekannt. GERKEs Vorfahren waren schon Ärzte in Gastein und von ihm ließ sich u.a. auch GÖRING die Kur verschreiben. GERKE äußerte auch seine Bedenken wegen der geplanten Bergbahnen zum Zwecke des Skisportes, er war für ein strenges Kurprogramm, er verordnete die Bäder immer kühl.

Frau Prof. ASLAN besuchte den Autor im Jahre 1956 zwecks Überprüfung des Procains im Altersheim Lainz. Die Versuche verliefen negativ. Die unterschiedliche und oft auch gegensätzliche Beurteilung findet die Begründung darin, daß Klima und andere Randbedingungen prävalieren. In den Räumen eines Altersheimes, das eine Stadt in einer Stadt ist, wird man niemals revitalisieren können. Den raumklimatischen Belastungen schenkt man selbst in der Hygiene kaum eine Beachtung und meint, daß ein thermisch ausgeglichener Raum schon die Vollkommenheit bedeutet. An diesem Irrtum ist die Medizin bei der Behandlung chronischer Erkrankungen gescheitert und auch in der Bioklimatologie ist man deshalb nicht weitergekommen.

Auch im Kreise der Klimatologen hat man die Botschaft des Strahlungsklimas, des Strahlungsgleichgewichtes und der Strahlungsklimatisierung seit ORATA, RIKLI und nun wieder seit 25 Jahren trotz 25 Veröffentlichungen überhört. Es ist also auch gar nicht zu erwarten, daß man in der Klinik dafür Verständis findet, wenn es die Zuständigen nicht verstehen wollen. Wenn man immer darauf wartet, bis die Botschaft ex cathedra kommt, dann wird alles versäumt. Wir müssen aber selbst uns das Wissen erwerben, um perfekte Therapeuten zu werden und die Durchführung richtig zu machen.

Lorenz BÖHLER weist ausdrücklich darauf hin, daß nur eine genaue Methode besser ist als verschiedene oberflächliche, die Aufzählung der Fehler notwendig ist und auch Wiederholungen in den einzelnen Kapiteln gut sind. Und er schreibt: Wenn auch nur eine einzige von den notwendigen Maßnahmen unterlassen oder nicht zur richtigen Zeit durchgeführt wird, fehlt ein Glied in der Kette und der Mißerfolg ist da, genau so wie bei einer Kettenbrücke alles ins Wasser fällt, wenn auch nur ein einziges Glied reißt.

Vor 100 Jahren hatte Arnold RIKLI die atmosphärische Kur in Veldes eingeführt und es begann der Aufstieg von Davos durch das strenge Kurreglement von TURBAN, es entstanden dann aber auch die großen Anstalten der Seebadekuren. Mit DORNO und LOEWY wurde eine Arbeitsgemeinschaft gebildet, die zu einer Blütezeit bioklimatischer Forschung führte, aber die Suche nach spezifisch wirkenden Klimafaktoren verlief erfolglos und zuletzt blieb es bei der Erklärung der Wirkungen durch Wettereinflüsse. Technische Einrichtungen, Messungen und Auswertungen führten jedoch zu neuen Erkenntnissen.

Die methodische Anwendung von Klimakuren erfordert strahlungsklimatisierte Einrichtungen, Klimakuren sind daher mit anderen naturnahen und balneologischen Heilmethoden zu kombinieren. Zwischen der klinischen Therapie vor 150 Jahren und der von heute liegt eine Welt, die Operationstechnik vor und nach EISELSBERG trennt Zeiten, doch in der Klimatotherapie tritt man seit 100 Jahren auf der Stelle. Die Kurorte deklarieren die Reize, preisen sich an und zählen die Indikationen nach dem medizinischen Wörterbuch auf. Und dann wundert man sich, daß die Schulmediziner vom Klima nichts mehr halten. Jedes Gerät, das die Luft in irgendeiner Weise verändert, wird als Klimaanlage auf den Markt gebracht. Der Begriff Klima wird so mißbraucht, die Positionen werden so geschäftstüchtig verteidigt, daß unter dem Wust von Schund und Mist die Wahrheit untergeht.

Der Verfasser war manchmal daran es aufzugeben.

Die therapeutische Hilflosigkeit erfordert bei bestimmten chronisch verlaufenden Krankheiten eine moderne und kombinierte Klimatotherapie. Die gut gelegenen Kurorte sollen sich nicht weiter in Sportzentren, sondern in Rehabilitationszentren chronisch Kranker verwandeln. Aber nicht nach dem Vorbild von OBERLAA, wo die Massageräume nach den Notwendigkeiten der Heilmasseure durchlüftet und nicht nach denen der Rheumatiker strahlungsklimatisiert sind, so daß reihenweise „Reaktionen" folgen. Kurdirektoren sollen dann sagen, welche Einrichtungen sie haben.

Kuren, Anlagen und Einrichtungen

Die atmosphärische Kur nach RIKLI:
Lufthütten, Wanderwege im Wald, Gymnastik, Liegeplätze im Halbschatten, Diät und strahlungsklimatisierte Anlagen.
Die atmosphärische Höhenkur:
Höhenlage, Kurmonate mit Strahlungswetter, Liegehallen, offene, strahlungsklimatisierte Kabinen.
Methodische Kälteexposition:
Kneippkuren, Wintersport, Frigidarium und strahlungsklimatisierte Einrichtungen.

Strahlungsklimatisierte Thermalbäder:
mit Stufen und Verordnung der Badehöhe. Tepidarien und andere strahlungsklimatisierte Einrichtungen.

Moorkuren:
Vielstündige und mehrtägige Moorpackungen, Moorschwebstoffbäder, Moorinhalationen mit Peloidin.
Das Kleine Tepidarium.
Der Klimaschild.
Strahlungsklimatisierter Liegeplatz.
Der Klardampfinhalator nach Dr. LEDWINA.
Das Elektroklimatisierte Tepidarium.

In den Kurorten werden Kuren angepriesen, die in Betonburgen und -grüften durchgeführt werden. Es gibt Thermalbäder mit Eis am Fenster, es gibt heroische Badeverordnungen, es gibt jede Art von Wärmebelastung, es gibt Kuranlagen ohne Bäume, es gibt Kurhallen ohne Natur, es gibt städtische Kurorte, es gibt Kurpromenaden in Beton, es gibt... und so könnte man noch vieles aufzählen, aber es gibt keinen Ort, an dem der Kranke eine atmosphärische Kur, eine atmosphärische Höhenkur oder eine mit methodischer Kälteexposition kombinierte Klimatotherapie durchführen kann. Bei Schönwetter ist vieles gut, ein Aufenthalt auf der Alm kann dann wahre Klimatotherapie bedeuten, aber von einer Nutzung der Möglichkeiten kann doch überhaupt noch keine Rede sein, und wenn schlechtes Wetter ist, dann bleiben nur mehr die Klagen über die Wetterfühligkeit. Unbegrenzte Möglichkeiten bleiben ungenützt, weil der Arzt auf den Universitäten zu einem Gläubigen gemacht wird. Er selbst ist es dann, der von dem Einsatz der Natur abrät und seinem Glaubensbekenntnis treu bleibt. Er ist es, der bald in dieser und bald in jener Gestalt von den strahlungsklimatisierten Einrichtungen abrät. Es gäbe sie schon in vielen Orten, wenn nicht der Titel mehr Geltung hätte als die Wahrheit und das Wissen. Aber man wird auch dort es einmal einsehen müssen, wie beschränkt die Möglichkeiten im Spital sind, wie sinnlos die Hospitalisierung gehfähiger chronisch Kranker, wie belastend der Raum ist, wie ungenügend ein Klimawechsel wirkt und wie leer Kurprogramme sind. Die Aufwendungen für chronisch Kranke sind enorm, das Resultat ist niederschmetternd, nur in der Literatur gibt es hohe Prozente der Heilungen und Besserungen, in der Wirklichkeit verlaufen chronische Erkrankungen chronisch und progredient. Das Spitalsbett ist die teuerste und bei chronischen Erkrankungen unwirksamste Therapie. Wann wird man es doch endlich einsehen, daß sich die Hoffnungen der Allopathie hier mit Ausnahmen nicht erfüllt haben und der methodische Einsatz biotroper Faktoren hinreichend begründet und ein Gebot der Stunde ist. Das Credo der Allopathen genügt nicht.

Jeder mögliche Faktor, der in Untersuchung gezogen wird, ist, sobald er eine Größe erreicht hat, bei überwiegend strahlender Entwärmung atherogen, bei konvektiver Entwärmung hingegen nicht.

3. Das Nord-Süd-Gefälle koronarer Erkrankungen

Es blieb dem Verfasser versagt, in strahlungsklimatisierten Wohnräumen langzeitliche Reihenuntersuchungen durchzuführen, da die Technik noch nicht so weit war. Es konnten aber in selbstgebauten Vorrichtungen, die die Einstellung eines Strahlungsgleichgewichtes ermöglichten, viele Einzeluntersuchungen bei täglich einstündigen Anwendungen durchgeführt werden.

Durch Entspannung im Strahlungsgleichgewicht (täglich 1 Stunde) wird die Wirkung der Herzglykoside deutlich erhöht und nach Monaten und Jahren die Funktion atherosklerotisch geschädigter Organe deutlich gebessert.

Zur Entscheidungshilfe wurde eine internationale Gemeinschaftsstudie zur Erforschung der Epidemiologie der kardiovaskulären Krankheiten klimatologisch ausgewertet (Primary prevention of the atherosclerotic diseases, Circulation 1970, A–55, 42).

Die Studie an 12000 Männern zwischen 40 und 59 Jahren, aus 7 Ländern in 10jähriger Kontrolle, zeigt ein großes, kontinuierliches Nord-Süd-Gefälle der Inzidenzraten koronarer Erkrankungen von 14 Fällen pro 100 in Ostfinnland auf 1 Fall in Kreta und der koronaren Todesfälle von 5 auf 0 in Korrelation mit der Abnahme an gesättigten Fettsäuren in der Ernährung als Anteil der Gesamtkalorien und mit der des Serumcholesterinspiegels.

Die Studie sagt jedoch nichts aus über die klimatologische Situation.

Es besteht von Kreta bis Finnland ein deutliches, kontinuierliches Süd-Nord-Gefälle der mittleren Strahlungstemperatur, das heißt, daß im Norden die strahlende und im Süden die konvektive Entwärmung überwiegt.

Für die Herzkranzgefäße ist somit die Kombination der Faktoren strahlende Entwärmung und gesättigte Fettsäuren pathognomonisch.

Wenn andere Organe in Untersuchung gezogen werden, dann sind die gesättigten Fettsäuren durch einen anderen Risikofaktor aus den Lebensgewohnheiten zu ersetzen.

Nach Ansicht des russischen Gerontologen V. FROLKIS kann die durchschnittliche Lebenserwartung durch eine Verlangsamung des Alterungsprozesses um ein Drittel erhöht werden, da die Natur den Menschen mit einer maximalen Lebensspanne von 115–125 Jahren ausgestattet habe. Wie alt ein Mensch werden könne, hänge von den Lebensgewohnheiten und den dadurch bedingten Veränderungen der Gefäße und des Nervensystems ab. Nach seiner Ansicht müßte hier angesetzt werden, um den Alterungsprozeß zu beeinflussen.

Die konvektive Entwärmung in einem Strahlungsklima wurde als Wirkungsfaktor identifiziert, der gegen Hypertonie und Atherogenese gerichtet ist.

Das Strahlungsklima ist durch eine höhere, möglichst homogene Strahlungstemperatur, kühlende und bewegte Luft und mäßige Feuchtigkeit gekennzeichnet. Bei der Faktorenkombination „strahlende Entwärmung – gesättigte Fettsäuren" sind die koronaren Erkrankungen häufig, sie sind jedoch selten, wenn sich der Körper konvektiv entwärmt.

Das anstehende Problem des primär steigenden (essentiellen) Blutdrukkes über die obere Grenze der Norm von 140/90 mmHg, der die häufigste Ursache degenerativer Gefäß- und Herzerkrankungen ist, wird entgegen bisherigen Vorstellungen durch Strahlungsklimatisierung bzw. durch Entspannung im Strahlungsgleichgewicht gelöst.

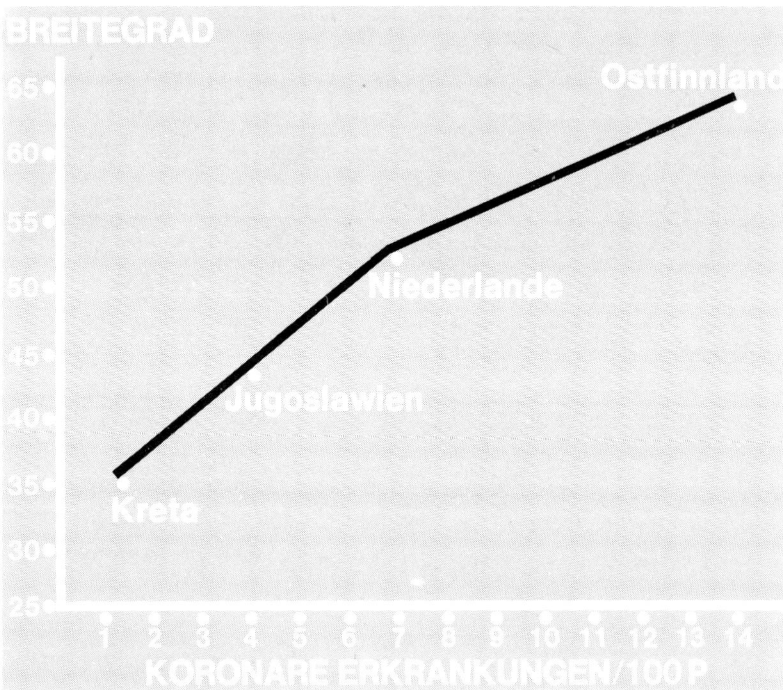

Abb. 1: Nord-Süd-Gefälle koronarer Erkrankungen

Der moderne Mensch sollte sich einmal täglich für wenigstens 20 Minuten unbekleidet in dem Klima eines Tepidariums aufhalten.

Dieses Klima ist durch ein homogenes Wärmestrahlungsfeld mit einer Abstrahlungstemperatur von mindestens 37° C und einer gegenüber der Strahlungstemperatur um 10 Grad abgesenkten Lufttemperatur gekennzeichnet.

4. Arterioläre Peristaltik

Die Durchblutung kann auch durch Entspannung und die arterioläre Peristaltik gesteigert werden.

Die systolische kinetische Energie des Blutes wird durch druckpassive Dehnung der fast verschlossenen Arteriolen in Speicherenergie der Gefäßwandspannung mit dem Produkt aus Druck und Radius umgesetzt und dann durch myogene Kontraktion der spontan aktiven glatten Muskulatur über die elastische Ruhelage des Gefäßes hinausgehend dem Blute wieder zurückgegeben.

Bei Entspannung wird die volle Nutzung der systolischen Energie erreicht. Bei Tonusvorgabe wird mehr systolische Energie verbraucht, bei Abnahme des Gefäßlumens auf die Hälfte sinkt der Ausfluß auf $^{1}/_{16}$.

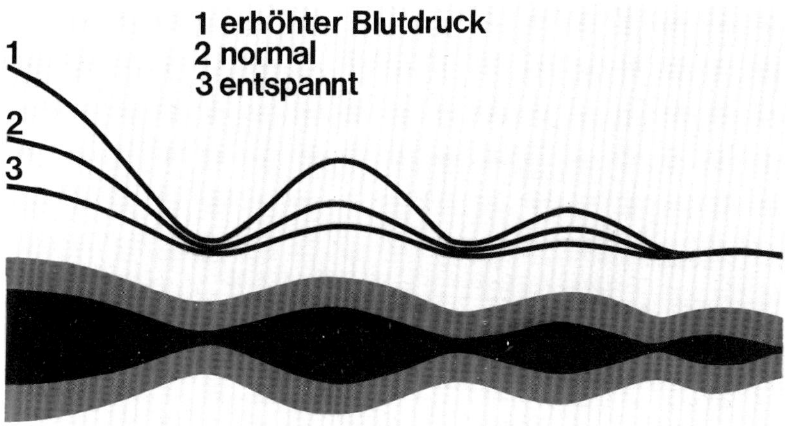

Abb. 2: Das arterioläre Druckgefälle

Das Gesetz von HAGEN besagt, daß der Widerstand umgekehrt der 4. Potenz des Halbmessers der Röhre proportional ist.

Nachher hat POISEUILLE in den experimentellen Untersuchungen über die Bewegung von Flüssigkeiten in Röhren von sehr kleinem Durchmesser 0,65–0,015 mm, gefunden, daß bei Gleichheit aller übrigen Umstände sich die Produkte des Ausflusses wie die 4. Potenzen der Durchmesser verhalten.

Die Blutgefäße beantworten eine druckpassive Dehnung mit einer Zunahme des Tonus (Bayliss-Effekt).

Die Gefäßwandspannung ist gleich dem Produkt aus Druck und Radius (LAPLACE).

Die Arteriole besitzt eine Wandstärke, die etwa gleich dem Radius in der Ruhelage ist, es ist also ein Organ mit einer relativ starken glatten Muskulatur. Der arterioläre Verschlußdruck kann bis zu 100 mmHg ansteigen (WETTERER), was also schon eine Vervielfachung ist.

Die fundamentale Bedeutung des Strahlungsklimas ist die Entspannung der glatten Muskulatur, so daß im Strahlungsgleichgewicht der basale Gefäßtonus und Durchblutungseffekte über die arterioläre Peristaltik erreicht werden.

Das Strahlungsklima ist durch eine kühlende bewegte Luft, eine möglichst homogene höhere Strahlungstemperatur und eine mäßige Feuchtigkeit (vorteilhaft unter 12 g H_2O/m^3) gekennzeichnet.

Für den Menschen jedoch hat der Strahlungshaushalt eine eminente und bereits in die Lebensprozesse integrierte Bedeutung für die Eubiotik.

Je ausgeglichener dieser Haushalt ist, desto ökonomischer ist dieser ganze Betrieb.

Während also die in Intensität und in Raum-Zeit-Summation dimensionalen Stressoren wie kalte Körper, Kaltluft, Frontendurchgang, hygrische Kälte, atmosphärische Unstetigkeit, Föhn, Hitze, Dampfdruck, Äquivalenttemperatur, Dekompression, Sauerstoffmangel, UV-Strahlung und informatorische Wahrnehmung gewisser elektromagnetischer Felder die Lebensprozesse unterschiedlich antreiben, schockieren und frustrieren, so liegt im ausgeglichenen Strahlungshaushalt der Gegenspieler. Es ist sehr schwer hier die richtige Bezeichnung zu finden. Die Begriffe Entspannung und Erholung sind verbraucht.

Früher war Kelvin das Maß für das Strahlungsgefälle zwischen Körper und Umgebung. 1 Kelvin ist 1°C Strahlungsgefälle zwischen Körper und Umgebung. Diese Maßeinheit ist unerhört wichtig und sollte in dieser Form beibehalten werden, weil sie für die Bewertung des Strahlungshaushaltes notwendig ist.

Das Strahlungsgefälle hat meßbare Auswirkungen auf den Grundumsatz. Vom ausgeglichenen Strahlungshaushalt zum thermoindifferenten Bett erhöht sich der Sauerstoffverbrauch bereits um etwa 25%.

HARRIES und BENEDICT haben den Sollumsatz bei Zimmertemperatur erhoben; hätten sie jedoch den Sollumsatz bei ausgeglichenem Strahlungshaushalt erhoben, dann wären die Tabellenwerte niedriger.

Der wohl wesentlichste Unterschied zwischen einem maritimen und alpinen Strahlungsklima liegt im Dampfdruck. Bei zunehmender Höhe verliert der Dampfdruck die belastende Bedeutung, während er in Meeresnähe und in den Niederungen während der warmen Jahreszeit der Temperatur zuzurechnen ist. Im alpinen Strahlungsklima werden wir also kaum in thermische Schwierigkeiten kommen, es kann nur die UV-Strahlung zu intensiv werden. Im maritimen Strahlungsklima hingegen ist der Dampfdruck bei zunehmender Temperatur ein Problen, dem man aber entgehen kann.

Die chemisch hauptsächlich im Muskel durch Spaltung der Hexosediphosphorsäure in Milchsäure und Phosphorsäure gelieferte und dann noch die durch Mikrovibration physikalisch produzierte Wärme muß konvektiv abgegeben werden, sonst verliert das Strahlungsklima die Prävalenz. Angesprochen wird vor allem der mit Risikofaktoren belastete

Mensch, dessen sonst homöostatisch geregelte Einstellung der Blutfette gestört ist, und bei dem somit jede Art der Wärmebelastung abzulehnen ist. Die Regulation der Blutfette kann über den Ausschluß der Stressoren im Strahlungsklima oder noch besser im Strahlungsgleichgewicht erfolgen.

Man sollte also sich Plätze aussuchen, wo die Äquivalenttemperatur noch unter 49 bleibt. Die Äquivalenttemperatur 49 wird im allgemeinen bei einer Lufttemperatur von 25° C am Mittelmeer erreicht. Die Isotherme verschiebt sich von Dezember bis Juni von Port Said bis Marseille, doch gibt es da noch sehr große Differenzen. Durch die Stellung der Erde zur Sonne, durch aufkommende Winde, durch den badenassen Körper und durch schattige Buchten sind so viele Varianten gegeben, daß bei Beachtung dieser Gegebenheiten eine Gefahr der Wärmestauung gar nicht gegeben ist. Gerade Inseln mit Wald haben verschiedene Klimate und gerade darin liegt ihr Vorzug.

Klimaphysiologisch richtig gebaut wurde im Süden nur in der Vergangenheit. Dicke Garten- und Hausmauern, sich gegenseitig schattengebende Häuser, enge Gassen, kleine Fenster zur Sonne und Bäume im Garten, das kennzeichnet die alte Bauweise. Die modernen Villen und Hotels werden oft von der Sonne so aufgeheizt, daß die Luft gar nicht mehr gekühlt werden kann. Die Nutzung des Strahlungsklimas muß anscheinend immer wieder von neuem entdeckt werden, es genügte nicht, daß es die Ägypter, die Griechen, die Römer vorzeigten. SOPHOKLES wurde 90 Jahre, AISCHYLOS und EURIPIDES wurden auch über 80. Hirten im Kaukasus werden öfter 120, manche noch viel älter und in der Bibel wird von sehr sehr alten Menschen berichtet. Diese sind keine gerontologischen Wunderkinder, denn sie waren ganz einfach weise und wußten das Strahlungsklima bei auch sonst gesunder Lebensweise zu nutzen.

Schwer entsagt das Aug' der offenen Ferne,
schwer das Ohr dem Meereswellenschlage –
unter kält-re Sonnen, blass-re Sterne
folgt mir, ihr Inselwandertage,
und umklingt mich dort wie eine Sage...

C.F. MEYER

In „Versuch einer Witterungslehre“ drückte GOETHE seine Verwunderung darüber aus, wie wenig im Alltag auf die zweifelsohne tiefgreifenden Wirkungen von Klima und Wetter auf den Menschen eingegangen wird. In einem Gespräch mit ECKERMANN sagte er, daß er die Insulaner und Bewohner von Meeresküsten der gemäßigten Zone für weitaus produktiver und tatkräftiger halte als Völker im Inneren großer Kontinente.

„Von der Luft, vom Wasser, von der Örtlichkeit" heißt die Schrift von HIPPOKRATES, in der er den Einfluß des Klimas auf den Menschen postulierte.

PARACELSUS und später LEIBNITZ regten zu Untersuchungen an. Alexander VON HUMBOLDT erkannte biotrope Wirkfaktoren des Klimas, die einen stimulierenden Einfluß auf die unterschiedlichen biologischen Prozesse bei Mensch, Tier und Pflanzen haben.

Max VON PETTENKOFER forderte hygienische Maßnahmen und ist der Gründer einer Luft-, Wasser- und Bodenhygiene zur vorbeugenden Medizin.

Dein Aufleuchten ist schön am Rande des Himmels,
Du lebender Aton, der zuerst lebte!
Deine Strahlen umarmen die Länder, ja alles,
was du gemacht hast,
wenn du dich erhebst am östlichen Rande des Himmels.

Der große Aton-Hymnus nach J. H. BREASTED

6. Strahlungsklimate erhalten

Bei Strahlungswetter bilden sich in Bodennähe differenzierte Strahlungsklimate, die durch lichte Schatten und Luftbewegungen begünstigt werden. Strahlungsklimatisierend wirken lichte Wälder, Parkanlagen, Gärten, Bäume, Lufthütten, Holzwände, Körbe, Schirme, Planen, Hemden, Blusen und große Hüte. Die absorbierte Strahlungsenergie der Sonne wird besonders günstig durch Holz langwellig und über einen größeren Zeitraum remittiert. Dem Strahlungsklima liegt also ein bioklimatisches System zu Grunde, das in der Natur häufig vorkommt aber nicht allgemein genützt wird, da die Bekleidung unzweckmäßig ist. Unter der Kleidung bildet sich eine Dampfkammer, die die weitere Verdunstung behindert, die Wärmeregulation und den Kreislauf belastet. Der Grenzwert der Behaglichkeit wird erreicht, wenn die Äquivalenttemperatur, die sich aus Lufttemperatur plus zweimal den Dampfdruck errechnet, mehr als 49 beträgt. Strahlungsklimatisch bevorzugt sind Inseln im Mittelmeer, Küsten und auch die südlichen Züge und Ausläufer der Alpen. Die Äquivalenttemperatur kann höher sein und es wird noch immer behaglich empfunden, wenn man Schatten hat, unbekleidet ist und baden kann. Für den Kreislauf entscheidend ist es aber immer, welcher Dampfdruck sich in der Nähe der Haut einstellt. Bei stärkerer Erwärmung des Landes bläst immer ein Wind vom Meer her, der den unbekleideten Körper vom Dampfdruck befreit. Wo Bäume fehlen, kann durch monumentale Verbauung, dicke Mauern und enge Gassen die klimatische Situation so verbessert werden, daß auch eine heiße Gegend bewohnbar wird.

Im Jahre 1359 v. Chr. begannen 100000 Techniker, Ingenieure und Arbeiter in einem mittelägyptischen Wüstenabschnitt am Nil, zwischen Theben und Memphis, mit dem Bau einer Traumstadt; knapp 3 Jahre später wurde die schönste Stadt der Welt, „Achetaton“, die neue Hauptstadt

Ägyptens, eingeweiht, so schreibt der Ägyptologe VANDENBERG. Das Fundament war aus behauenen Quadern, die aus den riesigen Alabasterbrüchen im Nordosten von Amarna herbeigeschafft wurden, es ist noch heute erhalten; der Aufbau aus Ziegel hielt der Witterung nicht stand. „Achetaton... mit Bäumen und allen Dingen, die der Aton, mein Vater, in alle Ewigkeit wachsen lassen wird...", so steht es in der Stele. Durch die Synthese von Natur und Architektur wurden in einem Wüstenklima Strahlungsklimate geschaffen; die königliche Familie lebte unbekleidet oder fast unbekleidet in ihrem Palast. Der Ausgleich zwischen den heißen Tagen, und damals waren sie heißer als heute, und den kalten Nächten, war durch die Bauweise gegeben; die Innenwände, Dächer und Balustraden waren aus Holz.

Strahlungsklima ist ein Begriff, der in der Stadtplanung, in der Anlage von Bädern, in der Gartenarchitektur, im Wohnhausbau, in der Heizungstechnik und in der Innenarchitektur fehlt. Im Gegenteil, der Haß gegen die Natur und alles, was mit ihr zusammenhängt, hat sich noch nicht ausgetobt. Der Verfall der großartigen Bewässerungsanlagen im vorderen Orient, der Zusammenbruch und die Verwüstung des fruchtbaren Halbmondes, die Ruinen der Metropole Persepolis mitten in der Wüste, die Verkarstung des Balkens, die Versteppung von Kulturboden in Amerika, alles das und noch anderes mehr genügen nicht, um diesem Wahn ein Ende zu bereiten. Aufgrund eines löchrigen Baumschutzgesetzes fällt in der Stadt Baum um Baum. Eine Gruppe von 12 herrlichen Kastanienbäumen wurde trotz Protest gefällt; kleine Bäumchen, die kaum Aussicht haben groß zu werden, wurden als Ersatz am betonierten Straßenrand gepflanzt. Alleen müssen dem Auto weichen. Das Resultat fehlender Stadtplanung ist furchtbar, grauenhaft und entsetzlich und fragt man eine Prominenz, warum dies alles so geschieht, dann erhält man die Antwort, daß es noch genügend Bäume gibt. Die Menschen in Städten ohne Parkanlagen, ohne Gärten, ohne Bäume, ohne Strahlungsklimate vergreisen früher, sie werden leidend, die Spitalsbetten werden zu wenig, die Pflegeheime zu klein, die Wartezimmer der Ärzte zu eng. Alle ärztlichen und pflegerischen Dienste müssen vermehrt werden, Mammutkrankenhäuser werden gebaut, und alles ist zu wenig. Nun spricht man von einer Kostenexplosion und verweist auf einen Fortschritt, der eben mehr Geld kostet. Schon trägt der Wind die Aerosole in fernste Gletscherregionen und das Kohlendioxyd behindert die Entwärmung der Erde, aber bei allem Verständnis für ein Wirtschaftswachstum und auch dafür, daß

Nachteile in Kauf genommen werden müssen, es ist ein Wahn, wenn sich der Fortschritt gegen die Natur richtet.

Hohepriester

So verfällt die Welt dem großen Wahne,
unrettbar, mit der Sehnsucht nach dem Tode,
damit ein Ende werde dieser Qual,
so ziehen nach dem Westen, nach dem Westen
Millionen und Millionen Menschen
ohne Gräber, ohne Gaben, ohne Namen,
und was einst blutende Herzen waren,
ist nur mehr Asche, ausgebrannt, verweht.

(aus Meresanch von W. LEDWINA)

7. Leben im elektromagnetischen und elektrischen Feld

Die Prozesse der Lebenstätigkeit haben sich unter dem Einfluß der elektromagnetischen Felder der verschiedenen Frequenzen und Intensitäten, der Licht- und Wärmestrahlung, der elektrischen Aktivitäten, der physikalischen Veränderungen der Luft und ihres chemischen Zustandes entwickelt; die Regulierung von Prozessen der Lebenstätigkeit steht unter diesem Einfluß, der eine wesentliche Rolle bei lebenswichtigen Funktionen spielt.

Auch in der Pathogenese rücken immer mehr die Umweltbedingungen in den Vordergrund, eine Umwelt allerdings, die der Mensch geschaffen hat.

DE RUDDER hat in seinem Buche „Grundriß einer Meteorobiologie des Menschen" Beobachtungen zusammengetragen, die das gruppenweise Vorkommen von Krankheitsfällen durch das Wetter zeigen.

Jede vorüberziehende atmosphärische Veränderung bedingt Änderungen in allen physiologischen Prozessen des Körpers und verlangt sofortige Anpassung auf dem Wege des autonomen Systems (TICHY).

Die atmosphärische Umwelt spiegelt sich in vielen Organfunktionen und Befunden wider, es treten öfter sympathikotone Erregungen auf, so daß z.B. auch Spitzen des Blutdruckes bei steigendem Luftdruck gemessen werden.

Das vom Wetter unmittelbar betroffene Organ ist die Haut. Bestimmte Wetterlagen sind mit einer außerordentlichen elektrischen Unruhe verbunden.

MARESCH wies nach, daß diese Unruhe im besonderen eine Folge von Feuchtigkeitssprüngen und Inversionen ist. Die Unstetigkeiten sind als elektrische Generatoren anzusehen, die sich über unserem Lebensraum befinden, sie erzeugen beachtliche Feldschwankungen in verschiedenen Frequenzen. Das luftelektrische Feld beträgt im Mittel auf dem Land 120 V/Meter. In den Monaten Februar und März können Maxima der Mortalität auftreten; in diesen Monaten sind auch die atmosphärischen Unstetigkeiten am größten.

BISCHKO zeigte, daß während eines Wettersturzes im wesentlichen gleichgerichtete Schwankungen des Hautwiderstandes auftreten, die aber bei Kranken wesentlich stärker sind als bei Gesunden. Das geht also konform mit den witterungsbedingten Schwankungen von Blutbild, Senkung, Gerinnungswerten und Jod-Verbrauchswerten bzw. deren Seitendifferenzen. Solche lokal verschiedenen Meßwerte sind milieu- und stoffwechselbedingt, keineswegs aber zentral sympathisch oder parasympathisch.

Wir leben in einem elektromagnetischen Feld, das durch die Drehung der Erde aufgebaut wird und uns vor unerträglichen Strahlungen schützt. Fluktuierende elektromagnetische und elektrische Felder bilden einen biotropen Komplex im Klima.

Auch elektrometeorologische Veränderungen sind biotrope Faktoren, das sind das Gleichfeld der Erde und die Ionisation der Atmosphäre, beide sind jahreszeitlichen und zirkadianen Schwankungen ausgesetzt. Das elektrostatische Gleichfeld und die Ionisation beeinflussen sich gegenseitig. Zwischen der als positiver Pol wirkenden Ionosphäre und der als negativer Pol wirkenden Erde wird ein elektrostatisches Feld aufgebaut. Das Gleichfeld wird durch die Massivbauweise abgeschirmt. MÖSE und Mitarb. haben in Tierversuchen festgestellt, daß die motorische Aktivität, der Futter- und Wasserverbrauch sowie die metabolische Aktivität der Leber durch das Gleichfeld erhöht werden. Nach MÜHLEISEN hat das Gleichfeld einen Einfluß auf die Konzentration der Ionen. Untersuchungen an Autofahrern haben gezeigt, daß sowohl Gleichfelder als auch negative Ionen zur Herabsetzung der Ermüdbarkeit und Verbesserung der Reaktionsfähigkeit bzw. Erniedrigung der Fehlerquote führen.

KRUEGER und Mitarb. fanden im Tierversuch, daß positive Ionen den Serotoninspiegel erhöhen und negative Ionen ihn senken. Verschiedene Autoren nehmen an, daß die biotrope Wirkung der Ionen auf die Änderungen des Serotoninhaushaltes zurückzuführen ist.

Nach BERGSMANN wirken negative Ionen und Gleichfeld gleichsinnig und vermindern durch CO_2-Abatmung die Belastungsazidose. Ionen werden also durch Gleichfeldeinfluß transkutan und per inhalationem aufgenommen und es ist anzunehmen, daß der natürliche Überschuß an negativen Ionen günstiger ist. Allerdings überwiegt im Raum der Gradient positiver Ionen. Der Mensch braucht also für sein Wohlbefinden im Raum und besonders während der Heizperiode zur Anregung der Tätigkeit des Flimmerepithels eine Ionenquelle, die eine dosierbare Menge negativer Ionen erzeugt. In unseren luftverschmutzten Verkehrs- und Industriegebieten, in unseren Staubburgen, im Qualm des Rauches und durch die Kunststoffe entsteht ein massives Übergewicht an positiven Ionen. Dazu kommen störende Einflüsse durch die Strahlung der Fernsehgeräte und Heizstrahler, durch Klima-Anlagen. In der Natur selbst kann durch Fallwind, Föhn und Wüstenwind ein Übergewicht an positiven Ionen herbeigeführt werden, so daß wetterfühlige Personen darunter leiden. Der verzögerte Abbau von Serotonin wird zur Ursache von Kopfschmerzen, Ermüdbarkeit und vegetativer Störungen.

Unter der Aerosolierung organischer und anorganischer Substanzen werden verschiedene Wasserstoff-Ionen-Konzentrationen erreicht, wobei Schwankungen des pH-Wertes der Haut mit jenen des atmosphärischen Wertes parallel gehen. Werte von 1–4 wirken bakterizid, zwischen 4,2 und 5,5 virulenzhemmend und solche über 5,5 bis etwa 7 virulenzfördernd.

Auch den elektromagnetischen Feldern besonders langwelliger Frequenzen und geringer Intensität kommt eine biotrope Wirkung zu, solche Verbindungen können offensichtlich nur im Zuge der Entwicklung der Organismen im Laufe der Evolution entstanden sein, durch die also biologische Systeme mittels Information in die Lage versetzt werden, Signale zu speichern und zu summieren. Der Regulationseffekt natürlicher elektromagnetischer Felder auf lebende Organismen und die Störung solcher Regulationen auch durch künstliche, variierte elektromagnetische Felder wurde bei Intensitäten beobachtet, bei denen energetische Effekte nicht möglich sind (KÖNIG).

KRAUS und LECHNER entwickelten ein Verfahren der Energieübertragung durch Magnetfelder, um bei Knochenbrüchen an der Bruchstelle selbst elektrische Potentiale zu erzeugen, wobei auch in schwierigen Fällen Erfolge erzielt werden konnten.

GLEICHMANN verwendet große Spulenkörper für den ganzen Körper. Die bisherigen Beobachtungen ergaben die Besserung der Insuffizienzen des Herzens und der Niere, der Knochenentkalkung, der Arthrosen und der Muskelatrophie.

Jedenfalls bestehen biologische Effekte durch das elektrostatische Gleichfeld, den Ionenfluß, das Übergewicht an negativen Ionen durch elektrometeorologische Größen.

Wenn man einerseits die biologische Wirksamkeit elektrischer, magnetischer, elektromagnetischer Felder, der Luftionisationsverhältnisse usw. akzeptieren muß, so wäre es naheliegend, diese Erkenntnisse auch in der Baubiologie zu berücksichtigen. Doch wenn man weiß, was dabei alles zu berücksichtigen ist – also die elektrostatische Aufladung, die Wärmeleitfähigkeit, die Wärmekapazität, die Isolierung, die Atmungsfähigkeit, die

Hygroskopizität, die elektrische Durchlässigkeit und die Finanzierbarkeit bedenkt – dann muß man sich beschränken. Es ist jedenfalls sicher, daß durch eine Elektroklimatisierung die Natürlichkeit des Klimas nicht erreicht werden kann und im Wohnbereich andere Faktoren noch eine größere biologische Bedeutung haben.

Im allgemeinen ist der Mensch im Raum und im Bett von den wetterbedingten elektrischen Aktivitäten abgeschirmt, so daß diese auch nicht allein die Wetterfühligkeit induzieren können.

Auch die Schwankungen der Temperatur und des Dampfdruckes können im Raum abgeschirmt sein und der Kranke bleibt wetterfühlig.

Es müssen also auch oder besonders elektromagnetische Frequenzen und Intensitäten, die informatorisch wahrgenommen werden, eine Rolle spielen. Diese Frequenzen lassen sich nicht einfach abschirmen, jedoch kann die sympathikotone Reaktionslage im Strahlungsgleichgewicht vermieden werden, so daß der Anfall oder das befürchtete Ereignis nicht eintritt. Auch die Apoplexie und der Herzinfarkt sind nicht die konsequente Folge eines Prozesses, sondern viel öfter ein Schlag aus einem ,,heiteren Himmel", wobei nicht der Reiz so groß ist, sondern die Reizbarkeit und vor allem die der glatten Gefäßmuskulatur, die vom Milieu interieur so sehr abhängt. Zwischen der funktionellen Störung und dem ersten organischen Befund, zwischen dem Stadium null und der Erkennbarkeit, zwischen dem noch normalen Befund und dem dann irreversiblen Gefäßprozeß liegt die Milieuveränderung, liegt die Pathogenese des Milieus, die wir nur mit biologischen und adäquaten Methoden erfassen können.

Dazu bietet uns die Milieutheorie von PISCHINGER die besten Anhaltspunkte. PISCHINGER wies darauf hin, daß in dem unspezifischen weichen Bindegewebe die primiviten vegetativen Regulationen vor sich gehen müssen. Das Bindegewebe umgibt zusammen mit der Interzellularflüssigkeit als sogenanntes Milieu die Organzellen. Hier besteht nun die Möglichkeit, Veränderungen schon sehr früh durch subtile Methoden abzutasten.

Die Wetterfühligkeit muß man als Symptom solcher innerer Milieuveränderungen sehen, also ein unspezifisches Signal, das bei meteorologischen Situationen spürbar oder verstärkt wahrgenommen wird.

Die spürbaren thermischen, fühlbaren elektrischen und informatorisch wahrnehmbaren elektromagnetischen und dann insgesamt atmosphärischen Unstetigkeiten induzieren bei wetterfühligen und schon kranken

Personen Schmerzen, Anfälle, Embolie, Infarkt und Apoplexie fakultativ.

Besonders also durch die Raum-Zeit-Summation elektromagnetischer Frequenzen geringer Intensität, die uns nur informatorisch erreichen, werden im autonomen Nervensystem Steuerungsvorgänge ausgelöst und beim schon Kranken Veränderungen des inneren Milieus bewirkt.

Gesundsein heißt,
nicht auf alles reagieren müssen.

NIETZSCHE

8. Atmosphärische Fühligkeiten – Elektroklimatisierung

Rasche Schwankungen der biotropen Faktoren werden vom Menschen sehr unterschiedlich wahrgenommen. Für Veränderungen der Temperatur und der Abkühlungsgrößen reagiert der Mensch bewußt, er weiß also, daß die Äquivalenttemperatur und die Abkühlungsgrößen steigen oder fallen. Die Thermorezeptoren registrieren bereits Veränderungen der Abkühlungsgröße um 0,03°C. Änderungen der Windstärke werden von den Mechanorezeptoren der Haut registriert. Solchen Veränderungen gegenüber kann sich also der Mensch durch Verhaltensweisen anpassen.

Beim raschen Anstieg der Äquivalenttemperatur besonders in Gemeinschaftsräumen und auch unterwegs kommt der Mensch bereits in Schwierigkeiten. Diese Belastungen des Kreislaufes haben jedoch nichts mit der Wetterfühligkeit zu tun. Trotzdem werden auch diese Fälle wegen des häufigeren Einsatzes der Rettung dem Wetter subsumiert.

Der Mensch kann jedoch die magnetische, elektromagnetische und elektrische Unruhe nicht bewußt registrieren. Er weiß also nicht, daß eine sonst ausgeglichene elektrische Ladung der Luft von je 1000 positiven und negativen Ionen pro cm^3 auf 30000 positive verschoben ist. Er weiß nicht, daß im Raum die negativen Ionen bis auf null absinken. Doch er fühlt es, daß das Wohlbefinden gestört oder ein Symptom verstärkt ist. Auch an die Stabilität des Raumklimas hat sich der Mensch gewöhnt, den raschen Wechsel dieser biotropen Faktoren registriert jedoch der Sensible.

Die Wetterfühligkeit ist also die informatorische Wahrnehmung magnetischer Aktivitäten, geringer elektromagnetischer Intensitäten und ungünstiger elektrischer Verschiebung, wobei die Raum-Zeit-Summation als Verstärker dient.

Solche atmosphärischen Störungen lassen sich jedoch nicht oder nur schwer apparativ registrieren, da man zum Beispiel nicht einmal die Frequenz kennt; deshalb versucht man es mit einem ,,Omnibus''. Der Frontendurchgang, die Zyklone, der Föhn, der Scirocco und andere heiße Winde werden so die Träger der Information.

Durch eingespielte Reflexe genügt dann schon ein bestimmtes Signal, um eine Symptomatik auszulösen. Die Wiederholung ist ein konditionierender Faktor.

Über Wetterfühligkeit läßt sich sehr viel schreiben und der Anschein erwecken, es wären wieder Zusammenhänge mit biotropen und biometeorologischen Faktoren entdeckt worden.

Fluktuierende Impulsstrahlung im Frequenzbereich von 5–50 Hz, sog. atmospherics oder kurz spherics, dann höhere Impulsfrequenzen, die im Gegensatz zur längstwelligen Impulsstrahlung gebäudegängig sind, Temperaturstürze mit ansteigender elektrischer Feldstärke, Variabilitäten des erdmagnetischen Feldes durch die spherics, den Strahlendruck und die Atmosphäre, Witterungsabläufe, denen eine charakteristische Wolkenbildung eigen ist, unterschiedliche barometrische Drücke, die durch das Zusammentreffen polarer Kaltluft mit äquatorialer Warmluft entstehen, Zyklone, sprunghafter Konzentrationsanstieg der positiven Ionen bei Föhn und vor Gewittern mit Änderung der Hautleitfähigkeit und der Kortikoide, sie stehen in Untersuchung. Die Forschungsergebnisse der Russen WASSILYEW und SKOROBOGATOW zeigen, daß Korrelationen zwischen positiv geladenen CO_2-Ionen und der Ausscheidung von Mineralokortikoiden einerseits und negativ geladenen O_2-Ionen und der Ausscheidung von Glukokortikoiden andererseits bestehen. Nach ihnen bewirken die ersteren Ermüdung, Absinken des Blutsauerstoffes, Empfindlichkeit, Entzündungssteigerung und ungünstige Auswirkungen auf die Gehirnströme, die letzteren hingegen wirken gegensätzlich.

Auch GREY-WALTER beschreibt in seinem Buch „Das lebende Gehirn" den unterschiedlichen Einfluß der elektromagnetischen Impulsstrahlung auf den Menschen nach Art der jeweils ihren Lebensrhythmus bestimmenden Gehirnstromfrequenzen. Er unterscheidet dabei 3 verschieden reagierende Konstitutionstypen:

1. R-Typ (responsiv), mit einer Grundfrequenz im Bereiche der Alpha-Wellen von 8–13 Hz, der bei 10-Hz-Impulsstrahlung (Schönwetterfrequenz) sich am wohlsten fühlt und bei Abweichungen nur geringe Reaktionen zeigt, es sind 2 Drittel,

2. P-Typ (persistant), mit einem stabilen Alpha-Rhythmus, der selbst bei starken, witterungsbedingten Frequenzgängen nur geringe Reaktionen zeigt, es ist etwa ein Sechstel,

3. M-Typ (minus), mit einem Hauptbereich im Beta mit Frequenzen zwischen 14 und 30 Hz, der auf Störfrequenzen am stärksten mit Reaktio-

nen antwortet, es ist auch ein Sechstel der Menschen; sie empfangen ihre Eindrücke vornehmlich auf visuellen Wegen (optisches Gedächtnis).

Es müssen aber auch die endogenen Faktoren in Rechnung kommen.

Während die Angina pectoris in der objektiven Beurteilung pathologische Veränderungen zur Grundlage hat, fehlen oft solche Kriterien vor dem Infarkt; nicht thrombotisch ausgelöste Infarktbildung in 30–50% der Fälle (BANKL). Bei 65% sezierter Gehirne von an Enzephalomalazie verstorbenen Menschen konnte an dem für den malazischen Insult verantwortlichen Hirngefäß kein Verschluß nachgewiesen werden, klinisch wurden an Überlebenden 89% ohne intrakraniellen Gefäßverschluß postuliert; in der Genese müssen funktionelle Mechanismen eine besondere Rolle spielen (REISNER).

Der gefäßregionale und lokale arterioläre Verschlußdruck wird im Läsionsgebiet zunächst die Sauerstoffversorgung in eine Katastrophe treiben, und die sehr effektive oxydative Energiegewinnung bricht zusammen. Die ersten Veränderungen der Konstriktion eines Infarktgebietes beginnen nach ca. 8 Systolen (LOCHNER). Die vorhandene arterielle Insuffizienz bei stabiler Angina pectoris wird durch hypoxieinduzierte Adaptationen, symptomatisch wirkende Medikamente und schließlich erzwungene Beschränkungen zur Not korrigiert; der funktionelle periphere Verschluß auf dem Boden einer Milieuveränderung im Läsionsgebiet sperrt jedoch anscheinend nachhaltiger, hier wird nicht mehr gewarnt wie bei der Angina pectoris, hier wird de facto gesperrt, so daß der arterioläre Widerstand vom systolischen Druck nicht mehr überwunden werden kann. Der kritische Verschlußdruck (BURTON) oder Stagnationsdruck der Widerstandsgefäße liegt zwischen 20 und 40, bei starker Konstriktion maximal sogar über 100 mmHg (WETTERER); der Beginn des wirksamen arteriolären Druckes verzögert sich mit der Verstärkung des Kontraktionszustandes der Muskularis (zero flow). Es ist wahrscheinlicher, daß der thrombosierende Prozeß der zuführenden Arterie sekundär im Stagnationsgebiet beginnt; die Inzidenz nachweisbarer koronarthrombotischer Verschlüsse scheint mit der Überlebensdauer nach Infarktbeginn zuzunehmen (KAINDL).

Die Kausalkette des ischämischen Phänomens bei fehlender kritischer pathologisch-anatomischer Ausgangssituation, unter welcher extrakranielle und dann auch sinngemäß extrakardiale Gefäßveränderungen zu subsumieren sind, aber auch bei fehlender kritischer klinischer Ausgangssituation, beginnt im primitiven vegetativen Milieu. Gerade das ist es, das dem Organismus nicht mehr Zeit läßt für einen protrahierten, teilweise auch rekonstruierenden Prozeß, für die Adaptationen und für den Ausbau kollateraler Hilfe, sondern das im Gegenteil den Prozeß sehr rasch vorantreibt.

Die Risikoperson ohne organischen Befund ist gefährdet und es genügt oft eine meteorologische Unstetigkeit, um eine Katastrophe auszulösen.

Jeder, der ein extrem unnatürliches Leben führt, ist in der 2. Lebenshälfte eine Risikoperson, denn Toleranzbereiche im Stoffwechsel der Zelle und im Milieu werden überschritten, Belastungsgrenzen werden erreicht.

Die Untersuchungen müssen daher im inneren Milieu beginnen, die Prüfung des primitiven vegetativen Milieus wird dann die Kluft zwischen funktionell und organisch schließen können.

Die sympathikotone Reaktion hat eine ganz andere Bedeutung, sie ist immer zentral und nur funktionell. Wenn in den Unstetigkeiten der Atmosphäre die Sterblichkeit auf das Doppelte ansteigen kann, dann ist dies eine Folge von Belastungen des inneren Milieus.

Man darf jedoch nicht vergessen, daß der Mensch selbst ein anderer geworden ist. Die Reizbarkeit, und die wird vom autonomen Nervensystem vermittelt, ist heute sicher höher. Der Proband war früher schon an das Haus und dessen Klima gebunden, aber auch an den Arbeitsplatz, an die Gemeinschaft und heute nun auch an eine veränderte Umwelt. Die atmosphärischen Unstetigkeiten treffen heute einen anderen Typ wie gestern und vorgestern. Man kann daher auch nicht sagen, ob die Verschiebung zur sauren Seite, die höheren pH-Werte im Blut, und auch anderer Werte nur eine jahreszeitlich und wetterbedingte oder auch umweltbedingte ist. Jedenfalls beginnen hier schon die Veränderungen im inneren Milieu, wobei die Toleranzbereiche immer häufiger überschritten werden.

Ein statistisch gesicherter Einfluß des Überganges ins Höhenklima auf die Cholinesterase-Aktivität wurde nachgewiesen; die Kurven zeigen 2 Phasen: Aktivitätszunahme als Ausdruck der unmittelbaren Höhenumstellung, Abnahme bei beginnender Akklimatisation; bei völlig Akklimatisierten wurden keine erhöhten Werte gefunden (MURALT, STETTLER). Die Untersuchungen wurden bei gesunden Probanden durchgeführt. Schwankungen der Cholinesterase-Aktivität unter dem Einfluß von Unstetigkeiten können bei Kranken Anfälle auslösen. Die spezifischen und unspezifischen Cholinesterasen bauen das bei der Nervenerregung freigesetzte Acetylcholin mit großer Geschwindigkeit ab. Dies ermöglicht, daß die Nervenimpulse einander in kurzen Intervallen folgen und zur Wirkung gelangen können. Da Acetylcholin Trägersubstanz sowohl für den parasympathischen Reiz, als auch für den präganglionären sympathischen Reiz ist, so können eine verminderte Cholinesterase-Aktivität und ein verzögerter Abbau von Acetylcholin die Reizschwelle herabsetzen.

Eine verminderte Cholinesterase-Aktivität besteht vor der Menstruation, nach Traumen und ist auch durch die Belastung des Raumklimas möglich.

Die Ausschüttung von Serumesterase wird durch Procain provoziert. Procain unterliegt als Ester der P-aminobenzoesäure und des Diäthylaminoaethanols der Spaltung durch die Esterase zum Zwecke der Entgiftung. Der durch Procain geübte und beschleunigte Abbau wird dann auch am Acetylcholin wirksam.

F. HUNEKE hat den Verfasser 1950 in seiner Ordination aufgesucht und ihm das Sekundenphänomen an mehreren Patienten demonstriert. Der Verfasser hat dann, um eine Heilanästhesie über den Mund-Nasen-Rachenraum zu erreichen, ein Gerät konstruiert, mit dem eine Lösung von Novocain-Pantocain aerosoliert und heißem Dampf ausgesetzt wurde.

An der psychiatrisch-neurologischen Universitätsklinik in Wien wurden tausende Patienten mit Schmerzzuständen im Bereiche des Kopfes ambulant und mit Erfolg behandelt.

Kopfschmerzen nach Commotio und Contusio cerebri, Trigeminus- und Okzipitalneuralgie, Migräne, Kopfschmerz nach Meningitis, durch Arteriosclerosis cerebri bedingte und als vasomotorisch aufgefaßte Kopfschmerzen wurden mit meistens 10 Inhalationen behandelt und diese Patienten wurden von Herfried MAYR nach etwa 6 Monaten zu einer Nachuntersuchung vorgeladen; es waren dann immer noch 78% ganz oder nahezu beschwerdefrei. Zum Vergleich dient eine Statistik der Sandoz AG, Basel, über den Behandlungserfolg mit Hydergin aufgrund der Arbeiten von 10 verschiedenen Autoren, wonach 35% von 662 Patienten einen Erfolg hatten.

Besonders wirksam zeigte sich die Heilanästhesie bei Patienten mit Kopfschmerzen infolge Arteriosclerosis cerebri und nach Traumen.

Es handelte sich in der überwiegenden Anzahl um Patienten, die in den letzten Jahren bereits den verschiedenen Behandlungsmethoden unterzogen worden waren und ständig Medikamente brauchten.

Gerade bei der Commotio cerebri und der Contusio cerebri ist die Behandlung der heißen Anästhesie der Schleimhaut des Mund-Nasen-Rachenraumes so überzeugend, weil fast alle 61 nachuntersuchten Fälle ohne Kopfschmerzen blieben. Bei diesen Patienten ist die Serumesterase vermindert. Die Lösung besteht aus 9,0 Novocain hydrochloric. +0,9 Pantocain hydrochloric. auf 150 cm^3 Aqua dest., davon werden in 20 Minuten 3 cm^3 zerstäubt, die Temperatur des Inhalates beträgt 50° C.

Diese Patienten sind oder waren die Wetterfühligen, also nicht zuletzt wegen des Mangels an Serumesterase und des dadurch verzögerten Abbaues des Acetylcholins.

Es liegt nahe, gerade hier auf die Bedeutung der Fermente hinzuweisen. Je nach Aktivität und Konzentration eines Fermentes kann eine Reaktion schnell, langsam oder gar nicht verlaufen. Die Abnahme der Globalstrahlung in unseren Lebensbereichen um 5–10%, die der Sonneneinstrahlung in den Städten um 20–30%, die der Konzentration negativer Ionen im Freien um ein Beträchtliches und schließlich die „Käfig-Wirkung" moderner Bauten aus Stahlbeton bedrohen unsere Gesundheit, da die Fermente sehr empfindlich gegen nicht adäquate Bedingungen sind. Bis heute hat man schon über 1000 verschiedene Fermente identifiziert.

Das natürliche elektrische und elektromagnetische Klima hat bei der Evolution eine bedeutende Rolle gespielt, wir müssen versuchen dieses zu erhalten.

Die negative Ionisation des Sauerstoffes und des Wasserstoffes, es sind dies normal etwa 1000–4000 Ionen pro cm^3 Luft, durch die kosmische Höhenstrahlung, ist durch die aerologische Veränderung der Luft in weiten Gebieten bedroht.

Die Exkommunikation des Menschen aus natürlichen Bereichen, der Mangel an natürlichen Informationen und ein verarmtes Biotop haben den Menschen phänotypisch verändert, der wetterfühlige Mensch wird immer mehr zum Phänotypus unserer Zeit.

Natürliche elektromagnetische Bereiche, die evolutionstheoretisch in Betracht gezogen werden, haben auch bezüglich Frequenz und Amplitude eine auffallende Ähnlichkeit mit dem im Organismus vorhandenen Feld und mit der Mikrovibration, die ROHRACHER beschrieben hat.

Die hohe Empfindlichkeit des Organismus auf solche elektromagnetische Felder ist durch die evolutionsmäßige Entwicklung zu erklären.

Auch die Nadelung an bevorzugten Stellen in der Akupunktur provoziert und übt die reflektorische Ausschüttung von Enzymen in korrespondierenden Schmerzbereichen, so daß dort Transmittersubstanzen beschleunigt abgebaut werden.

Es ist auch sehr wahrscheinlich, daß bestimmte Streßsituationen zu Veränderungen des Substratstoffwechsels und vielleicht auch der elektromechanischen Koppelung führen, aus denen ein pH-Abfall mit Aktivierung lysosomaler Enzyme und Einleitung der Nekrose resultiert (KAINDL und Mitarb.). Es wird heute angenommen, daß der Infarkt öfter aus Veränderungen des Substratstoffwechsels resultiert und die Thrombose dann eine Folge ist. Ferne magnetische Aktivitäten, informatorische Wahrnehmungen elektromagnetischer Felder und die unmittelbare Elektrik haben nicht nur eine evolutionstheoretische, sondern auch eine pathogene Bedeutung, letztere wahrscheinlich bei schon kranken Menschen.

Zur Früherfassung solcher pathologischer Zustände des inneren Milieus bei einer möglichst großen Anzahl von Risikopersonen müssen einfache und billige Filteruntersuchungen vorgenommen werden, die den Zweck haben, die Gesunden von den Verdächtigen zu trennen; diese müssen dann weiter abgeklärt werden.

Es sind hier die verschiedenen biometeorologischen Faktoren elektrischer Natur im Akkord, die in raschen Schwankungen unspezifische Veränderungen im Organismus und besonders im Nervensystem verursachen, wobei zentral ausgelöste Effekte von der Intensität der Felder abhängen.

Es ist charakteristisch, daß das zentrale Nervensystem stärker auf relativ geringe Feldintensitäten als auf höhere reagiert (PRESSMANN).

Im Hypothalamus wird aus lokal zugeleiteten Reizen die vegetative Totalreaktion. Die Symptomatik ist jedoch auch eine Folge von eingefahrenen, bedingten Reflexen.

MARESCH verlegt das für unsere Gesundheit maßgebende elektrische Wettergeschehen bis zu 2500m Höhe über unseren Lebensraum, also in einen Raum unserer Nähe. Die Luftschichtungen, Inversionen und Feuchtigkeitssprünge sind, so meint er, als elektrische Generatoren anzusehen. Der Jahresverlauf des Monatsmittels der täglichen Sterbefälle der Wiener Wohnbevölkerung zwischen 1959–1964 zeigt eine Halbierung der Fälle in den Sommermonaten gegenüber dem Gipfel in Februar.

BERGSMANN findet jahreszeitliche Schwankungen der natürlichen Feldstärke mit Minima von Februar bis Juni und Maxima im Dezember, das entspricht durchaus dem Jahresverlauf der Sterbefälle im Wien.

BERGSMANN mißt in 180 cm Höhe mit einem Sondenkopf bei klarem Wetter geringere und bei übersteigertem Schönwetter höhere Spannungsdifferenzen pro Meter.

Die natürliche Feldstärke des Organismus ist relativ gering, eine unipolare Spannungsquelle in seiner Nähe führt zur Ausbildung einer hohen gegenseitigen Feldstärke der Körperoberfläche; werden nun Ionen inhaliert, so wird dadurch die Feldstärke im Sinne des Vorzeichens der Ionen verändert, so nach BERGSMANN.

Die Inhalation von 250 000 negativen Ionen durch 30 Minuten vermindert die Blutkörperchen-Senkungsgeschwindigkeit, die durch das Verhältnis der Ladung der Erythrozyten zu der der Plasmakolloide bestimmt ist, signifikant.

Feldstärken lassen sich durch Ioneninhalationen ab- und aufbauen und dann auf der Haut nach REGELSBERGER registrieren.

Die wahrscheinlich wichtigste Folge ungünstiger elektrischer Konstellationen ist die Herabsetzung der Reizschwelle, doch auch andere humorale Parameter werden verändert.

Im Raum ist die elektrische Konstellation ohnedies ungünstig, sie kann sich aber noch weiter verschlechtern, wenn nicht Gegenmaßnahmen ergriffen werden.

Der verzögerte Abbau der Transmitterstoffe mangels der Aktivität der Enzyme und der Esterase, die Erhöhung des Serotoninspiegels durch einen Überschuß an positiven Ionen (KRUEGER), die Zunahme der Thrombozytenadhäsivität unter Feldeinwirkung (BERGSMANN), das sind einige Untersuchungsergebnisse, die erkennen lassen, daß das innere Milieu durch die atmosphärische Elektrik verändert wird. Solche Veränderungen treten jedoch auch nur in lokalen Bereichen auf, wodurch hämochemische Untersuchungen nichts oder nur wenig zeigen. Bekanntlich sind Enzyme sehr empfindlich gegen extreme Abweichungen von adäquaten physikalischen Bedingungen; am häufigsten sind Störungen bei der Regulierung von Prozessen der Lebenstätigkeit durch recht schwache elektromagnetische Felder unterschiedlicher Frequenzen. Anfang der 60er Jahre hatten sowjetische Wissenschaftler festgestellt, daß unter der Einwirkung der EMF hoher und ultrahoher Frequenzen mit einer Intensität, die tausende Male geringer war als die vermutete, nichtspezifische Veränderungen bei der Regulierung physiologischer Prozesse auftreten. Die Mehrheit der Umweltfaktoren, unter denen das Leben entstand und sich entwickelte, sind elektromagnetischer Natur (PRESSMANN). Die

Aufnahme der kleinen Quanten der nieder- bis hochfrequenten Felder bei atmosphärischen Entladungen in biologischen Objekten ist jedoch auch mit der Verschiebung von Ionen verbunden.

Eine Analyse der experimentellen Angaben führt zu der Annahme, daß auch unter natürlichen Lebensbedingungen der Organismus, die Regulierung und Störung von Prozessen der Lebenstätigkeit, mit dem Einfluß der EMF der Umwelt verbunden ist und daß nicht energetische, sondern informatorische Wechselwirkungen der EMF mit biologischen Systemen die Grundlage solcher Einflüsse sind.

Wir leben im Raum, im Verkehr und in der Stadt in einer Luft, die einen beträchtlichen Überschuß an positiven Ionen hat, besonders Zyklone, Föhn und Inversionen begünstigen die positive Ionisation.

EICHMEIER vom Institut für Technische Elektronik der TH München wies nach, daß sich bei derartigen Wetterlagen auch die Alphawellen im Hirnstrom ändern und auch die Leistungsfähigkeit abnimmt; bei überwiegend negativer Ladung steigt jedoch die Atmungskapazität; beobachtet wurde auch ein guter Heilungsprozeß nach Brandwunden, auch der Schmerz soll abnehmen.

LUEDER sieht eine biologische Wirksamkeit atmosphärischer Ionen und eine Symmetrierung und Stabilisierung des Elektrodermatogramms gegenüber den Einflüssen des Wetters.

Er beschreibt weiter eine Reihe von Krankheitsbildern, die sich unter negativen Sauerstoffionen besserten, so zeigte z. B. eine 62jährige Patientin nach einer Operation eines Hautkrebses an der linken Nasenspitze Minima der Hautleitfähigkeit an den zugeordneten Dermatomen und eine Regelstarre. Durch das Strahlungsgleichgewicht und durch negative Sauerstoffionen in einer Konzentration von 1000–2800/cm^3 verschwanden nach einigen Monaten die Minima und die Regelstarre, das EDG wurde symmetriert.

Diese Beobachtung hält der Verfasser für sehr bemerkenswert. Die Nachbehandlung in der Folge von Operationen an Krebs erfordert eine Luft reich an negativen Sauerstoffionen und das Strahlungsgleichgewicht, um die Versorgung des inneren Milieus zu verbessern.

Auch in der Atmosphäre ist die negative Ionisation zum Beispiel nach einem Gewitter, bei Regen und Hochdruck eine unstete; um stabile elektrische Verhältnisse zu erzielen, muß man Ionengeneratoren verwenden.

Natürliche Ionengeneratoren sind Springbrunnen; die an Sauerstoff reiche Luft wird negativ geladen.

Heute verwendet man vorzugsweise die Koronadrahtentladung, bei der eine hohe Gleichstromspannung unipolar an einen Emitter gelegt wird, die Ionisation erfolgt im Sinne der negativen angelegten Polarität. Die Ionisation durch UV-Strahlen ist wegen der Ozonbildung abzulehnen.

Durch Neutralisierung der positiven Ionen sedimentieren die Aerosole und mit ihnen die Keime der Luft, doch soll in einem elektroklimatisierten Raum nicht geraucht werden. Nach HAHN ist bei einer Feldstärke von 400 V/m mit einem Strom von 40 mal 10^{-12} Ampere zu rechnen, so daß ein Ionenfluß von 250.10^{6} zwischen Luft und Körper ist.

Im Gleichfeld erfolgt der Ionenaustausch vorwiegend transkutan, sonst inhalativ. In der denaturierten Wohnlandschaft müssen immer nur negative Ionen substituiert werden.

Aus den Versuchen und Untersuchungen von LUEDER geht hervor, daß sich durch negative Ionisation im Strahlungsgleichgewicht bei täglicher Anwendung das EDG symmetrieren läßt, wodurch also anscheinend die Dyskrasie beseitigt ist.

Personen, die an Krebs operiert wurden, sollen täglich das Strahlungsgleichgewicht mit negativer Ionisation anwenden, da dadurch die Eubiotik des inneren Milieus wieder hergestellt werden kann. Durch tägliche und lebenslange Anwendungen wird die Chance, Rezidive zu verhindern oder lang hinauszuschieben, anscheinend beträchtlich erhöht. Die Versuche und Untersuchungen sind in dieser Richtung fortzusetzen.

Personen mit chronischen Erkrankungen und so auch mit operiertem Krebs haben unter der üblichen klimatischen Belastung des Raumes eine viel geringere Chance auf Heilung als unter klimatischen Bedingungen, die dem inneren Milieu und dem Abwehrsystem am meisten entgegenkommen.

Die Erforschung der Biotropie der elektrischen Erscheinungen steht erst am Anfang und sie hat mit emotioneller Ablehnung zu kämpfen. Erst wenn wir gelernt haben werden, diese Faktoren methodisch und routinemäßig einzusetzen, werden wir auch zu Ergebnissen kommen.

Die unmittelbaren elektrischen Unstetigkeiten, die informatorische Wahrnehmung auch noch nicht identifizierter EMF geringer Intensität und die fernen magnetischen Aktivitäten sind die Anlasser der Wetterfühligkeit, der Attacken und mancher Gefäßkatastrophe.

Hier befinden wir uns bereits in einem Bereich, in dem prinzipiell Messungen illusorisch werden, denn auch der Prüfling hat einen Grad der Empfindlichkeit erreicht, der den der notwendig aufzuwendenden Apparaturen übertrifft, so daß wir niemals das wahre, angestrebte Bild der Sphäre erfassen können. Es kann keine noch so weit getriebene Präzision künftiger Apparaturen die wahren Vorgänge schneller Abläufe oder geringer Intensitäten zeigen, wenn auch noch vieles der Entdeckung, Erforschung und Anwendung harrt.

Gerade in der Elektrometeorologie müssen wir Ungenauigkeiten und Unbestimmbarkeiten in Kauf nehmen. Jedenfalls sind nicht die einfachen biotropen Größen, für die auch der Mensch Sinne hat, die Initiatoren der Wetterfühligkeit, sondern die komplizierten und unsteten. Eine Abschirmung von diesen Faktoren liegt weder im Bereich der praktischen Möglichkeiten noch ist diese wünschenswert, denn eine Extrapolation wirft neue Probleme auf. Der Mensch hat einen sehr komplizierten Mechanismus der Reizverarbeitung und der Kontrolle, auch eine Abwehr wird eingeschaltet. Wetterfühligkeit ist also ebensosehr Manifestation eines komplizierten peripher- und zentralnervösen Erregungsvorganges. Wetterfühligkeit, Schmerz und Psyche sind eng verschränkt.

In der Beurteilung biotroper Faktoren und biometeorologischer Tätigkeiten gehen wir leider immer von dem durch das Raumklima belasteten Organismus aus. Wir kommen jedoch zu einer ganz anderen Beurteilung, wenn die Reizbarkeit im Strahlungsgleichgewicht herabgemindert ist. Der Einsatz zum Beispiel der negativen Ionisation oder auch die natürliche Exposition werden viel effektiver sein, wenn raumklimatische Belastungen fehlen.

Für die Prophylaxe der Gefäßkatastrophen auch nach Operationen und der Rezidive ist ein elektroklimatisiertes Strahlungsgleichgewicht notwendig.

Wer an Krebs operiert wird und nicht das Glück hat, sehr früh zur Operation zu kommen, hat wenig Aussicht länger als 10 Jahre zu leben. Und auch dann kann eine Heilung noch nicht bewiesen werden. Die ausgefüllte Todesursache ist nur eine Vermutung und wird niemals auf Krebs lauten, wenn es nicht offensichtlich ist. Bei der Diagnose auf Krebs oder Rezidiv handelt es sich um die Entdeckung eines schon weit fortgeschrittenen Prozesses, wenn es sich nicht gerade um ein leicht erkennbares Karzinom, wie das in situ der Cervix uteri, handelt. In der Statistik der Todesfälle scheinen Rezidive, die nicht unmittelbar Todesursache sind, nicht auf. Wir müssen uns vom Zwang der Statistik befreien und die Dinge sehen, wie sie sind und nicht wie wir sie sehen wollen.

Man darf also nach einer Krebsoperation nicht zuwarten, sondern muß gleich mit der Prophylaxe vor dem Rezidiv beginnen. Die Behandlung des inneren Milieus durch das Strahlungsgleichgewicht und dessen Elektroklimatisierung ist das rationale Ergebnis der Betrachtungen. Und selbst wenn es nur ein Versuch ist, so muß er dennoch gemacht werden. Am Anfang der Medizin steht immer der Versuch, und er darf gewagt werden, wenn dadurch nicht geschädigt und nichts versäumt wird. Die Spötter standen dabei immer Pate, doch kreiert haben sie noch nichts.

II. Untersuchungen im Strahlungsgleichgewicht

Eine Heilmethode ist nur dann gegeben, wenn sie offengelegt, erklärt, bewiesen, reproduzierbar und indiziert ist.

Die bisherige Erfahrung und die Statistik zeigen, daß mit den bisherigen Mitteln allein das Problem der Hypertonie und seiner Folgekrankheiten nicht gelöst werden kann, hingegen eröffnen sich durch geübte Entspannung mit Hilfe eines Klimaschildes neue und wissenschaftlich belegte Perspektiven. Der normale Tagesdruck in Ruhe beträgt 120/80 mmHg. Erhöhungen von 15% werden vom Gefäßsystem toleriert, weitere Erhöhungen in Form von Druckschwankungen oder stabiler Werte sind für jugendliche und alte Gefäße eine Belastung und werden dann infolge der Unabsehbarkeit eine potentielle Gefahr.

Jedenfalls ist es falsch, das sehr oft höhere Druckniveau im Alter als normal anzusehen. Mangelnde Adaptation bis zum basalen Gefäßtonus unter den klimatischen Bedingungen des Bettes im tiefen Schlaf ist eine wesentliche Ursache für ein höheres Druckniveau des Tages und im Alter.

Solange von namhaften Autoren (JAHNECKE u. a.) an der Fiktion eines verschiedenen Normaldruckes in der Jugend und im Alter festgehalten wird, ist keine Abnahme der Erkrankungen an Hypertonie zu erwarten, da die günstigste Zeit für Prävention und Therapie verstreicht. Es läßt sich keine Begründung für ein verschiedenes Maß der Belastbarkeit in der Jugend und im Alter finden.

Der pathologische Zustand, der vielleicht einen höheren Druck rechtfertigt, ist doch meistens bereits Folge und nicht Ursache der Hypertonie. Im Vergleich ist die essentielle Hypertonie zu 82% an den einzelnen Hochdruckformen beteiligt (JAHNECKE). Die essentielle Hypertonie ist zunächst eine funktionelle sympathische Erkrankung. Man nimmt heute an, daß der Blutdruck von Barorezeptoren geregelt wird, doch spielen da noch eine Reihe anderer Mechanismen und Regeln hinein.

Die wichtigsten Sätze, die erarbeitet wurden, sind:

1. Die experimentelle Gerontologie findet als charakteristische Veränderung des Alterns die Verminderung der Adaptationsfähigkeit (VERZÁR).
2. Die lokale Regulation der Arteriolen ist die Hauptzielscheibe der verschiedenen Störungen, die zur Hochdruckerkrankung führen können (PAGE, MCCUBBIN u. a.).
3. Bei labilem Hochdruck fand sich ein normaler peripherer Gesamtwi-

derstand, der jedoch bei leichtem über mäßigem bis zu schwerem essentiellen Hochdruck signifikant und progressiv anstieg, vielleicht war aber der bei Personen mit labilem Hochdruck zu beobachtende periphere Widerstand nur scheinbar normal (FROHLICH).
4. Der Durchmesser der Arteriolen steht in der 4. Potenz (HAGEN u.a.).
5. Gefäßspannung ist gleich Druck mal Radius (LAPLACE).
6. Druckpassive Dehnung bewirkt eine Zunahme des Tonus der glatten Muskulatur (BAYLISS).
7. Die Gesamtspannung der Wand resultiert aus der elastischen und der aktiven myogenen Spannung (NEUFELD).
8. Die lokal-mechanische Regulation ist eine fundamentale Eigenschaft der spontan aktiven glatten Muskulatur (GOLENHOFEN).
9. Der kritische Verschlußdruck (BURTON) oder Stagnationsdruck der Widerstandsgefäße liegt zwischen 20 und 40, bei starker Vasokonstriktion maximal sogar über 100mmHg (WETTERER u.a.). Der Beginn des wirksamen arteriolären Druckes verzögert sich mit der Verstärkung des Kontraktionszustandes der Muskularis (zero flow).

Die systolische kinetische Energie des Blutes wird durch druckpassive Dehnung der Arteriolen in die potentielle Energie der Gefäßwandspannung umgesetzt und dann rhythmisch und peristaltisch durch induzierte myogene Kontraktion der spontan aktiven glatten Muskulatur über die elastische Ruhelage der Gefäßwand hinausgehend dem Blute wieder zurückgegeben. Die so häufigen Blutdrucksteigerungen mit den Jahren gehen auf die Überreizung der glatten Gefäßmuskulatur und der Arbeitsmuskulatur des Herzens, die durch den höheren peripheren Widerstand druckpassiv gefordert wird, zurück. Mit dem Altern nimmt die Adaptationsfähigkeit, u.a. zum normalen basalen Tonus zurückzukehren, ab, auch der Schlaf bringt nicht mehr diese wirksame Entspannung. In Ruhe hat jedes Organ den ihm zukommenden arteriolären Verschlußdruck, die Niere den geringsten, die Muskulatur den größten. In Arbeit nimmt der arterioläre Verschlußdruck entsprechend der Leistung des Organs ab. Bei Hypertonien können sich nun diese Relationen gefäßregional sehr stark verschieben, der regionale arterioläre Verschlußdruck kann bis zu 100mmHg ansteigen, was also schon eine Vervielfachung ist. Der regionale Blutdurchfluß fällt aber dann potenziert und noch mehr bei konstriktiven Veränderungen der Gefäße. Der sich dann plötzlich auswirkende und auch oft thrombosierende arterioläre Verschluß ist das Resultat solcher im Verlauf und im vorhinein unabsehbaren Hypertonien. Die Arteriole steht im Dienste der druck- und stromregulierenden Arbeitsmechanismen der Systeme des Blutdruckes und der zentral integrierten Wärmeregulation, des metabolisch gesicherten Nierendurchflusses und der Sauerstoffversorgung, durch die Autoregulation hat sie ein eigenes regionales Wirkungsfeld.

Diese Vielfalt differenter, zentral angeordneter und eigener Aufgaben schließt die Gefahren von Fehlleistungen bei Überforderung ein, wenn die glatte Muskulatur zwar gereizt aber dann nicht entspannt wird. Viele summierende Risikofaktoren sind in den Lebensgewohnheiten etabliert, Verhaltensweisen haben sich ungünstig verändert; die Folgen sind konditionierte Reizbarkeit und öfter auch schon eine Veranlagung, die die Hypertonie schon zu einem frühen Zeitpunkt einsetzen läßt. Auch die klimatische Belastung ist ein Risikofaktor. Periphere Durchblutungsteigerungen im Dienste der Thermoregulation gehen alle auf Konto des Hautdurchflusses, bei stärkerer Erweiterung der Hautgefäße nimmt die Muskeldurchblutung sogar ab (BARCROFT, EDHOLM, RODDIE u.a.). Das ist eine ganz deutliche Absage jeder Form von Wärmebelastung. Überdies ist der Anteil der Muskulatur an der Masse des Körpers so groß, daß hier Durchblutungseffekte ohne Herzbelastung nur durch Förderung der arteriolären Peristaltik erreichbar sind. Die zentrale Entwärmung darf, wenn Kreislaufprobleme gelöst werden sollen, niemals und in keiner Form behindert werden, denn schon die subtextile Dampfmatratze reduziert den effektiven myokardialen Durchfluß, wenn, wie bei Sklerose, keine koronare Erweiterung eintritt. Die Entspannung der gereizten glatten Gefäßmuskulatur und der Arbeitsmuskulatur des Herzens mildert die Steilheit des arteriolären Druckabfalles, die Tonusschwankungen der Gefäße und den Druck, sie fördert die arterioläre Peristaltik und verbessert dadurch die kapilläre Versorgung. Das anstehende Problem der durch die Jahre erworbenen Hypertonie, das tiefer und vielschichtiger ist als es durch die grobe Vereinfachung des gemessenen Wertes zum Ausdruck kommen kann, läßt sich durch wirksame tägliche Entspannung und Abbau von Alltagstreß aufgrund der Aussagen der durchgeführten Untersuchungen und der belegten Perspektiven entgegen der allgemeinen Auffassungen lösen.

Der Grund der vorzeitigen Vergreisung, vieler qualvoller Leiden und des Sterbens vor der uns von der Natur zugedachten Zeit – es handelt sich hier um viele Jahre – ist unter anderen der, daß wir in Räumen mit kalten Mauern und klimatisch ungünstigen Heizsystemen wohnen. Es wird keine Rücksicht auf die Art der Entwärmung des Körperkernes und auf die Schleimhaut der Atemwege genommen. Die Belastung der Schleimhaut wird in dieser Arbeit später besprochen. Es besteht nämlich ein grundsätzlicher und gegensätzlich wirkender Unterschied, ob sich der Körperkern überwiegend durch Strahlung oder Konvektion der Luft entwärmt. Die Entwärmung durch Strahlung erregt das sympathische System, reizt die glatte Gefäßmuskulatur, führt zur Tonusvorgabe, erhöht den arteriolären Verschlußdruck und den Blutdruck. Hingegen beruhigt die Entwärmung des Körperkernes durch Konvektion der Luft bei abgesenkter Temperatur in einem Strahlungsklima das vegetative sympathische System, die druckregulierenden Mechanismen, die glatte Muskulatur, so daß der basale Gefäßtonus und der Ruhebasiswert des Blutdruckes erreicht werden. Bei der Belastung des heutigen Menschen durch so viele Risikofaktoren ist dies von ausschlaggebender Bedeutung. Entgegen bisherigen Vorstellungen leben wir also auch in der „behaglichen Wohnung" unter einer stabilen klimatischen Belastung. Im Höhlenklima unserer Räume und im Strahlungszug üblicher Heizsysteme entwärmt sich der Körper überwiegend durch Strahlung. Das Klima der Räume mit üblichen Heizsystemen ist gekennzeichnet durch eine stark negative oder schiefe Strahlungsbilanz zwischen dem Körper und seiner Umgebung.

Wäre es nicht viel vernünftiger, in das Gebiet der gesamten Heilkunde auch neue naturwissenschaftlich begründete Alternativen hineinzunehmen?

Die konvektive Entwärmung in einer ausgeglichenen langwelligen Strahlungsbilanz homogener Wärmestrahlungsfelder ist die Alternative, die zur Prävention der Atherogenese und zur Therapie der Atherosklerose angeboten wird. Der Wert der konvektiven Entwärmung in einem Strahlungsklima ist bereits in der Thalassotherapie vorgezeigt, allerdings noch nicht klar erkannt.

Immerhin weiß man, daß die Bewohner der Inseln und der Küste des Mittelmeeres länger leben als die des Hinterlandes. Die Inseln und Küsten sind bevorzugte effektive Klimate. Es kommt also auf die Art der Entwärmung an.

Durch die Art der Entwärmung ist die Lebensdauer der Gefäße weit mehr bestimmt als durch Eßgewohnheiten innerhalb vernünftiger Grenzen. Und hier gibt es keine Zweifel.

Entwärmung des Körpers

Der Körper muß die jeweils anfallende, chemisch und physikalisch produzierte Wärme abgeben. Der Körper kann sich entwärmen:

1. durch Strahlung

Nach dem Gesetz von Stefan BOLTZMANN steigt das Emissionsvermögen mit der 4. Potenz der Abstrahlungstemperatur. Ein warmer Körper wird daher unabhängig von der Temperatur der Luft sehr rasch Strahlungswärme an den kühleren abgeben. Der Wärmeaustausch erfolgt in der Natur hauptsächlich durch Strahlung. Bei der üblichen Raumtemperatur von 20–22°C entwärmt sich der Körper überwiegend durch Strahlung (nach HENSEL zu 50%) und dies trotz der Kleidung, während der Heizperiode aber überdies schief, das heißt in Richtung kalter Mauern und von außen gekühlter Fenster. Die Entwärmung durch Strahlung wirkt sympathikoton, verhindert insbesonders die Entspannung der glatten Gefäßmuskulatur und steigert den Blutdruck gegenüber der konvektiven Entwärmung, so daß bei Hypertonikern im Vergleiche zum Bett Differenzen bis zu 100mmHg systolisch und 40mmHg diastolisch gemessen werden. Die strahlende Entwärmung hemmt überdies den Abbau der Transmitterstoffe.

2. durch Verdunstung und Schweiß

(kurz: feuchte Entwärmung)

Bei der Verdunstung von 1g Wasser werden 580 Kalorien verbraucht. Bei üblichen Raumtemperaturen verdunstet täglich der Körper über Haut und Schleimhaut in Ruhe etwa 500g Wasser, bei Arbeit auch das Vielfache. Die für die Verdunstung erforderliche Wärme wird zum Teil vom Körper genommen. Bei vermehrter Perspiratio insensibilis entsteht unter der Kleidung ein höherer Dampfdruck, der die Verdunstung hemmt und dann Wärmeregulation und Kreislauf belastet. Bei Hitze ist zur Entwärmung eine 20fache Steigerung des Hautdurchflusses nötig und auch möglich, da der Muskeldurchfluß möglichst klein gehalten wird (Sauna). Hitze schädigt die Gefäße und die Enzyme. Die Äquivalenttemperatur 49 ist ein allgemein gültiger Grenzwert der Behaglichkeit, sie errechnet sich aus der Lufttemperatur plus 2mal Dampfdruck.

3. durch Konvektion und Leitung

(kurz: konvektive Entwärmung)

Die Voraussetzung ist ein Strahlungsklima mit homogenen Wärmestrahlungsfeldern mit einer Strahlungstemperatur von 22–38° C, eine gegenüber der Strahlungstemperatur abgesenkte Lufttemperatur von 15–27° C, eine Luftbewegung im Raum in der Größenordnung von mm pro sek und eine normale, leichte oder auch keine Bekleidung, je nach den Temperaturgradienten.

LUEDER fordert im Wohnbereich eine Strahlungstemperatur von 22° C und eine Lufttemperatur von 15° C (Arbeitsklima).

Das bevorzugte effektive Raumklima ist jedoch das des Tepidariums. Dieses Klima ist durch ein homogenes Wärmestrahlungsfeld von 37° C und einer gegenüber der Strahlungstemperatur um 10° C abgesenkten Lufttemperatur gekennzeichnet.

Als Versuchsanordnung wurde vom Autor erstmals eine massive Holzkabine mit großer Wärmekapazität verwendet. Diese Kabine wird vor der Benützung durch ungefähr 1 Stunde mit Dunkelstrahlern aufgeheizt. Während der Benützung strahlt also nur das Holz, die Warmluft wird beim Kopfausschnitt abgeführt. Die gespeicherte Wärme genügt für 1 Stunde Benützungsdauer. Holz ist ein schon in der Volksmedizin verwendeter Baustoff.

Die ursprüngliche finnische Saune ist ein Blockhaus, bei Abkühlung wird ein therapeutisch nutzbares Strahlungsklima erreicht.

RIKLI verwendete für die athmosphärische Kur von der Sonne aufgeheizte Lufthütten und solche Baustämme, in eine Höhlung legte er die Patienten. Holz klimatisiert und bringt die natürliche Atmosphäre in den Raum.

Der Autor verwendete die Liegekabinen zunächst als Überwärmungsbäder. Die starke Erregung der Formatio reticularis, die ohnedies schon von sämtlichen Rezeptoren unseres Organismus aus gereizt und überreizt ist, und der dadurch bestehende hohe Sympathikustonus machen die Sauna bei hohen Lufttemperaturen zu einem va-banque-Spiel. Der moderne Mensch braucht Entspannung und immer wieder die Entspannung aber keine sympathische Peitsche. Hitze schockiert überdies die Enzyme, die doch die Transmitterstoffe beschleunigt abbauen sollen. Wenn eine Heilwirkung dem üblichen Saunabad zugesprochen werden kann, dann nur durch die Erhöhung der Körpertemperatur, wodurch nach der van 't

Hoff'schen Regel die Reaktionsgeschwindigkeit aller biologischen Prozesse und die Ionendurchlässigkeit der Membranschichten erhöht wird. Nach dem Schwitzen wird die Haut alkalisch und elektronegativ. In dieser Form wird die Kabine heute an verschiedenen Stellen gebraucht. In der Veröffentlichung (1954) ist als Grenzwert der Lufttemperatur 40° C angegeben. Es zeichnete sich hier schon eine blutdrucksenkende und entspannende Wirkung ab. Bei weiteren Versuchen und Untersuchungen standen wir jedoch bald vor einem Rätsel. Auch bei offener Kabine wurden Blutdruckwerte festgestellt, die weit unter den Ruhewerten lagen. Auch ein für diesen Zweck angeschafftes Registriergerät bestätigte die gemessenen, außergewöhnlich niedrigen Blutdruckwerte. Schon glaubten wir an suggestive Kräfte, doch diese ließen sich ausschließen, da die Kontrolle im Bett erfolgte. Wir mußten diese Tatsache zunächst hinnehmen. Die Erklärung erfolgte erst später. Und hier nun einige Beispiele für das Verhalten des Blutdruckes bei Probanden, die schon vorher ohne Erfolg mit blutdrucksenkenden Mitteln behandelt wurden; sie zeigten verschiedene Stadien des Fundus hypertonikus (der Ausgangswert ist immer der Ruhewert):

1.	A. M., 77 Jahre	RR 230/80	3.	J. K., 80 Jahre	RR 295/155
	nach 20 Minuten	RR 175/50		nach 10 Minuten	RR 240/100
	nach 40 Minuten	RR 160/30		nach 20 Minuten	RR 220/90
	nach 60 Minuten	RR 160/40		nach 30 Minuten	RR 200/90
2.	R. Sch., 83 Jahre	RR 240/80	4.	E. B., 75 Jahre	RR 210/95
	nach 10 Minuten	RR 190/60		nach dem 1. Versuch	RR 165/80
	nach 15 Minuten	RR 180/50		nach dem 2. Versuch	RR 150/70
	nach 20 Minuten	RR 165/45		nach dem 3. Versuch	RR 120/60

Bei Kreislaufgesunden geht der Blutdruck bei konvektiver Entwärmung in einem Gleichgewicht der Wärmestrahlung zwischen dem warmen Körper und der Umgebung von 135/65 auf 100/40, von 125/80 auf 85/60, bei einem 78jährigen von 160/95 auf 105/55, bei einem 74jährigen von 120/70 auf 75/20 zurück.

Die Kausalität der Hypertonie ist multifaktoriell, doch keiner der potentiellen Faktoren zeigt bei Veränderung solche Blutdruckdifferenzen wie die Art der Entwärmung. Der Gefäßtonus kehrt in 20 Minuten beim Normotoniker auf basale Werte wie im Tiefschlaf zurück, beim essentiellen Hypertoniker nimmt der Blutdruck systolisch und diastolisch innerhalb von 20 Minuten sehr stark ab. Die fundamentale Bedeutung der kon-

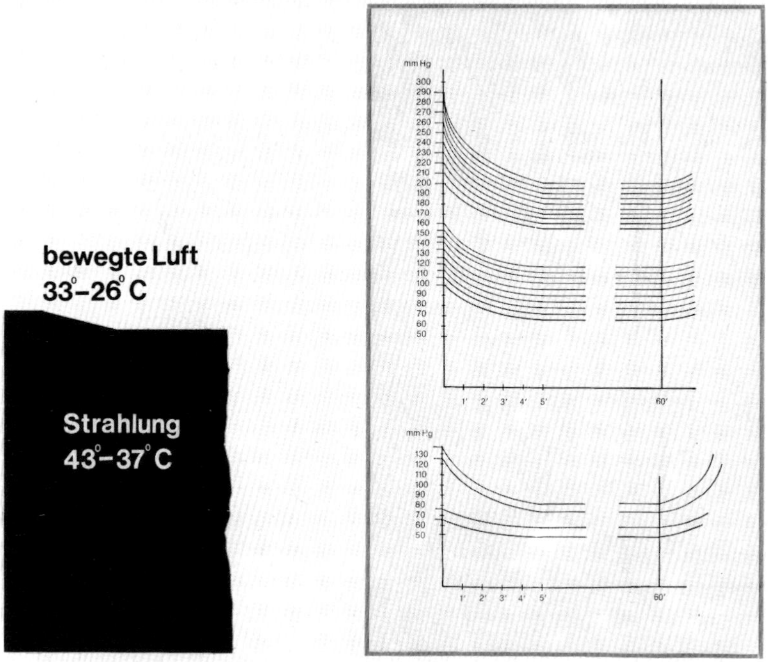

Abb. 3: Der Einfluß konvektiver Entwärmung in einem Strahlungsgleichgewicht in der Dauer von 60 Minuten auf den Blutdruck.
Das Schema oben mit dem oberen systolischen und dem unteren diastolischen Feld wurde bei Probanden des Altersheimes Lainz ermittelt, die bereits unter medikamentöser blutdrucksenkender Behandlung standen. Das Schema unten wurde bei jüngeren Personen mit normalem Blutdruck ermittelt.

vektiven Entwärmung ohne strahlenden Wärmeverlust beruht auf der Entspannung der glatten Gefäßmuskulatur, der Abnahme des peripheren Gefäßwiderstandes und der vollen Nutzung der arteriolären Peristaltik.

Das Strahlungsgleichgewicht ist durch eine ausgeglichene Strahlungsbilanz zwischen dem unbekleideten Körper und einem homogenen Wärmestrahlungsfeld der Umgebung mit einer Strahlungstemperatur von 37°C und auch noch einige Grade darüber gekennzeichnet, wobei die Temperatur der bewegten Luft um etwa 10°C niedriger ist.

Diese Senkung des peripheren Widerstandes ist außergewöhnlich, sie kommt vor allem durch den tiefen diastolischen Wert zum Ausdruck, und ist sonst durch nichts und so einfach erreichbar. Bei der bisher als refraktär angesehenen Dekompensation des Herzens ist dies besonders deutlich, denn diese Patienten haben einen zu hohen peripheren Widerstand und deshalb blieben Glykoside nahezu wirkungslos. Der hohe periphere Widerstand führte auch zur Dekompensation und führt in vielen Fällen zum Herzversagen, denn nicht jedes Herz entwickelt eine solche Hypertrophie, daß der periphere Widerstand überwunden werden kann. Einer Herzbehandlung mit Glykosiden muß daher immer eine Entspannung im Strahlungsgleichgewicht vorausgehen.

Das anstehende Problem der durch Jahre erworbenen Hypertonie, das tiefer und vielschichtiger ist als es durch die grobe Vereinfachung des gemessenen Wertes zum Ausdruck kommen kann, läßt sich entgegen den bisherigen Vorstellungen durch Entspannung über die konvektive Entwärmung in einem Strahlungsgleichgewicht lösen. Diese Entspannung muß möglichst täglich in der Dauer von mindestens 20 Minuten in einem Tepidarium oder auf einem strahlungsklimatisierten Liegeplatz erfolgen. Bei extremen Hypertonien ist anfänglich der Austritt aus dem Strahlungsgleichgewicht durch Absenkung der Strahlungstemperatur zu verzögern.

Ein Tepidarium in einer Ecke der Wohnung, mit einem beheizten Boden in der Größe von 1 x 2 m, 4 beheizten Wandflächen und einer reflektierenden Decke, läßt sich wohl fast in jeder Wohnung installieren. Sollte dies nicht möglich sein, dann kann man auch einen strahlungsklimatisierten Liegeplatz aufstellen, der wieder abgeräumt wird. Ein strahlungsklimatisierter Liegeplatz kann aus einer beheizten Bodenplatte und 2 beheizten oder auch nur bespiegelten Platten, die giebelförmig darübergestellt werden, bestehen.

Den kleinsten Raum nimmt der Klimaschild ein, der aus 2 Schalen besteht, die einen elektrisch leitbaren Anstrich haben. Wenn das Gerät nicht gebraucht wird, kann die eine Schale in die andere, etwas größere, geschoben werden. Es gibt also schon mehrere technische Lösungen, die auch dem vorhandenen Raum Rechnung tragen. Die Hälfte von einem Klimaschild wird über das Bett gegeben, auch so entsteht ein strahlungsklimatisierter Liegeplatz.

a) zuerst in einer Holzkabine

Der Verfasser erhielt am 19. Februar 1952 das österr. Patent Nr. 176635 auf eine Liegekabine für die Anwendung von regelbarer Strahlungswärme mit einer einstellbaren Wärmeabfuhr am kopfseitigen Kabinenoberteil, um eine für den zu Behandelnden auch Stunden hindurch erträgliche Kabinentemperatur zu erreichen, die seinem Wohlbefinden entspricht. Diese verhältnismäßig niedrige Holzkabine besteht aus hohlen Doppelwänden und einer doppelflügeligen Klapptür. Die Kabine wird vor der Anwendung mittels Dunkelstrahler aufgeheizt und die Wärme in der massiven Holzkonstruktion gespeichert, so daß dann die Abstrahlungstemperatur durch ungefähr 1 Stunde gleichbleibt. Mit Hilfe dieser Kabine wurden die grundlegenden physiologischen Untersuchungen durchgeführt, wobei zuerst eine Abstrahlungstemperatur gewählt wurde, die um einige Grade über der Körpertemperatur liegt, und eine Lufttemperatur, die gegenüber dieser Abstrahlungstemperatur um 7 Grad abgesenkt ist. In dieser Anordnung wurde erstmals festgestellt, daß bei Hypertonikern Blutdrucksenkungen in einem Ausmaß zu erreichen sind, das bisher für unmöglich gehalten wurde. Durch die Wärmeabgabe wird jedoch in der Kabine bald ein Gleichgewicht der Wärmestrahlung zwischen dem Körper und der Umgebung erreicht. In der Folge wurde dann von diesem Strahlungsgleichgewicht ausgegangen. So gelang dem Verfasser der Nachweis, daß der Hauptwirkungsfaktor des von seinem Urgroßvater Arnold

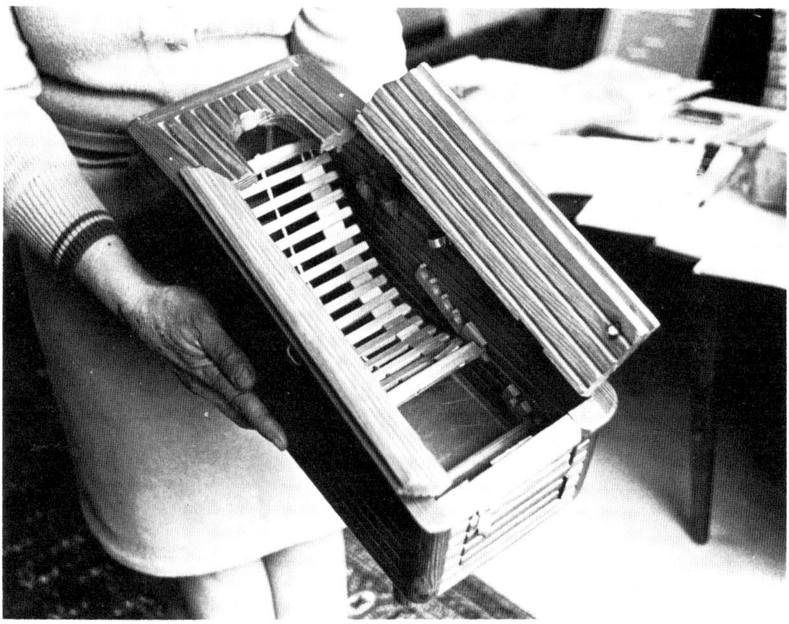

Abb. 4

RIKLI begründeten Naturheilverfahrens in einer der Körperausstrahlung äquivalenten, von allen Seiten gleich einfallenden Wärmestrahlung besteht (Informationen des Pressebüros der österr. Patentinhaber und Erfinderverbandes Nr. 3–4/1963).

Retrospektiv konnte so auch die erholsame Wirkung des römischen Tepidariums erklärt werden.

b) dann Untersuchungen in anderen Vorrichtungen

Der Verfasser hat vor 25 Jahren verschieden konstruierte Versuchsgeräte aus Holz, Blech, Kunststoff und aufkaschierter, bespiegelter Alufolie gebaut, um die Qualitäten der Strahlung zu testen.

Es wurde ein Gleichgewicht der Wärmestrahlung zwischen dem Körper und der umgebenden Wände eingestellt und überdies die Temperatur der Luft um 5–10° gegenüber der Strahlung abgesenkt. Geprüft wurden: Blutdruck, Puls, Atemfrequenz, EKG, Leukozyten, Blutbild, Sauerstoffverbrauch, Kohlensäureabgabe, Dauer der negativen Nachbilder, Magensaft, 17-Ketosteroide und Kortikosteroide im Harn und schließlich die Digitalisierung bei bisher refraktären Dekompensationen. Von den verwendeten Materialien zeigte Holz die besten Resultate hinsichtlich der Entspannung; insbesonders wurde dies durch die Aufzeichnungen der von ROHRACHER beschriebenen Mikrovibration bestätigt.

In einem anderen Versuchsgerät mit Blechwänden wurde eine deutliche Besserung von Durchblutungsstörungen rheographisch festgestellt.

Ein drittes Gerät wurde bei einem 76jährigen Patienten mit Sklerose renaler und zerebraler Gefäße fast täglich durch 6 Monate 1 Stunde eingesetzt. Nach dieser Zeit waren die renalen und zerebralen Funktionen deutlich gebessert.

Wegen der Größe der Aufgabe und der bescheidenen Möglichkeiten haben wir uns dann auf die Kontrolle des Blutdruckes bei Probanden des Altersheimes Lainz beschränkt. Aus einer großen Zahl von Messungen wurde der mittlere arterielle Blutdruck (Diastolischer Blutdruck plus $^1/_3$ Amplitude) im Bett und dann nach 20 Minuten Strahlungsgleichgewicht ermittelt.

Bei gleichem Herzminutenvolumen ist das Verhältnis des Druckes gleich dem Verhältnis des peripheren Widerstandes. Dieses Verhältnis ist 4 (Bett) : 3 (Strahlungsgleichgewicht). Diese Aussage ist wohl das wichtigste Ergebnis der Untersuchungen.

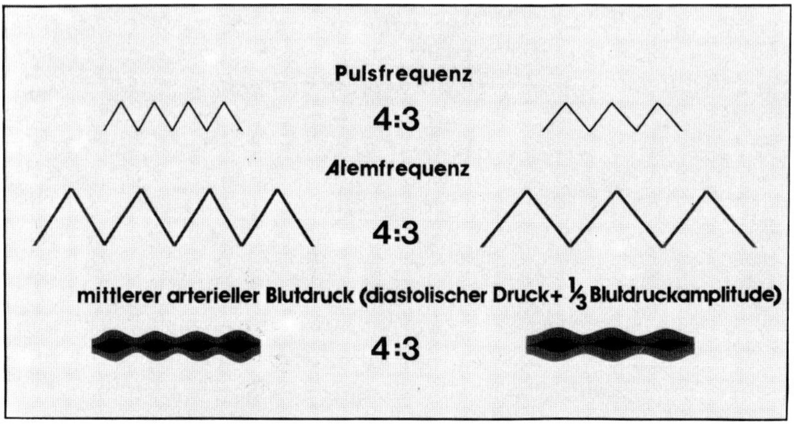

Abb. 5: Das Verhältnis der Kreislaufgrößen im Wohnraum und im Strahlungsgleichgewicht

c) und Ergebnisse 1956 veröffentlicht

In der wissenschaftlichen Sitzung der österr. Gesellschaft für physikalische Medizin gab LEDWINA einen Bericht über die Untersuchungen in der strahlungsklimatisierten Holzkabine, wobei die Abstrahlungstemperatur 42° C absinkend auf 38 und die Lufttemperatur 33° C absinkend auf 29 in einem Zeitraum von 20–60 Minuten waren.

Während sowohl bei Erhöhung der Bett-Temperatur und auch im thermoindifferenten Vollbad der Sauerstoffverbrauch gegenüber dem Grundumsatz ansteigt, vermindert sich dieser im Strahlungsgleichgewicht. Der wahre Grundumsatz wäre demnach im Strahlungsgleichgewicht zu ermitteln, da die überwiegend strahlende Entwärmung im Raum eine differente und gar nicht unwesentliche Steigerung des Stoffwechsels verursacht. Die von HARRIES und BENEDIKT ermittelten Sollwerte entsprechen nicht den wahren Sollwerten.

Die Untersuchungen zeigen, daß es zu einer Beruhigung des autonomen Nervensystems kommt, was durch Abnahme der 17-Ketosteroide und Kortikosteroide im Harn und die Magensaftkurven gestützt wird.

Der Blutdruck stellt sich nach 20 Minuten auf den Entspannungswert ein, der bei Gesunden im tiefen Schlaf etwa um Mitternacht erreicht wird. Bei Hypertonikern ist der Blutdruck im Strahlungsgleichgewicht bis zu 100 mmHg niedriger als im Bett nach einer medikamentösen blutdrucksenkenden Behandlung.

Der Unterschied gegenüber der medikamentösen Blutdrucksenkung besteht vor allem in den niedrigeren diastolischen Werten. Der Effekt einer Blutdrucksenkung soll auch immer durch einen Test überprüft werden, der Aufschlüsse über die Erholungszeiten sensorischer Aufnahmefähigkeit gibt.

So haben HAIDER und WALCHER mit einem von ihnen konstruierten Apparat die Erholungszeiten der negativen Nachbilder geprüft und festgestellt, daß sich diese bis zu 50% verkürzen.

Laufende EKG-Kontrollen durch LINDNER von der Kardiologischen Abteilung des Altersheimes Lainz zeigten bei den 70- bis 85jährigen Patienten, daß bei pathologisch wesentlich veränderten Elektrokardiogrammen mit deutlicher Hypoxämie im Ruhe-EKG in der strahlungsklimatisierten Holzkabine eine deutliche Aufhebung bzw. Verringerung der Senkung der ST-Strecke und die Ausbildung der positiven Nachschwankung eintraten.

Untersuchungsergebnisse:

	O_2-Verbrauch
1. F. W. 34a	
Grundumsatz nach HARRIES und BENEDIKT	+19%
im Strahlungsgleichgewicht nach Sollwert H. u. B.	– 13%
2. W. L. 42a	
Grundumsatz nach HARRIES und BENEDIKT	+16%
im Strahlungsgleichgewicht nach Sollwert H. u. B.	+ 3%
3. A. R. 35a	
Grundumsatz nach HARRIES und BENEDIKT	+ 1%
im Strahlungsgleichgewicht nach Sollwert H. u. B.	– 11%
4. M. 46a	
Grundumsatz nach HARRIES und BENERDIKT	+34%
im Strahlungsgleichgewicht nach Sollwert H. u. B.	+24%
5. Sch. L. 65a (spastische Emphysembronchitis)	
Grundumsatz nach HARRIES und BENEDIKT	+68%
im Strahlungsgleichgewicht nach Sollwert H. u. B.	+ 2%

Die Zeiten der negativen Nachbilder waren bei diesen Probanden

in Ruhe	im Strahlungsgleichgewicht
60″	19″
66″	34″
115″	70″
50″	26″
48″	27″

Im Vollbad bei 37,5° C verdoppeln sich die Werte, die in Ruhe ermittelt werden.
Anm.: Schon GESSLER fand den Grundumsatz im Winter höher als im Sommer, das liegt an der höheren strahlenden Entwärmung im Raum.

6. J. K. 71a, Nephrosklerose
Ausscheidung der 17-Ketosteroide und Kortikosteroide im Harn:

	vor	nach 1 Stunde Strahlungsgleichgewicht
17-Ketosteroide:	4,3 mg	3,2 mg
Kortikosteroide:	8,2 mg	0,8 mg

Eiweißspektrum:

	vor	nach 1 Stunde Strahlungsgleichgewicht
Albumine	42,0%	37,0%
Globuline Alpha 1	6,4%	6,6%
Alpha 2	14,5%	12,0%
Beta	14,1%	17,3%
Gamma	23,0%	27,0%

Die Behandlung der Dekompensation im Strahlungsgleichgewicht

In Fällen, in denen trotz Bettruhe durch Digitalisierung keine Kompensation erreicht wurde, wird eine solche im Strahlungsgleichgewicht mit geringeren Dosen erreicht.

Fall 1

66jähriger Patient mit dekompensiertem Cor pulmonale,
RR 160/80, Puls 106, Atemfrequenz 24,
nach 3mal 1 Stunde Strahlungsgleichgewicht
RR 125/70, Puls 72, Atemfrequenz 18.

Fall 2

60jähriger Patient mit dekompensierter Hypertonie, Hemiplegie,
RR 200/100, Puls 90, Atemfrequenz 24,
nach 3mal 1 Stunde Strahlungsgleichgewicht
RR 140/80, Puls 68, Atemfrequenz 18.

Fall 3

45jähriger Patient mit kardialer Dekompensation nach Myokardinfarkt,
RR 160/20, Puls 108, Atemfrequenz 26,
nach 4mal 1 Stunde Strahlungsgleichgewicht
RR 140/100, Puls 66, Atemfrequenz 16,
nach 9mal 1 Stunde Strahlungsgleichgewicht
RR 130/80, Puls 62, Atemfrequenz 16.

Fall 4

74jähriger Patient, Emphysembronchitis mit dekompensiertem Cor pulmonale, Claudicatio intermittens, vor der Behandlung starke Ödeme, Patient kann nur kurze Strecken gehen, es sind wesentlich mehr Behandlungen im Strahlungsgleichgewicht nötig,
vor der Behandlung: RR 160/90, Puls 90
nach 3 Behandlungen: RR 130/60, Puls 72
nach 17 Behandlungen: RR 140/70, Puls 72
keine Ödeme, Patient kann ohne Beschwerden stundenlang gehen.

Die Wiederherstellung der Kreislaufökonomie ist eine der wichtigsten Maßnahmen, um gegen das vorzeitige Altern des Gefäßsystems zu wirken.

Das Strahlungsgleichgewicht bietet dem Kreislauf ein Milieu, in welchem die Anforderungen des ruhenden Organismus an den Herzmuskel herabgesetzt werden, so daß nunmehr die manifest gewordenen Regulationsstörungen abgebaut werden können. Das Strahlungsgleichgewicht entspannt das Gefäßsystem, senkt die auch in Ruhe erhöhte Herzfrequenz bei Insuffizienz des Herzens, senkt eine auch in Ruhe gesteigerte Atemfrequenz und mobilisiert Stagnationen.

Fall 5

53jähriger Patient, von Januar bis Juli 1956 in Krankenhausbehandlung. Thrombose beider Unterschenkel, beider Oberschenkel und der Vene cava, 3mal Lungeninfarkt. Trotz Ruhigstellung, Hochlagerung, Liquemin, Hydergin, Venostasin, langsamen Aufstehens mit hohem Zinkleim und Elastoplastverbänden immer wieder starke Beinschwellung, der Patient wird nach 5½ Monaten Krankenhausbehandlung in die Physiotherm-Behandlung übernommen. Nach 10 Behandlungen kann der Patient bis zu 2 km gehen, keine Schwellungen, Puls anfangs 114 ist auf 88 zurückgegangen.

Die Sanierung der Atemwege war auch eine der Voraussetzungen für eine anhaltende Rekompensation des Kreislaufes bzw. der Rechtsinsuffizienz des Herzens. Von der Überlegung ausgehend, daß die Ursache der Insuffizienz zunächst nicht im Herzmuskel liegt, sondern in der dauernden Überbeanspruchung im kleinen Kreislauf, haben wir sowohl durch das Strahlungsgleichgewicht die Anforderung des Kreislaufes an den Herzmuskel herabgesetzt und die Stauung im Lungenkreislauf mobilisiert, also auch durch eine entsprechende Behandlung der Atemwege eine Sanierung dieser zu erreichen versucht.

Nach SCHIMERT kann eine Kreislaufinsuffizienz nur bei rechtzeitiger Behandlung und im ganzen 4–5mal rekompensiert werden; andauernde Ökonomiestörungen sind eine Belastung für den Herzmuskel und sind in vielen Fällen die Ursache einer Insuffizienz, so daß auch Glykoside nicht oder nur schwer und oft nur vorübergehend zur Rekompension führen, da es durch eine Verstärkung der Systole zu Schwierigkeiten in der Blutversorgung des Herzmuskels kommen kann. Diese Gefahr besteht nicht, wenn eine Behandlung im Strahlungsgleichgewicht vorausgeht.

Der 73jährige Dipl.-Ing. E. Sch., Lehrer an der technischen Hochschule, mit Hypertonie und Sklerose des Gehirns und der Niere, so daß er grobe Störungen in der Wortfindung und Artikulation hatte, baute sich auf Veranlassung des Autors eine strahlungsklimatisierte Liegekabine. Schon nach 6 Monaten, er entspannte sich täglich oder jeden 2. Tag während 1 Stunde in der Kabine, war eine offensichtliche Besserung eingetreten, die Sprache war normal, der Blutdruck ging von 240/120 auf 180/100, immer in Ruhe gemessen, zurück und auch der Harnbefund zeigte eine wesentlich bessere Funktion der Nieren.
Harnbefund vorher:
Durchschnittliche tägliche Harnmenge 740 ccm und reichlich Zylinder
Harnbefund nach 6 Monaten:
Durchschnittliche tägliche Harnmenge 1050 ccm und keine Zylinder. Diese Besserung war anhaltend.
Es zeigte sich also, daß auch bei schwerer Atherosklerose Möglichkeiten der Kompensation bestehen und die Funktion der betroffenen Organe im Strahlungsgleichgewicht entscheidend gebessert wird.
Durch Medikation war dies nicht zu erreichen.

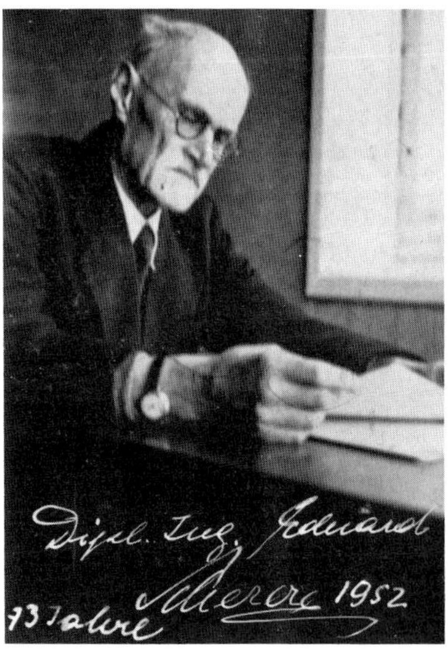

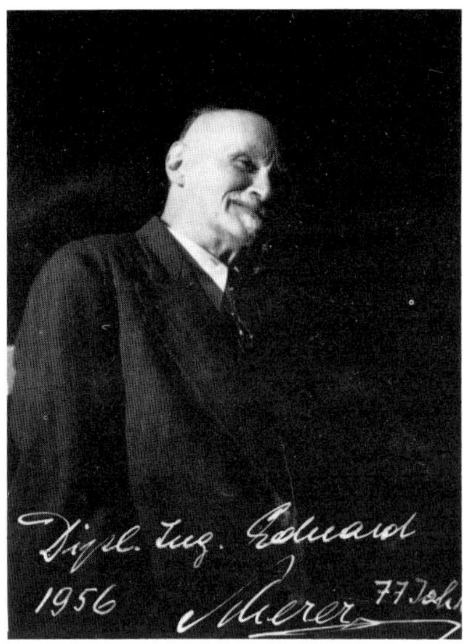

Abb. 6

III. Natürliches Klima

Aufruf an die kranke Menschheit, daß die Licht- und Luftbad-Cur eine raschere und höhere Entwicklung und Gesundheit des Menschen herbeiführt, als jede noch so ausgebildete Wasserbäder-Cur.
Das Strahlungs- und Strömungsgleichgewicht zwischen sämtlichen Innerorganen und den Peripherie-Organen ist das wichtigste Prinzip sowohl zur Erhaltung als auch zur Wiedererlangung der Gesundheit.

Aus „Es werde Licht oder die atmosphärische Cur"
von Arnold RIKLI

1. Es werde Licht oder die atmosphärische Kur

Unter diesem Titel schrieb Arnold RIKLI ein Büchlein, in dem er leider wenig über die von ihm begründete Kur berichtete, die er als hygienischer Arzt in seiner Naturheilanstalt in Veldes in Oberkrain einführte, als vielmehr die Menschen aufrief, sich von allen Giften fernzuhalten und zu versuchen, kranke Menschen auf natürlichem Weg durch eine hygienische Lebensweise und mit Hilfe von Licht, Luft und Wasser zu heilen. Die atmosphärischer Kur, das ist der methodische Gebrauch der Lichtluftbäder, der Sonnenbäder, das Bewohnen der Lufthütten, als Quelle der höchsten Nervenkräftigung und Säftereinigung, bilden den Schwerpunkt seiner Kur, die Wasseranwendung kommt erst in zweiter Linie, ... so heißt es in einer von M. UNTERWEGER im Jahre 1902 verfaßten Lebensgeschichte von Arnold RIKLI.

RIKLI ist der Sohn eines Fabrikbesitzers, der sich mit der Färberei beschäftigte. Sein Stammbaum hängt in St. Thomas in Kärnten und läßt sich 8 Jahrhunderte zurückverfolgen; er ist also ein Urschweizer; der Erbauer der ersten Zahnradbahn, ein bekannter Botaniker, u. a., gehören zu seinen Vorfahren. Auf Reisen durch Europa sollte er auf seinen Beruf als Färber vorbereitet werden, doch das Schicksal hatte mit ihm etwas anderes vor. Das erste hydrotherapeutische Werk, Dr. MUNDES Hydrotherapie, und dessen Cornaro, der Mäßigkeitsapostel, kamen in seine Hände; er studierte diese Werke und die Wärmezirkulationslehre von Professor MEISSNER, der über die Wärmeausgleichung im menschlichen Körper und über zweckmäßige Selbstventilation neuer Wohnräume und Tierstallungen schrieb. In der Mitte des vorigen Jahrhunderts entstanden in Deutschland und der Schweiz die ersten Wasserheilanstalten, deren Betrieb und Einrichtung RIKLI sehr interessierte. RIKLI verstand dann von

Hydrotherapie schon so viel, daß er, als ihm die Ärzte bei einer schweren Darmerkrankung den sicheren Tod voraussagten, sich mit Hydrotherapie heilte. Im April 1845 machte RIKLI als eidgenössischer Offizier den kurzen Feldzug gegen die Freischaren im Kanton Luzern mit; hierbei zog er sich diese Erkrankung zu. 1846 gründete RIKLI in Seebach bei Millstadt in Kärnten eine Fabrik, die bald 300 Personen beschäftigte. Um diese Zeit erfand er auch den ersten Bettdampfapparat. 1852 erkrankte er an einer schweren Rippenfellentzündung, die er wieder hydrotherapeutisch behandelte. Die Hydrotherapie ist anscheinend damals eine Art Allheilmittel gewesen, das auch später von Pfarrer KNEIPP als solches übernommen wurde. Zur Erholung ging RIKLI nach Veldes und dort war er vom Klima derart eingenommen, daß er sich entschloß, die Fabrik den Brüdern abzutreten und hier eine Naturheilanstalt zu gründen. 1855, damals war RIKLI erst 32 Jahre alt, war das Gründungsjahr. Es gelang ihm nach und nach und trotz der Anfeindungen, die Kranken um sich zu sammeln. 1859 gründete er auch in Triest eine Heilanstalt und so ordinierte er nun 8 Monate in Triest und die 4 Sommermonate in Veldes.

Ungeahnte Schwierigkeiten stellten sich vor allem den Lichtluftbädern entgegen. In öffentlichen Blättern wurden er und seine Heilmethode verhöhnt und lächerlich gemacht. Der blasse Neid und die Verfolgungswut seiner prinzipiellen Gegner brachten ihn in 33 Jahren 7mal vor Gericht, doch, so schreibt er selbst, ein gütiges Geschick wollte es, daß ich jedesmal und einigemal sogar aufs glänzendste freigesprochen wurde. RIKLI setzte sich und auch sein Leben für die Menschen ein, das beweist auch ein Erlebnis, das er selbst erzählt: Am 10. Juli 1849 ging ein furchtbares Gewitter nieder... die Bäche und die Lieser rissen alles mit sich fort, Bauhölzer, Stege, Brücken... als das Wasser den ganzen Holzstoß hob und ein Mann im Wasser versank... rasch entschlossen sprang ich ins Wasser... packte den Mann am Hemd... die Kreisströmung riß uns zurück... teures Weib und liebe Kinder, lebt wohl... indes war es anders beschlossen... angesichts der uns drohenden Todesgefahr bildeten 3 der nebenstehenden Männer eine Kette... im Nu waren letztere ebenfalls in den Fluß hineingerissen... unter Holzflößen, welche uns an die Köpfe schlugen, eine wahrhafte Todesquadrille... die erwähnten Wirbel ließen mich nicht in die Höhe dringen... bis es mir endlich gelang... mich hierauf umwendend, hoffte ich noch einen meiner Totentanz-Kollegen retten zu können... nachdem ich jedoch keinen erblickte, denn alle 4 Männer waren ertrunken... Doch nun wieder zurück zur atmosphärischen Kur.

Barfüßig oder nur mit Sandalen, nackt oder nur mit Shorts, oft auch ein langer krummer Bambusstab, wahrscheinlich für die Bewegung der Arme, das war die Adjustierung, in der RIKLI und seine kranken Begleiter im Glück bei strahlendem Wetter durch den Wald und zu den Bergen wanderten, er mit den Männern und die Frauen in einer anderen, für sie reservierten Richtung. Die Kur, die aufgrund eines wahren und tiefen Verständnisses des kranken Menschen von Arnold RIKLI institutionalisiert wurde, ist heute viel besser begründbar, da die Kenntnisse durch die Physiologie des Kreislaufes ganz allgemein und speziell außerordentlich erweitert wurden. Es gibt keine Kreislauftherapie unter einer Wärmebelastung und der Kreislauf vom Herzen bis zum gemeinsamen Wirkungsfeld und wieder zurück ist das Bezugssystem.

Die Nutzung effektiver Strahlungsklimate und die Bewegung in einem Strahlungsklima bildete wohl den Kern der Kur.

Die Naturheilanstalt RIKLI war eine große Anlage am Veldeser See und auf den Südhängen gegenüber der ehemaligen Residenz TITOS. Das Haupthaus ist noch erhalten, die vielen Lufthütten aus Holz, in denen man wohnte, gibt es nicht mehr. In diesen Hütten, die auch von der Sonne aufgeheizt wurden und offen waren, blieb der Mensch immer in Kommunikation mit der Natur, er hatte ein durchaus natürliches Klima. In gemauerten und betonierten Häusern ist der Mensch exkommuniziert. Wenn von einem effektiven Klimaakkord in einem Raum gesprochen werden kann, dann eben nur in solchen Lufthütten bei warmem Strahlungswetter. Die aktinischen und luftelektrischen Aktivitäten und die Variabilitäten der elektromagnetischen Felder verschiedener Frequenzen und Intensitäten bis zu den Informationsträgern haben die Prozesse der Lebenstätigkeit formiert, es ließen sich daraus bisher nur einzelne biotrope Faktoren identifizieren. Die atmosphärische Kur ist sicher die umfassendste Nutzung des Klima-Akkordes und wurde von RIKLI durch ein volles Kurprogramm methodisch geübt. Wenn 70 Jahre nach seinem Tod die Erinnerung an die Erfolge dieser Kur in Bled noch immer vorhanden ist, hier davon gesprochen wird, daß die Menschen mit Krücken kamen und ohne Krücken gingen, dann sind dies Beweise einer Rehabilitation.

Dies also war kein Kuraufenthalt, der nur ein besseres Aussehen brachte, keine Badekur mit Reaktionen, kein Klimawechsel, der etwas auffrischte, dies war bereits eine methodisch aufgebaute Kur, die kurativ und regressiv war.

weißen Mantel und die Originalpackung zu üben als eine kombinierte Klimatotherapie einzuführen.

Die spürbare Unterdrückung quälender Symptome durch Medikation ist auch viel überzeugender als ein langfristiges Heilprogramm, also das Dosier-Aerosol überzeugender als der Klardampf, das Analgetikum überzeugender als die mehrtägigen Moorpackungen und so auch die Vasodilatatoren als das Strahlungsgleichgewicht. Auf der Strecke bleibt jedoch der chronisch Kranke.

Zurück zur Natur

SOPHOKLES *Es wiederholt sich immer wieder, Hoffnung,*
Träume, Jugend, Taten, Männer, Tränen
der Mütter, dann das Trippeln, kleine Schritte,
das Wackeln mit dem Kopf, der Hände Zittern –

Die Atherosklerose hat es schon damals gegeben. Doch die Abkehr des Menschen von der Natur, von einem natürlichen und auch hirnadäquaten Leben hat das Risiko beträchtlich vermehrt. Der Preis dafür, daß der Mensch heute mit seinem Auto zur Arbeit fahren kann, ist ungewöhnlich hoch. Der Zuwachs der Umweltbelastung in den letzten 30 Jahren ist fast nur auf das Auto zurückzuführen. Doch selbst in Österreich, wo alles, was mit dem Auto zusammenhängt, eingeführt werden muß, kann diese lawinenartige Entwicklung nicht aufgehalten werden. Auch wenn es schon längst bekannt ist, daß der Wohlstand von heute die Armut von morgen bedeutet, muß an diesem Wirtschaftswachstum festgehalten werden.

PHIDIAS *Das Gold beherrscht die Welt, erbarmungslos*
und gottverlassen, unmenschlich, doch wenn
ich schaue über Hügel, Wälder, Meere
und seh, daß alles überwölbt ist, Licht
vom Himmel strahlt und Wasser aus der Erde
quillt, die Pflanzen grünen, Leben wird,
dann kann ich es doch wieder nicht glauben,
daß jemals jenes Ende kommen soll.

SOPHOKLES *Die Götter werden sie deshalb verwerfen?*
Gewaltig, groß, unheimlich, furchtbar ist
der Mensch, der die Natur in allem unter

seinen Willen zwingen und auf diesem
Wege Kühnstes wagen will – –
es ist der Wahn, der ohne Maß sich irrt.
Selten ist
es uns gegönnt, der Wahrheit zu begegnen
und sie zu künden in den Worten, in den
Werken. Diese Augenblicke, diese
seltnen Augenblicke, sie entscheiden
den Lauf der Menschheit. Diese Stunden leuchten
weit den dunklen Pfad der Irrenden.

(aus Alexander von W. LEDWINA, Myeza)

Das Bewohnen sonnenseitiger, vorne offener Lufthütten im Sommer hat also begründete Vorteile gegenüber Bauten aus Stein, Ziegel und Beton.

Die Luft im Freien in natürlicher Beschaffenheit ist eine andere Luft wie die eines abgeschlossenen Raumes. Der Anteil von CO_2 ist natürlich bei 0,03 Vol.%, in Städten 10mal höher, in den Alveolen aber 5–7%. Durch die Ausatmung und Verdünnung der Kohlensäure im Raum werden sehr unterschiedliche Werte erreicht, doch steigt diese im kollektiven Raum und bei geschlossenen Fenstern auf Werte, die das Befinden stören*).

Robert STOLZ antwortete auf die Frage nach seinem hohen Alter, daß er bei offenen Fenstern lebte.

Das Verständnis für natürliche Zusammenhänge stammt noch aus einer Zeit, die nur mehr in der Erinnerung lebt:

Als ich noch ein Kind war,
am Flusse stand,
die Fische sah,
der Grund in allen Farben spiegelte,
ich den Stein ins Wasser warf,
den Ring der Wellen dann bestaunte,
wenn es ganz ruhig war,
das Rauschen von der Zukunft mir erzählte,

*) Nach PETTENKOFER beträgt der hygienisch zulässige Grenzwert 0,1 Vol.%, der aber bei geschlossenem Fenster kaum eingehalten werden kann.

ja, als ich noch ein Kind war,
in der Gegenwart lebte,
auf der Straße spielte,
Pferde kamen,
Karren quietschten,
die Peitsche knallte,
der Fuhrmann mit den Tieren sprach,
ja, als ich noch ein Kind war,
am Rand der Straße grüne Bäume standen,
die Blätter im Winde schaukelten
und sich zur Sonne neigten,
Bienen summten,
der Bauer mit der Sense ging,
ja, als ich noch ein Kind war,
wie doch alles anders war,
die Luft nach Luft noch roch,
es still aber nicht die Stille war,
niemand einsam war.

Hören wir aber nun, was RIKLI uns zu sagen hat, also daß die Licht- und Luftbad-Kur eine raschere Gesundheit des Menschen herbeiführt, als jede noch so gekonnte Wasserbäder-Kur, daß das Strahlungs- und Strömungsgleichgewicht zwischen sämtlichen Organen und der Peripherie das wichtigste Prinzip sowohl zur Erhaltung als auch zur Wiedererlangung der Gesundheit ist, und schließlich, daß dieses Gleichgewicht der Strahlung und Strömung von Innen und Außen und umgekehrt mit Gesundheit identisch ist.

Doch schon vorher schreibt HUFELAND (Enchiridion Fol. 162):

So mit Wasser, Luft und Licht
Sich Bewegung taktvoll einet –
Leben oft den Sieg erficht,
da man schon den Tod vermeintet.

Und dann noch weiter: *Das tägliche Luftbad ist gewiß das stärkste Mittel von allen, durch kein anderes zu ersetzen, mehr wirkend als alle anderen und gar keine Gegenanzeige habend.*

Die atmosphärische Kur ist die rationale und methodische Nutzung des Strahlungsklimas mit besonderer Berücksichtigung der Art der Entwärmung, der Aktivität und der Alkalisierung. Der moderne Mensch braucht in der 2. Lebenshälfte jährlich eine atmosphärische Kur, um dem Streß am Gefäßsystem wirksam zu begegnen. Millionen fahren jährlich an das Meer und nützen dort „wild“ das Strahlungsklima. Auch wenn das ruhige Strand- und Waldleben am Meer als das Paradies der Arteriosklerotiker bezeichnet wurde und sich daraus die Thalassotherapie ableitet, also sich hier viel Gemeinsames mit der atmosphärischen Kur findet, so fehlen doch Einrichtungen wie Lufthütten, schattige Wanderwege und die vegetabile Heilkost. Die Kur muß auch vorgezeigt werden. Das Programm muß immer dem Wetter und der Stunde angepaßt werden. Wichtig ist auch, daß die Einheit der Kur gegeben ist, denn es hilft nur wenig, wenn ein Teil der Kur durchgeführt wird. RIKLI zeigte alles selbst vor und war immer dabei. Und so müßte es auch wieder gemacht werden. Die Ablehnung der atmosphärischen Kur erfolgte und erfolgt nur deshalb, weil sie im Vokabular fehlt, und nur von dort, wo man sich die Förderung erwarten sollte, und dies auch nur aus Unwissenheit. Wie unerhört komplex die Zusammenhänge zwischen dem atmosphärischen Geschehen und den Prozessen der Lebenstätigkeit sind, zeigt auch die Wetterfühligkeit, bei der sicher nicht nur ein Faktor, sondern verschiedene Faktorenkombinationen beteiligt sind. Gerade die Abhängigkeit vom Wetter erfordert besondere Einrichtungen, um unabhängig vom Wetter wesentliche Inhalte der atmosphärischen Kur durchführen zu können.

Ein guter Gedanke ist wertvoller als der Smaragd und doch findet man ihn bei den Mägden über den Mühlsteinen.

PTAHHOTEP

2. Die atmosphärische Höhenkur

Wir müssen die Vorstellung aufgeben, daß allein durch das Klima eines Ortes chronische Erkrankungen zur Abheilung kommen. Es gibt ortsgebundene Erkrankungen wie Asthma bronchiale, das an einem anderen Ort nicht mehr auftritt, es gibt aber keine ortsgebundenen Heilungen. Gerade diese Vorstellung, daß das Klima eines Ortes gegen eine Erkrankung ausgesucht werden kann wie ein spezifisches Medikament, hat zu dieser großen Enttäuschung geführt. Die klimatischen Differenzen, die gerade durch die Höhenlage gegeben sind, waren der Anlaß zu umfangreichen Forschungen, deren Hauptergebnisse in der Luftverdünnung und im Sauerstoffmangel des Höhenklimas oberhalb von 2000 m gefunden wurden. Die Veränderung des Sauerstoffpartialdruckes ist nach Paul BERT zur Erklärung der Erscheinungen nicht ausreichend. Die vermehrte Ausscheidung der 17-Ketosteroide und der Kortikoide, wie sie auch bei den Versuchen in der Unterdruckkammer festgestellt wurde, ist noch kein Beweis für eine therapeutische Gültigkeit. Die Unterdruckkammer ist bei chronisch entzündlichen Erkrankungen wirkungslos, nur bei der Bronchitis der Kinder kommt die Dekompression zum Tragen und dies auch aus mehreren Gründen. Dem Höhenklima eine unspezifische Reizkörpertherapie zuzuschreiben (LOEFFLER) oder die Wirkung als unspezifische Immuntherapie aufzufassen (NEERGAARD), geht wieder in die Richtung einer Klassifizierung, die man nicht aufrechterhalten konnte.

Hinsichtlich der therapeutischen Wirkung ist die klimatische Begünstigung oder Benachteiligung des Ortes durch seine charakteristische Witterung, wie sie der Kurgast und Leidende erlebt und dann zur Erholung oder Heilung nutzen kann, von überragender Bedeutung. Die Häufigkeit von Schönwetter und die tägliche Sonnenscheindauer, wie sie von STEINHAUSER zwischen Linz und Feuerkogel (1598 m), zwischen Wien und Sonnblick (3106 m), zwischen Kufstein und Hahnenkamm (1665 m) und in Bad Ischl ermittelt wurden, zeigt, daß vor allem jahreszeitliche Unterschiede bestehen. Wien ist gegenüber dem Sonnblick in den Monaten April, Mai, Juni, Juli, August und September außerordentlich begünstigt, weil die Hochgebirgsgipfel eben häufiger in Wolkendekken hineinragen.

Wien hat in diesen Monaten jedoch nicht nur wegen des häufigen Schönwetters ein bevorzugtes Klima, sondern auch wegen des Windes. Dieser Wind ist es auch, der trotz der Vernichtung der Luft durch das Auto in Schönbrunn und in der Nähe des Wiener Waldes die Luftqualität erhält. Da die Windverhältnisse von wesentlicher Bedeutung für die Befreiung vom Dampfdruck und konvektive Entwärmung in den warmen Monaten sind und einen immanenten Leistungszweck haben, sollten diese auch registriert werden, um den Menschen einen genaueren Einblick in das Klimageschehen eines Ortes zu geben. STEINHAUSER hat dies für Kirchbichl vorgezeigt.

Aus der Konstellation von Strahlungswetter und Windverhältnissen ergab sich dann das eigentliche Strahlungsklima.

Die bioklimatische Beurteilung von Orten muß aufgrund dieser Konstellation erfolgen.

Die Messung der Abkühlungsgröße durch die Wärmeverluste einer Probekugel von 36,5° C Oberflächentemperatur hängt so sehr vom Standort ab, daß sie auch nur für diesen verbindlich ist, differenzierte Strahlungsklimate werden damit nicht erfaßt.

In jeder Höhenlage finden sich Strahlungsklimate, die sich in bestimmten Tages- und Jahreszeiten häufen.

Wir kommen also zu dem Schluß, daß ein Ort günstige und ungünstige Jahreszeiten und Wetterperioden hat und es von der Nutzung dieser abhängt, ob ein Aufenthalt effizient ist. Also auch das Höhenklima ist nicht schlechthin durch die Höhenlage und den Sauerstoffpartialdruck beurteilt, an diesen paßt sich der Organismus zwar an und diese Anpassungen sind durchaus als günstig zu beurteilen, doch das Strahlungsklima ist in der Wirkung umfassender und immer wieder neu.

Besondere Bedeutung hat das UV-Strahlungsklima mit einem Anstieg im Wellenbereich von 0,29–0,35 Mikron und bei 2000 m Höhenlage im biologisch besonders wirksamen Spektralbereich zwischen 0,297 und 0,302 Mikron (SCHOLING).

Obwohl doch ganz offensichtlich sich die Wirkung der Medikation bei chronischen Erkrankungen sehr beschränkt und Schädigungen immer mehr bekannt werden, so wird doch ausschließlich für diese geworben, was jetzt im Kampf gegen die Hypertonie durch die WHO wieder besonders deutlich wird.

Der Weg zur Apotheke ist kurz, und gegen eine geringe Gebühr bekommt dort der chronisch Kranke alles gratis.

Der Weg zur kombinierten Klimatotherapie muß für das Heer der Medizinalinvaliden erst erschlossen werden und fast alle stemmen sich gegen das Tor, damit es ja nicht geöffnet wird.

So ist es verständlich, daß der Griff zur Tablette selbstverständlich geworden ist.

Die Höhenkurorte dienen immer weniger dem chronisch Kranken und öffnen sich dem Sport. GERKE hat schon 1940 diese Entwicklung für Gastein vorausgesehen und ernste Bedenken geäußert. Nun ist es soweit. Mit den Sportlern kam das Auto. Gewiß hat der Wintersport eine große Bedeutung in der Prävention, aber man darf darüber nicht vergessen, daß der chronisch Kranke moderne Einrichtungen und ein modernes Kurprogramm braucht.

Die Therapie chronischer Erkrankungen scheitert am Raumklima und das gilt auch für die Höhenkurorte.

Die vielen Stunden an jedem Tag und erst bei Schlechtwetter, die der chronisch Kranke in der klimatischen Belastung des Raumes verbringt und verbringen muß, haben einen negativen Einfluß auf seine Erkrankung.

Man braucht, um überhaupt eine kombinierte Klimatotherapie chronischer Erkrankungen durchführen zu können, strahlungsklimatisierte Einrichtungen und Vorrichtungen zur Durchführung moderner naturnaher Heilmethoden.

Man braucht eine viel höhere Hygiene.

Wenn man für jeden chronisch Kranken ein Spitalsbett und einen Arzt bereitstellt, so wird er zwar beruhigt sein, aber er wird chronisch krank bleiben. Hier müssen wir eine Fehlentwicklung sehen. Der Arzt ist kein Sanitäter, er darf nicht beliebig vermehrt werden. Es fehlt nicht an Ärzten, es fehlt an kurativen Einrichtungen, und das überall.

Auch der Bronchitiker, obwohl gerade ihn das Höhenklima lockt, hat dort unter der raumklimatischen Belastung zu leiden.

Viele haben sich schon durch wissenschaftliche Analyse und Bewältigung des organischen Substrates trotz Wiederholungen ihren Titel geholt, doch am Verlauf der Bronchitis und an ihrer Progredienz hat sich dadurch nichts geändert.

Es liegt an der fehlenden Hygiene im Bereich des Wohnens und Lebens. Die Hygiene in der Wohnung erschöpft sich in sanitären Anlagen, Wärmedämmung und Aufräumen. Eine funktionierende Zentralheizung im Winter ist schon ein hohes Maß an hygienischem Komfort, auch wenn dann die Schmiere an den Fenstern klebt. Welche Einfalt steckt doch dahinter. Zuerst sollten die Hygieniker sagen, wie man eine Wohnung entmilbt.

Der Verfasser ist der Ansicht, daß dann die Strahlungsklimatisierung wenigstens des Wohnraumes die lufthygienischen Bedingungen so verbessert, daß, wenn nicht alles, doch schon sehr viel gewonnen ist. Eine Anreicherung der Luft mit Feuchtigkeit in molekularer Form wird auch dann nur mehr ausnahmsweise und aus therapeutischen Gründen notwendig sein. Bei einer Strahlungsklimatisierung ist die Luft reiner und kühler, die Aerosollast und das Sättigungsdefizit sind geringer.

Der Asthmatiker ist ein feiner Indikator für die Luftqualität, zu der auch die Ionisation gehört. Die Meinungen über den Wert der Luftionisation sind so „zerstritten", daß auch der Verfasser kein kompetentes Urteil abgeben kann. Das Wort Scharlatanerie ist gefallen (MÖSE) und unter den Indikationen werden alle Krankheiten aufgezählt. Das erschwert die Sache ungemein. Der Verfasser verwendet ein Gerät von LUEDER für die Familie und hat daran noch keinen Schwindel bemerkt. Zur Verbesserung der Luftqualität ist es sehr geeignet; dann sich ergebende Wirkungen können nur aus der Komplexität gesehen werden und sind für die Luftwege gegeben.

POPCHRISTOV und CHILEBAROV haben im Gebirge (Pirin) am Banderizza-Bach, wo die hydro- und heliotherapeutischen Prozeduren durchgeführt und besonders günstige Ergebnisse bei Hautkrankheiten erzielt wurden, Messungen der Luftionisation durchgeführt, die zeigen, daß am Wasserfall die negativen Ionen enorm ansteigen. Ein Wasserfall reichert also die nächste Umgebung mit negativen Sauerstoffionen intensiv an.

Messungen: im Bereich der Vichren-Hütte

um	7 h	12 h	16 h
im Winter			
pos. Ionen	1410	1634	1799
neg. Ionen	1289	1572	1617
Unipolarisationskoeffizient			
	1,1	0,85	1,11
im Sommer			
pos. Ionen	3012	2770	2922
neg. Ionen	3152	2772	2757

Unipolarisationskoeffizient	0,96	1,08	1,06

bei ruhig fließendem Wasser

positive Ionen	negative Ionen
2390	3410
bei stärkerem Aufschlagen des Wassers	
920	17500
am Wasserfall	
1030	88850

Unipolarisationskoeffizient: 0,0135!

Die deutlich sichtbare Wirkung der negativen Sauerstoffionen bei Hauterkrankungen kann aber nur im Komplex des Klimaakkordes gesehen werden, der immer in der Richtung der Normalisierung der durch die Erkrankung gestörten Funktionen und Lebensprozesse wirkt.

Entwicklungsgeschichtlich besteht der Mensch aus nomadisierenden Gruppen, die kontinentale Wanderungen machten und ungeheure klimatische Veränderungen durchstanden. Sie zogen sich auf große Höhen zurück, überdauerten Kälteepochen und mußten auch Hitze ertragen. Viele Gruppen starben aus, da die Stressoren übermächtig waren, sie haben die Adaptation nicht erreichen können, sie erlagen der Erschöpfung. Andere jedoch, die in Generationen Zeit hatten, erwarben im Laufe der Generationen dauernden Expositionen eine Adaptation gegen die Stressoren des Sauerstoffmangels und der Kälte. So ist heute noch die Anpassungsfähigkeit gegen diese Stressoren von Bevölkerung zu Bevölkerung verschieden, im allgemeinen jedoch hat der Mensch ein genetisches Programm zur Anpassung an die Höhe und an die Kälte. Die Hitze-Akklimatisation ist immer noch mangelhaft.

Der Ablauf der Adaptation ist so, daß auch ein Zeitplan erkennbar ist. Die Anpassung des inneren Milieus beim chronisch Kranken braucht am längsten und ist vor 3 Wochen nicht zu erwarten. Die Frage, welche Höhe und welche Stressoren beim chronisch Kranken therapeutisch genutzt werden können, ist gar nicht so einfach zu beantworten. Die Ansichten haben sich da geändert. Das bevorzugte Höhenklima liegt zwischen 1000 und 2000 m, im Sommer rückt die Grenze nach oben, im Winter nach unten. Es muß immer individuell und nach der Krankheit entschieden werden.

Die Provokation der Hormonachse, und die ist notwendig, erfolgt aufgrund des Zusammenspieles aller Stressoren. Es ist dann auch immer die Summe der Stressoren zu berücksichtigen. Ursprünglich war die Hormonausschüttung wohl eine Schutzmaßnahme, um das Individuum zu befähigen, unter den erschwerten Bedingungen erhöhte Leistungen zu erbringen. Für die Therapie sind die Hormone eine wertvolle Hilfe.

Bei diesen typischen Adaptationen sind immer eine größere Anzahl von Adaptaten beteiligt, nach ADOLPH werden beim Höhenstreß mindestens 50 Funktionen abgeändert. Das Syndrom erscheint in einer zeitlichen Folge.

Außerhalb der typischen Stressoren mit programmierten Adaptationen gibt es eine große Zahl von Stressoren, die unerwünscht sind, innerhalb des Klimas sind dies Hitze, ungewöhnliche Kälte und intensive Sonneneinstrahlung. Der Charakter dieser extremen Faktoren ist unerträglich und führt zu Schädigungen im Stoffwechsel und Gewebe.

Therapeutisch interessant sind nur graduelle Adaptationen, die einen typischen Verlauf nehmen. Solche Stressoren sind in abgeschwächter Form im Höhen- und Hochgebirgsklima obligatorisch integriert und die Adaptation ist bei einer Kur erwünscht. Die Versuche und Untersuchungen solcher biotroper Faktoren erfolgte allerdings bei extremen Bedingungen.

Ab einer Höhe von 3000 m übernimmt unter diesen Faktoren der Sauerstoffpartialdruck die Führung.

Bis zu einer Höhe von 2000 m ist gewöhnlich keiner der Faktoren so stark, daß die Adaptation an diesen in den Vordergrund rücken würde.

Wir müssen die Anpassung des Organismus an das Höhenklima als eine Leistung des ganzen Organismus an einen Akkord vieler Faktoren auffassen.

Das für den Organismus imponierende Ereignis ist die Dynamik des Höhenklimas durch Strahlung, Thermik, Druck, Wind und Elektrik. Der Rhythmus des Tages und des Jahres bringt eine weitere Note in die Atmosphäre. Zuletzt kommt dann noch das Wetter, das außerordentlich begünstigen oder stören kann.

Die Bezugsquelle des Klimas ist die für einen Ort charakteristische Umlaufbahn um die Sonne, die Stellung zur Sonne und die Lage. In der Dynamik aller biotroper Faktoren liegt auch die treibende Kraft des Lebens, der Lebensprozesse und der Wiederherstellung. Das Orchester biotroper Faktoren ist im Höhenklima reich instrumentiert, der Organismus wird unerhört vielseitig angesprochen; es liegt nun am Menschen, ob er diese Gelegenheit für eine Therapie nützen will.

Es handelt sich nicht um eine Behandlung durch das Klima, sondern in einem Klima (LOEFFLER).

Die Ausgangsbasis für die Beurteilung des Klimas war bisher immer der Raum, der zwar ein guter und notwendiger Schutz gegen das Wetter, aber an sich doch eine Belastung für den empfindlichen Menschen ist.

Wir werden zu ganz anderen Ergebnissen kommen, wenn der strahlungsklimatisierte Raum und das Strahlungsgleichgewicht Ausgangsbasis sind.

Die Variabilitäten, die Extremitäten und der Akkord biotroper Faktoren innerhalb der langzeitlichen Beständigkeit eines Klimas verursachen bei einem Klimawechsel einen Prozeß der Anpassungsmechanismen auf der Basis des Zentralnervensystems mit den Automatismen, des Milieus und der Zelle.

Sobald der Organismus durch eine empfindliche Veränderung und in ungewohnter Weise gestört wird, werden adäquate Reize den Zentralstellen, Hypothalamus und Formatio redicularis, zugeleitet und es tritt Alarmreaktion ein.

In einer Höhe von 800 m und bei gutem Wetter tritt kein Stressor hervor, gegen den eine Anpassung erforderlich wäre. Daher ist diese Höhe geeignet, dem Akkord biotroper Faktoren auf der Ebene des vegetativen Nervensystems zu begegnen und ein Gleichgewicht zwischen den beiden Systemen herzustellen. Diese Gesamtumschaltung verläuft in Phasen.

Doch schon in dieser Höhe bestehen große örtliche und jahreszeitliche Differenzen, und diese nehmen dann mit dem Gradienten der Höhe zu.

Allen Orten gleicher Höhe ist jedoch gemeinsam der Dampfdruck. Der Dampfdruck in den Niederungen und in der Windstille ist eine große Belastung für den Organismus.

Durch eine oft unzweckmäßige Bekleidung entsteht eine Dampfkammer; diese hat in Hautnähe eine Äquivalenttemperatur, die weit über 60 hinausgeht. Diese hohe Äquivalenttemperatur setzt sich aus der Hauttemperatur und dem Dampfdruck (2mal) zusammen, wobei also die Luft bei Hauttemperatur mit Feuchtigkeit gesättigt ist. Langfristig ist dies eine Belastung, die für das Gefäßsystem nicht ohne Folgen bleiben kann; bei extremen Werten der Äquivalenttemperatur drohen Kreislaufversagen und bei Risikopatienten der Infarkt.

Der hohe Dampfdruck der Niederungen in der warmen Jahreszeit, aber sicher auch in Räumen mit aufgeheizter Luft, ist eine Gefäß- und Kreislaufbelastung, an die sich der Mensch nur scheinbar gewöhnt.

Die Befreiung vom Dampfdruck auch in der warmen Jahreszeit macht das Höhenklima so sehr geeignet zur Behandlung von kardiovaskulären Erkrankungen.

In einer Höhe von 2000m ist der Dampfdruck bereits auf die Hälfte abgesunken, so daß die Äquivalenttemperatur 49 kaum mehr erreicht wird.

Das Sättigungsdefizit der Luft steigt mit der Höhe.

In einer Höhe von 4000m ist der Dampfdruck gegenüber dem Meeresspiegel auf 20% abgesunken.

Der Körper kann sich mit zunehmender Höhe leichter durch die Perspiratio insensibilis und konvektiv entwärmen.

Die Luftbewegung ist auf den Höhen stärker als in den Niederungen, auch dies fördert die konvektive Entwärmung.

Mit zunehmender Höhe nimmt die Lufttemperatur ab.

Auf 1000m beträgt die Abnahme der Lufttemperatur etwa 6,5°C. Allerdings gibt es hier große Differenzen.

Das höhere Sättigungsdefizit, die stärkere Luftbewegung und die kühlere Luft bei höheren Strahlungsintensitäten geben ausgezeichnete Bedingungen für eine konvektive Entwärmung des Körpers. Dies ist ein entscheidender biotroper Faktor.

Der Körper kann somit auch bei körperlicher Leistung das vermehrte Herzminutenvolumen zu dem verwenden, zu dem es angefordert wurde, also zur nutritiven Versorgung der Muskulatur; ein höherer Hautdurchfluß zur Entwärmung ist zunächst nicht erforderlich.

Die frische Luft des Höhenklimas wird nicht nur wohltuend empfunden, sie ist es auch.

Der Schwüle der Niederungen kann man nur durch das Luftbad entgehen; in der Höhe stellt sich dies Problem gar nicht. Die Schwüle der Niederungen ist für Risikopersonen eine zusätzliche Belastung. Ein Leben in einem Höhenklima bietet hier große Vorteile.

Höhenbewohner kommen, wenn sie im ungewohnten Dampfdruck der Niederungen leben, in Schwierigkeiten mit ihrem Kreislauf. Das rechts orientierte Herz der Höhenbewohner steht nun vor der Aufgabe, erhöhte Leistungen bei Wärmebelastung zu erbringen. Der moderne Mensch verbringt den größten Teil des Lebens in einem Raum, in dem er sich entweder strahlend entwärmt oder durch einen subtextilen Dampfdruck belastet ist.

Diese ungünstigen raumklimatischen Verhältnisse, es kommen dann noch andere Faktoren im Raumklima dazu, sind ein wesentlicher Grund dafür, daß der moderne Mensch den gestiegenen Belastungen nicht mehr gewachsen ist. Die Folge ist die Zunahme der degenerativen Gefäßerkrankungen und der Gefäßkatastrophen.

Wir müssen daher die raumklimatischen Verhältnisse verbessern. Im Höhenklima ist vieles besser, doch zu einer methodischen Klimatotherapie werden wir auch erst kommen, wenn die Einrichtungen geschaffen sind. Der Weg aus der chronischen Erkrankung führt nur über diese Einrichtungen.

Die Habituation hat GLASER als Mitwirkung von bestimmten Hirnregionen beschrieben, so daß der Reiz nicht mehr beantwortet wird.

Diese Habituation ist eine gewisse Schutzmaßnahme des Körpers, damit sich zum Beispiel der Körper an ein niedrigeres Temperaturniveau gewöhnen kann. Der Organismus hat dadurch eine Möglichkeit, ohne typische Adaptation über langfristige Veränderungen hinwegzukommen. Der Kreislauf wird also auch bei Abkühlung auf Wärmehaltung umgestellt, indem die Durchblutung der Körperschale schichtweise gedrosselt wird. Die zentral integrierte Wärmeregulation hat dann sogar den Vorrang gegenüber den nutritiven Erfordernissen. Das kann dann sogar bis zur lokalen Unterkühlung führen. Durch selbst lokale Unterkühlungen sinkt die Bakterizidie der Schleimhaut, so daß die angesiedelten Keime pathogen und virulent werden. Dies wird dann zu einer sehr häufigen Krankheitsursache, die grippalen Infekte beginnen so. Doch auch die Blutversorgung und das Milieu der ohnedies in der Versorgung und im Schutz benachteiligten Gelenke sind bei der Habituation gefährdet, das innere Milieu wird auf der Basis des Stoffwechsels gestört, es kommt zu Umbildungen. Aber auch bei Invasionen können immunogene und allergische Reaktionen auftreten, die zu rheumatischen Erkrankungen führen.

Unter dieser Habituation leidet aber auch der chronisch Kranke. Die Habituation bringt keine Vorteile, es ist auch sinnlos ungeheizt zu wohnen. Solche ungünstigen klimatischen Bedingungen werden bei viraler und bakterieller Kontamination krankheitsauslösend. Habituationen sind gegen Infektionen unwirksam.

Die Kälte-Adaptation, die genetisch programmiert ist, geübt und dann auch genützt werden kann, vollzieht sich bei der Ausübung des Wintersportes, bei Tauchbädern, bei Kneippkuren und auch daheim durch

Kaltwasseranwendungen, aber nicht durch strahlende Entwärmung in einem Raum.

Das Höhenklima zeichnet sich durch Vielfalt biotroper Faktoren aus, wobei diese in der Führung wechseln.

Das alpine Klima ist wegen dieser Variabilitäten und der außerordentlichen Differenzen in den Jahreszeiten einer Beschreibung noch wesentlich schwerer zugänglich als das der Küsten.

Das Klima Merans und Schönbrunns hat manches gemeinsam, im Hochgebirge ist gleich alles extrem.

Das Klima ist so beständig und unbeständig wie die Vegetation. Gerade aber durch die Vielfalt wirksamer Faktoren hat das Höhenklima eine ganz außerordentliche Bedeutung für den gesunden und kranken Menschen. Allerdings fehlt es noch an der „Gebrauchsanweisung". Es hat einmal einen vielversprechenden Anfang gegeben, doch dann wurde das Wissen durch die viel einfachere Medikation wieder verdrängt.

Heute allerdings, da es sich langsam herumspricht, daß das Bett, die Apotheke, die Hospitalisierung und die wiederholte Befundung zwar sehr viel kosten, aber dem chronisch Kranken wenig oder nicht helfen, könnte man sich doch darauf besinnen, daß eine Nutzung des Höhenklimas möglich wäre.

Das Höhenklima ist durch die Stressoren der Strahlung, der Unterdrücke und der Temperatur gekennzeichnet.

Beim raschen Übergang vom Normaldruck zum Unterdruck kommt es zur Denitrogenisation, also zur Entbindung von Stickstoff und Bläschenbildung im Körper.

Unsere Versuche und Untersuchungen in der Unterdruckkammer zeigten, daß die Dekompression entsprechend einer Höhe von 4000 m mit einer Aufstiegsgeschwindigkeit von 500 m/min bei Pertussis, Asthma bronchiale und bei der Bronchitis der Kinder wirksam ist. Der Verfasser war Leiter eines Institutes, die Erfahrungen erstrecken sich auf einen langen Zeitraum.

Die Unterdruck- oder auch Klimakammer wurde 1955 von CERCEK gebaut. Sie hat 6 Sitzplätze. Der Stickstoffpartialdruck, der Sauerstoffpartialdruck, die Lufttemperatur, die Strahlungstemperatur, die Luftfeuchtigkeit und die UV-Strahlung können geregelt werden.

Es werden viele Indikationen für die Klimakammerbehandlung angegeben. Die Indikationen lassen sich nur teilweise bestätigen. Pertussis, Asthma bronchiale und die Bronchitis der Kinder sind die Indikationen.

Der Wirkungsfaktor ist die Dekompression, also die Provokation der Hormonachse, wobei der Sauerstoffpartialdruck gar keine besondere Rolle spielt.

Beim Asthma bronchiale bedeutet die erzielte Wirkung allerdings noch keine Heilung, doch es ist doch schon viel erreicht, wenn die Patienten durch die Behandlung längere Zeit anfallsfrei sind.

Die Behandlungen erfolgen jeden 2. Tag. Mit 10 Behandlungen kommt man meistens zum Ziel, öftere Behandlungen wirken auch nicht mehr.

Wiederholte Höhenflüge haben den gleichen Effekt.

Bei Säuglingen hatten wir einen Zwischenfall, die Atmung setzte bedrohlich, aber dann doch nur vorübergehend aus.

Seither verwendet der Verfasser bei der Pertussis der Säuglinge das Klardampfzelt, die Luft wird mit Hilfe des Klardampfinhalators bei etwa 29°C mit Feuchtigkeit gesättigt. Die Anfälle hören schon am 2. oder 3. Tag auf, allerdings muß der Säugling 7 Tage im Zelt bleiben.

Es ist jedenfalls sicher, daß bis zu einer Höhe von 3000 m die Wirkungen nur zu einem Teil vom Sauerstoffpartialdruck ausgehen.

Bei einer Höhe von 3000 m wird jedoch ein Bereich erreicht, der durch den Sauerstoffmangel gekennzeichnet ist. Der Luftdruck und der Sauerstoffpartialdruck sind um 1/3 abgesunken, die O_2-Sättigung des kapillären Blutes sinkt schon unter 80%, der O_2-Druck im Gewebe kann noch gehalten werden.

Die Situation ist also dadurch gekennzeichnet, daß der Sauerstoffmangel den Organismus in eine prekäre und auch in eine ungewohnte Situation bringt. Bei großen Höhendifferenzen stehen die Kreislaufreaktionen auf den Sauerstoffmangel infolge des abnehmenden O_2-Partialdruckes besonders bei körperlicher Tätigkeit durchaus an erster Stelle der Aktualität. Zwischen 3000 und 4000 m Höhe werden diese Sofortreaktionen auch subjektiv spürbar; nicht geübte Sportler können die Kontrolle über ihre Ski verlieren, wenn die Abfahrt bei einer Höhe von über 2000 m beginnt. Schlafstörungen und Unruhe in der Höhe sind Zeichen mangelnder Akklimatisation. Bei höhengewohnten Personen bleiben in dieser Höhe Reaktionen aus, es besteht ja in 2000 m Höhe noch kein Sauerstoffmangel (JUNGMANN). Bei längerer Dauer des Höhenaufenthaltes tritt jedoch eine Beruhigung in der Erythropoese ein, der Kreislauf hat sich auf einen höheren Lungendurchfluß umgestellt, und in der 3. Woche liegt der Wendepunkt der Funktionsumstellungen. Nach den Tagen mit Pulsbeschleunigung, vermehrtem Minutenvolumen und höherem Blutdruck folgt nun eine ökonomisierte Sauerstoffwirtschaft mit vagotoner Kreislaufregulation. Bradykardische und hypotonische Regulation mit kleinerem Minutenvolumen ist der Ausdruck der Adaptation an diese neue Situation. Auch die Hormonproduktion der Nebennierenrinde hat sich wieder auf Tieflandwerte eingestellt (HURTADO). Doch der Druck in der A. pulmonalis bleibt erhöht, Sportler hingegen, die auch das linke Herz belasten, haben keine Druckerhöhung. Dies ist keine pulmonale Hypertonie, sondern ein Anpassungsmechanismus, der in 3000 m Höhe eben erforderlich ist. Das rechtsorientierte Herz und die große Leistungsreserve des linken Herzens sind die markanten Kennzeichen des Kreislaufes für den Höhenbewohner und akklimatisierten Ankömmling. Doch damit sind alle Anpassungen keineswegs abgeschlossen, nur der streßartige Verlauf hat in 2 Phasen nach dem Schema von SELYE das Stadium des Widerstandes erreicht. Dieser unspezifische Widerstand reicht über die Stressoren hinaus, die ihn hervorgerufen haben.

Die Provokation der Hormonachse, wohl hauptsächlich durch die Verminderung des atmosphärischen Druckes initiiert, dämpft entzündliche und allergische Reaktionen, so daß also bei der Güte der Luft ein Asthma bronchiale verschwindet.

Die Adaptate, die sich infolge des niedrigen Sauerstoff-Partialdruckes entwickelt haben, betreffen nicht nur die Funktion des Herzens, des Kreislaufes, des Gefäßwiderstandes, denn der nimmt ab, sondern auch den des Sauerstofftransportsystems und des gemeinsamen Wirkungsfeldes der interzellulären Flüssigkeit.

Die humoralen Adaptationen reichen vom Erythropoetin bis zur Glykolyse, sie sind notwendig, da die hämodynamischen Umstellungen nicht genügen, um im Extremfall die Diffusion des Sauerstoffes in der Zellumgebung sicherzustellen. Es ist jedoch merkwürdig, daß die Grenzen der Adaptation es gerade noch ermöglichen, die Achttausender ohne Sauerstoffgerät zu ersteigen. In diesen Höhen beträgt der Sauerstoffpartialdruck nur mehr etwa ein Drittel des Wertes, der in Meereshöhe vorhanden ist, das Druckgefälle zur interzellulären Flüssigkeit ist flach geworden und der Diffusionsdruck hat erheblich abgenommen. Der Metabolismus arbeitet unter anderen Bedingungen und nicht schlechter. Der Grundumsatz bleibt jedoch gleich. Der fehlende Druck wird also durch eine Reihe von Mechanismen, Wirkstoffen und Funktionen ersetzt. Es stellt sich hier die Frage nach dem therapeutischen Nutzen. Die Zelle und in erster Linie die Hirnzelle ist bei absinkendem Sauerstoffpartialdruck etwa in gleicher

Situation wie beim Altern, die Adaptation, die unter dem Sauerstoffmangel in der Höhe erworben wird, wirke daher auch gegen das Altern, so meint es jedenfalls SCHOLING (Hochgebirgsklima). Es wäre jedoch viel zu einfach, könnte man den Zustand mit dem gleichen Mittel beseitigen, das zur Entstehung des Zustandes beigetragen hat. Es müssen hier schon noch andere Komponenten mitspielen, denn die Arteriosklerose ist bei Höhenbewohnern selten, doch auch der Krebs.

Die Bezwingung der Achttausender ist ohne Sauerstoffgerät möglich, weil der Dampfdruck fehlt, die Entwärmung des Körpers kein Problem ist und das erhöhte Herzminutenvolumen zur Versorgung der Muskulatur verwendet werden kann. Der Hautdurchfluß, der im Dienste der Thermoregulation steht, kann klein gehalten werden. Dies ist auch ein Grund für die mögliche Leistungssteigerung im Hochgebirge und in Höhenlagen. Im Hinblick auf die Belastung des rechten Herzens im Laufe der Höhenanpassung und dann auch noch später nach der hämodynamischen Umstellung ist eine Höhe von 2000 m wohl die Grenze für jene, die eine chronische obstruktive Emphysembronchitis haben. Die allergenfreie Luft des Hochgebirges, der Überschuß an negativen Ionen und die nebelfreien Tage tragen viel zum Wohlbefinden bei. Doch das Höhen- und Hochgebirgsklima wird erst zu dem, was es ist, durch die Unendlichkeit der Strahlung. Es ist außerordentlich schwer, über die Wirkungen der elektromagnetischen Felder und Strahlungen der verschiedensten Frequenzen, Intensitäten und Interferenzen eine richtige Vorstellung zu übermitteln, denn das biologisch-physiologische Wissen reicht noch nicht aus. Durch eine 2000 oder 3000 m hohe Schicht von dichter Atmosphäre und Wasserdampf in gasförmigem und flüssigem Aggregatzustand wird das Spektrum der Sonneneinstrahlung nach links verschoben und kurzwellige Bereiche und Intensitäten erreichen die Niederungen nicht mehr. Der Höhenbewohner lebt jedoch in diesen Bereichen und der Ankömmling steht vor einer neuen Situation, die ihm gar nicht bewußt wird. Hinsichtlich der therapeutischen Wirkung aller biotropen Faktoren hat jedoch die Strahlung immer den Vorrang. Die Rechtsverschiebung des Strahlenspektrums mit zunehmender Höhe, die Intensitätszunahme der UV-Strahlung um etwa 30% zwischen 1000 und 2000 m bzw. nochmals zwischen 2000 und 3000 m (REITER), die klaren Tage der Höhen, die zunehmende Sonnenscheindauer und die Reflexstrahlung im Winter sind biologisch besonders wirksam. Vielleicht ist die Adaptation unter dem Zwang des Sauerstoffmangels über 3000 m Höhe spektakulärer und sicher leicht meßbar, denn die adaptive Leistung des erythropoetischen Systems ist enorm, doch die Strahlung ist doch weit potenter als alle Formen der Adaptation, die unter Streß ganz primitiv erzwungen werden. Wir wissen nur noch zu wenig trotz wertvoller Forschungsergebnisse.

Das alpine Strahlungsklima hat andere Effekte als das Strahlungsklima, das der atmosphärischen Kur dient. Die Intensität des UV-Anteiles der alpinen Globalstrahlung ist auf das 3fache gesteigert.

Verschiedene Autoren berichten unabhängig voneinander, daß die Arteriosklerose bei Höhenbewohnern selten vorkommt und die Hypertonie in ganz wenigen Fällen beobachtet wurde (HURTADO, MORTON, CRUZ CROKE, HELLRIGL, MARTICORENA, KRUGER).

Wenn sich jedoch Höhenbewohner im Tal aufhalten, dann erkranken sie an Anämie, Hypertonie, Hypertrophie des linken und Hypotrophie des rechten Herzens und pathologischen Erscheinungen, die in der Höhenregion fehlen (VELASQUEZ). Das Klima im Tal ist also für die Höhenbewohner – und deshalb wurden sie ja auch Höhenbewohner – eine Belastung, sie können sich an das dortige Talklima nicht störungsfrei anpassen. Die Arbeitsleistung verlagert sich in ungewohnter Weise vom rechten Herzen zum linken, denn plötzlich sind die Probleme der Entwärmung da, die Leistungsreserve des linken Herzens wird für einen hohen Hautdurchfluß benötigt, während der hohe Diffusionsdruck des Sauerstoffes mit einem Druckgefälle von 95 mmHg bis zur Organzelle das rechte Herz entlastet.

Jedenfalls haben wir es im therapeutisch nutzbaren Höhenbereich um typische Veränderungen im Organismus zu tun. Die Höhenschwelle liegt nach MURALT zwischen 1000 und 2000 m und zeigt dabei große individuelle Schwankungen des Ansprechens, auch die Erythropoese beginnt hier. SCHOLING geht einen Schritt weiter und meint, daß im Adaptationszustand gegenüber dem Sauerstoffmangel des Hochgebirges ein antagonistisch wirkender Status gegenüber dem Sauerstoffdefizit anzunehmen ist, der bei den Alterungsvorgängen eine so bedeutende Rolle spielt. BARBASHOVA nimmt eine Steigerung in der Effizienz des Stoffwechsels, besonders der Hirnzelle an.

Wahrscheinlich, und es ist sogar sicher, ist je nach der Wetterlage und je nach der Nutzbarkeit einmal das Strahlungsklima und dann wieder der beginnende Sauerstoffmangel tonangebend. Es bestehen besondere Beziehungen zwischen den Strahlungen aller Art und den Prozessen der Lebenstätigkeit, und es bestehen auch typische und programmierte Adaptationen an den beginnenden Sauerstoffmangel, aber hier so klare Trennungen zu ziehen ist nicht möglich.

Vor allem aber gehen wir in der Beurteilung vom bekleideten Menschen aus, die Einstrahlung und auch schon die dosierte Einstrahlung werden behindert.

Erst also müssen Expositionen möglich sein, und dann kann auch über Wirkungen weiter verhandelt werden.

Am Mittelmeer geht alles sehr einfach, ein Liegeplatz läßt sich finden. Während der Badesaison sind auch die Lufttemperaturen günstig. Wiederholte Expositionen entwickeln Adaptate in der Haut.

Mit zunehmender Höhe wird alles anders, die Zahl der Badetage nimmt ab, zuletzt ist man also gezwungen, sich zu bekleiden. Es ist aber bekannt, daß Liegekuren im Freien auch mit Decken noch Wirkungen zeigen.

Die Nutzung des Strahlungsklimas erfordert jedoch sinnvolle Einrichtungen.

Die Regelung der Luft- und Strahlungstemperatur läßt sich durch strahlungsklimatisierte Kabinen erreichen. Diese Kabinen sind zur Sonne offen oder können aufgemacht werden.

In solchen Klimakammern steht der Mensch unter dem Einfluß der Natur und ihrer biotropen Faktoren. Die UV-Expositionszeiten werden dosiert. In solchen naturnahen Klimakammern befindet sich der Körper in einer ausgeglichenen langwelligen Strahlungsbilanz mit dem Vorzug eines alpinen Klimas. Die konvektive Entwärmung in einem Strahlungsklima ist immer die Voraussetzung für einen Therapieplan.

Die Expositionszeiten für die kurzwellige Strahlung müssen individuell verordnet werden, der Gradient dieser ist wieder ein biotroper Faktor.

Das Herausschaukeln des chronisch Kranken aus einer Situation, an die sich der Organismus scheinbar gewöhnt hat, und das Entgegenkommen durch ein günstiges klimatisches Angebot werden vom Körper dann in heilende Prozesse umgesetzt.

Die graduellen Adaptationen an eine Mehrzahl von Stressoren auf der Basis des inneren Milieus durch sehr viele Adaptate geben dem Organismus die große Chance, Prozesse der Zelltätigkeiten zu aktivieren und in Heilung umzusetzen.

Die atmosphärische Höhenkur enthält ein umfassendes Programm zur Wiederherstellung chronisch Kranker, wobei die kombinierte Klimatotherapie an Einrichtungen gebunden ist. Es handelt sich dann um eine Behandlung in einem Höhenklima und durch ein Höhenklima. Die Adaptation an das Höhenklima erfaßt den ganzen Menschen, es kann nicht von einzelnen Stressoren im Sinne SELYEs gesprochen werden, sondern nur von einer Gesamtwirkung. Aus den Untersuchungen unter extremen Bedingungen konnten Erfahrungen gewonnen werden, die uns die Wirkung des Höhenklimas verständlich machen.

In Höhen bei 800 m werden in der ersten Phase ergotrope, in der zweiten trophotrope Reaktionen registriert.

Die vorübergehende, vermehrte Ausscheidung der 17-Ketosteroide und Kortikoide findet sich auch in der Unterdruckkammer und hat keine Bedeutung für chronische Erkrankungen; ein Anstoß ist gegeben.

Die graduelle Adaptation an den beginnenden Sauerstoffmangel ökonomisiert die Sauerstoffwirtschaft.

Das alpine Strahlungsklima und die Befreiung vom Dampfdruck entlasten den Kreislauf und fördern dessen Effizienz.

Die Steigerung des Stoffwechsels und die Fülle der Adaptate schließen den Organismus für die Therapie auf.

Hier nun muß eine spezielle, gegen die chronische Erkrankung gerichtete und möglichst naturnahe Behandlung einsetzen, das ist angewandte Bioklimatologie.

Die Akten sind nicht geschlossen, doch sie sind angelegt.

Es ist eine ungeheure iatrogene Schuld gegenüber dem chronisch Kranken und der Gesellschaft, daß in den verantwortlichen Personenkreisen in dieser Richtung trotz Aufforderung nichts unternommen wird.

Ein unausschöpfliches Reservoir von heilkundlichen Potenzen wartet auf die Erschließung und der chronisch Kranke hat keine Möglichkeit dies zu nutzen.

Es war eine Zeit, da war der Jude im Getto, der Bauer leibeigen, der Arbeiter kein Bürger, der Adelige der Herr, die Parks verschlossen, heute ist der chronisch Kranke im Getto.

Überall wird heute die Technik eingesetzt, um dienlich zu sein, auch die Oper wird so allen zugänglich, doch die Möglichkeiten in der Natur bleiben ungenützt.

Herbert VON KARAJAN bezeichnet es als Verbrechen, Opern nicht zu übertragen.

Was aber ist es, wenn man dem chronisch Kranken statt Heilkunde Tabletten auf den Tisch legt?

Gibt es auch hier Befehle?

Es gibt eine Ethik, die befiehlt, einem Leidenden zu helfen, wenn man es kann.

Ist das Psychopharmakon gegen die Schmerzen und gegen das Gewissen wirklich der Weisheit letzter Schluß?

Das immer größer werdende Heer der chronisch Kranken muß doch auch schon den Gläubigen davon überzeugen, daß wir nicht auf dem richtigen Weg sind.

Leiden ist immer nur etwas Subjektives, Individuelles, Persönliches, und dann trifft es jeden von uns.

Wie kann man es aber nur begreiflich machen, daß wir einen apokalyptischen Weg gehen, der das Infernum hier auf unsere wunderbare, grüne Erde bringt.

Der Mensch stirbt, nein, er geht elend ischämisch oder krebsig zugrunde. Und das muß nicht so sein.

Wir quälen unsere Natur, zerstören sie, töten sie und verfolgen sie bis zur letzten Stille. Muß das so sein?

IV. Strahlungsklima – Strahlungsklimatisierung – 25 gewonnene Jahre

1. Das Tepidarium

S. ORATA hat im ersten vorchristlichen Jahrhundert innerhalb der Thermen Räume zur Erholung kranker und schwacher Menschen strahlungsklimatisiert. Dieses Tepidarium hatte eine Boden-Wand-Heizung, verstellbare Glasfenster und an der Decke eine verstellbare Bronzeplatte zur Absenkung der Lufttemperatur; dieser Raum war also auch Aufenthalts- und Speiseraum. Darüber berichtet CELSUS: Commune est omnibus post fatigationem cibum sumpturis in tepidario sedere.

Hypokaustenanlagen waren auch damals nicht mehr neu, sie kamen wahrscheinlich aus Asien. In Olympia hat man ein Bad mit einer Hypokaustenanlage aus dem 8. vorchristlichen Jahrhundert gefunden. Die Archäologen meinen, daß in einem solchen Raum eine Temperatur bis zu 35°C erreichbar ist.

Gestützt auf Quellen aus VITRUVIUS, PLINIUS, PALLADIO, BACCIO und CAMERON schrieb Hugo MARGGRAF 1881 in „Badewesen und Badetechnik der Vergangenheit": Caldarium und Tepidarium hatten hohle, sogenannte schwebende Böden (suspensurae) und

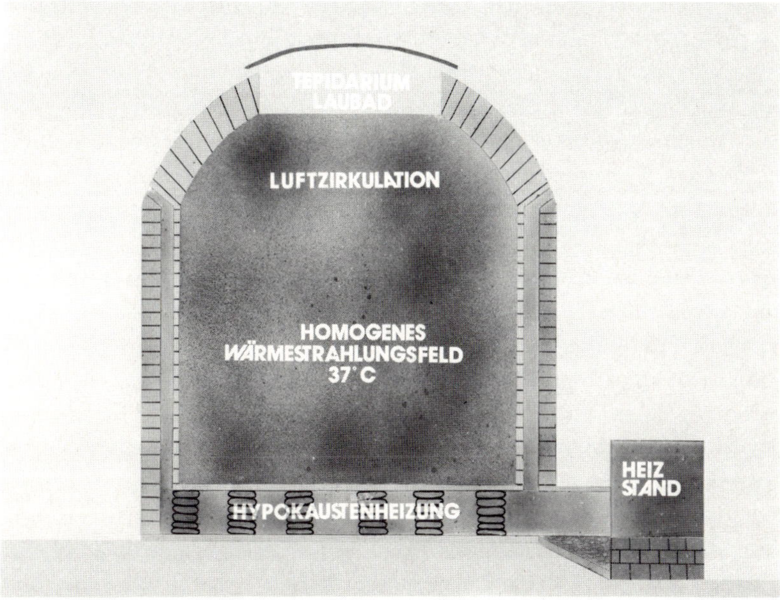

Abb. 7: Das Tepidarium von S. ORATA

Hohlwände, durch welche die heiße Luft des Ofens strich, eine Erfindung des S. ORATA im 1. Jh. v. Ch. Drehbare Glasfenster und Öffnungen in den Tonnengewölben gestatteten hinreichende Ventilation.

Wilhelm August LUZ schrieb ,,Das Büchlein vom Bad" und darin steht u. a.: Es heißt von Sergius ORATA, einem großen Fischzüchter in Pompeji, daß er Hypokausten beim Bau von Badeanlagen verwendet habe. Ihre warmen Abgase strichen an den Stützen des Fußbodens entlang und stiegen in Röhren hinter den Wänden empor, um unter dem Dach ins Freie zu entweichen. Die schon erwähnte Bronzebadewanne aus dem Frauenbad der Stabianerthermen wurde gleichfalls vom Keller aus geheizt, was eine unerhörte Neuerung war.

Eine genauere Schilderung verdanken wir Dr. med. Julian MARCUSE, dem Verfasser von ,,Bäder und Badewesen in Vergangenheit und Gegenwart", 1903:

,,Eine weitere Entwicklung erreichten die Warmbäder durch die im Jahre 89 v. Ch. erfolgte Einführung der von C. Sergius ORATA erfundenen Luftheizung, worunter man zunächst die Anwendung hohler, von den Feuergasen durchzogener Fußböden zu verstehen hat. Die höchste Vollkommenheit erhielt das heiße Luftbad sodann durch die bald folgende Herstellung von hohlen Wänden. Hierdurch wurde der früher zur Erwärmung der Baderäume gebräuchlich gewesene Ofen fast vollständig verdrängt und die Luftheizung bestimmend für die Einrichtung der späteren baulichen Anlagen. Die Badeformen erfordern mindestens 3 Räume: für die dem Wasserbade vorangehende Erwärmung des Körpers das Tepidarium, für das warme Wasserbad das Caldarium und für das kalte Wasserbad das Frigidarium, entsprechend dem Aufenthalt in erwärmter Luft, dem warmen und dem kalten Wasserbad, während kranke und empfindliche Personen das Tepidarium benutzten, in dem man sich auch abreiben lassen konnte. Unter den Badezimmern war ein Gewölbe, das Hypokaustum hieß. Das Hypokaustum war in römischen Privathäusern gewöhnlich zu einem doppelten Zweck bestimmt, zuerst um das Dunstbad zu heizen, und zweitens um bei kalter Witterung die verschiedenen Zimmer des Hauses zu erwärmen, letzteres war vornehmlich bei den Villen der Fall, die außerhalb der Stadt auf Anhöhen lagen und mehr der Kälte ausgesetzt waren. Alsdann liefen viereckige thonerne Röhren aus dem Hypokaustum durch die Mauer hinauf und zirkulierten durch das ganze Gebäude. Um ein Bad zu nehmen, betrat man zuerst das Tepidarium. Während das laue Bad im Tepidarium eine Stärkung und Erholung war, war das heiße Schwitzbad eine angreifende Kur.

Die Reihe der großen Thermenbauten in Rom eröffnete M. AGRIPPA. Ihm verdankte das weltberühmte Pantheon seine Entstehung. Durch eine in der oberen Kuppelöffnung angebrachte Bronzeplatte von 9m Durchmesser sollte die Temperatur des Badesaales reguliert werden. Sein Bad war das erste Roms mit Hypokaustenheizung. Von den römischen Einrichtungen behielten die Türken das Heißluftbad mit seiner Hypokaustenheizung bei. Vom Meschlah gelangt man zum Bet-el-auel, einem mäßig erwärmten Raum, der ungefähr dem römischen Tepidarium entspricht. Die Erwärmung erfolgt hier mittels Hypokausten."

Soweit also MARCUSE, der sich auch auf CELSUS bezieht.

Heute können wir die römische Badekultur so interpretieren, daß die Römer verschiedene Akte des Badens unterschieden, das Luftbad, das Kaltbad und das eigentliche Thermalbad; sie kannten also, auch wenn es noch nicht so erklärt wurde, Entspannung, Adaptation und Resorption.

Das Tepidarium des Sergius ORATA ist so genial konstruiert, daß das Strahlungsklima hergestellt werden konnte, das für eine kunstgerechte Durchführung einer Badekur unbedingt erforderlich ist. Die Beobachtung, daß das Leben in einem Wasser, das von der Sonne durchflutet ist, besser gedeiht und von den Fischen beim Laichen gesucht wird, brachte die Entscheidung. Sergius ORATA war nicht so einfältig, um anzunehmen, daß es sich bei dieser Wärmestrahlung nur um Hauteffekte handeln könnte.

Jetzt hat LUEDER ein Tepidarium gebaut, dessen Wände aus elektrisch heizbaren Isolierplatten bestehen, Boden und Decke sind reflektierend, die Lufttemperatur wird mit einem push pull abgesenkt.

Es bleibt nun abzuwarten, welche technischen Lösungen gefunden werden. Die Strahlungsklimatisierung von feuchten Räumen erfordert die Verwendung von Materialien, die der Infiltration und Korrosion widerstehen; die Römer nahmen Materialien, die die Bildung sehr beständiger erdiger Hydrosilikate beschleunigten. Eine Umlaufheizung des Bodens und der Wände mit Hilfe versenkter Kunststoffröhren, die in eigens dafür vorgesehene Rinnen der Ziegel gelegt werden, bietet den Vorteil der Verwendung der Sonnenenergie durch Einstrahlung über Kollektoren. Jedenfalls sollten Boden und Wände beheizt sein, die Decke die Strahlung reflektieren und die Ventilation möglichst vertikal erfolgen; das System, wie es im Tepidarium vorgezeigt ist, sollte also beibehalten werden.

4200–7150, 6750–7600, 8910–10100, 5650–7550. Nachher gehen die Werte wieder zurück.

Es kann also das Abwehrsystem stimuliert und durch die Zeit besser zur Wirkung gebracht werden. EKG-Kontrollen zeigten öfter eine Anhebung der gesenkten ST-Strecke, was im Sinne einer besseren kardialen Durchblutung aufzufassen ist.

Die strahlende Entwärmung des Körpers bei indifferenter Lufttemperatur in den Baderäumen ist die Ursache des Versagens der Badekuren; das Strahlungsgefälle ist zu groß, wenn die Räume nicht strahlungsklimatisiert sind.

Die Potenz in der Natur ist nicht limitiert, sie wird limitiert.

3. Bäder von Puteoli und Baiae

Heute gibt es eine umfangreiche balneologische Literatur, eine Badekunst gab es jedoch nur im römischen Reich. In der Balneologie werden heute Badeorte und Indikationen aufgezählt, im 1. Jahrhundert v. Chr. kannte man das Know-how des Badens.

In der Genfer Bibliotheca Bodmeriana wird eine Handschrift, die nach dem verlorenen Original von Pietro D'EBOLI angefertigt wurde, aufbewahrt. Das vollständige Manuskript zeigt zu dem lateinischen Text auf 35 Miniaturen, wo und wie man badete. Diese Illustrationen gehören zwar der süditalienischen Buchmalerei an und sind Mitte des 14. Jahrhunderts entstanden, doch es sind Nachbildungen früherer Malereien. Pietro D'EBOLI beruft sich auf die Gebrauchsanweisung der Mineralquellen des Leibarztes JULIANS, der ORIBRASIUS hieß.

Die älteste erhaltene Kopie des genannten Originals befindet sich in Rom in der Bibliotheca Angelica unter Nr. 1474. Sie wird in die Zeit von 1260–1275 datiert.

Im Genfer Exemplar sind auch die landschaftlichen und architektonischen Motive aufgenommen. Aus den auf schematische Grundformen reduzierten Darstellungen ist unmißverständlich abzulesen, ob es sich um natürliche Berghöhlen, Grotten oder um kuppel- und tonnenüberwölbte Räume handelt. Es handelt sich um die Bäder von Puteoli und Baiae, die durch einen Vulkanausbruch im Jahre 1538 mit nachfolgendem Erdbeben endgültig zerstört wurden. Trotz zahlreicher Pläne und Ausgrabungen gelang es nicht mehr, die Anlagen zu rekonstruieren.

Alle Bilder demonstrieren, daß nur die Beine und bei Frauen auch noch der Bauch im Wasser waren, der Körper hingegen befindet sich im Klima. Die Darstellung des Bades der Hl. ANASTASIA läßt wieder die getrennten Ruheräume erkennen.

Da es sich durchwegs um heiße Quellen handelt, also vulkanischen Ursprunges, waren auch die Felsen warm und verwandelten die Berghöhlen in ein Strahlungsklima, das mit Dämpfen angereichert war. Die letzte der Thermen, das „Spelunca" genannte Bad, ist eine finstere, schon furchterregende Grotte, die jedoch warmes Meereswasser hat. Das Meeresbad bei Cumae hat „oleum peroleum", so dessen Inschrift, die meisten Bäder waren schwefelhaltig.

Seit Sergius ORATA, der die Hypokaustenheizung auch bei der Austernzucht erprobt haben soll, sind die Bäder mit dieser Heizung ausgestattet. Auch das Sudatorium hat eine Boden- und Wandheizung oder es hat ein ,,unsichtbares Feuer". Ein homogenes Wärmestrahlungsfeld mit einer Abstrahlungstemperatur, die wesentlich höher war als die Temperatur der Luft, brachten die Patienten zum Schwitzen. Niemandem ist es eingefallen, die Luft des Baderaumes durch Glut zu erhitzen und zu verschwelen. Den Abschluß des Schwitzbades bildete offensichtlich ein kalter Guß, dann ruhten die Patienten in Berggrotten. Auf allen Bildern ist der Kontakt mit der Natur durch die schematische Darstellung der Berge, der Flora und Fauna erkennbar. Es ist eine großartige und einmalige Schau darüber, wie der kranke Mensch richtig badet. Das heute geübte hypertherme Vollbad ist demgegenüber für den kranken Menschen eine unzumutbare Herzbelastung, es hat keine Vorteile, denn sowohl bei den Schwefelbädern als auch bei den Radonbädern erfolgt die Resorption durch die Haut, aber noch mehr durch die Lunge.

Eine Überprüfung durch E. JEKEL zeigte, daß, und dies hebt auch BÜRGI hervor, in allen Fällen eine Resorption von Schwefelwasserstoff aus dem Badewasser durch die Haut erfolgt, doch wird diese, wie JEKEL feststellen konnte, von der umgebenden, mit Schwefelwasserstoff angereicherten Luft dermaßen beeinflußt, daß die Resorption aus dem Badewasser durch die Haut geringer wird. Man muß daraus schließen, daß Schwefelwasserstoff über dem Lungenweg sehr rasch ins Blut aufgenommen und auf Zellbasis einer doppelten Zufuhr Widerstand entgegengesetzt wird; der Organismus hat sich auf eine stabil bleibende Größe eingestellt, solange die im allgemeinen in den Schwefelbädern angetroffenen Konzentrationen nicht überschritten werden.

Das überwarme Beinbad in einem Strahlungsklima ist kreislaufphysiologisch die weitaus günstigste Form eines Thermalbades bei voller therapeutischer Wirkung.

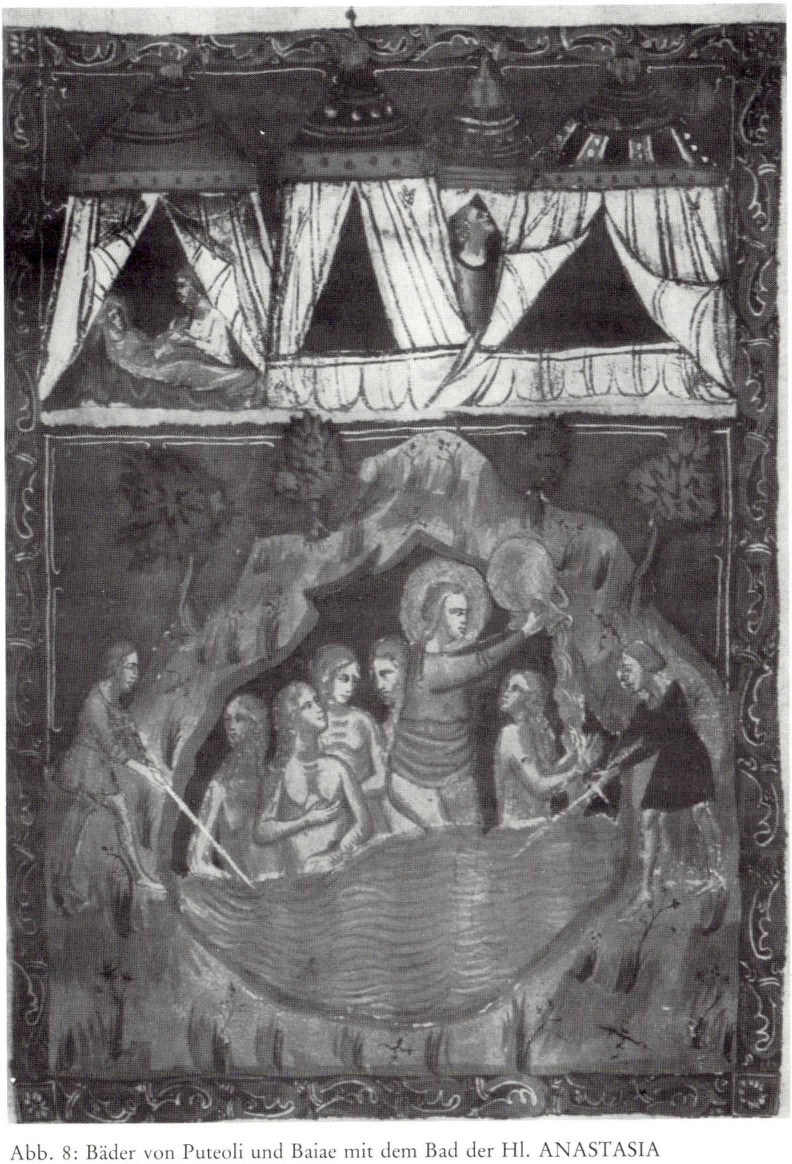

Abb. 8: Bäder von Puteoli und Baiae mit dem Bad der Hl. ANASTASIA

4. Das strahlungsklimatisierte Bad

Wir müssen die Vorstellung aufgeben, daß das Thermalbad eine Wärmetherapie sei.

Auf dem Kongreß für Balneologie in Salzburg im Jahre 1960 hielt SCHROECKSNADEL aus Innsbruck einen Vortrag über Thermalwasserwirkung und Fervoreffekt". Aufgrund der Vergleiche der Wirkung der geprüften Wässer meint SCHROECKSNADEL:

Es läßt sich aus den Ergebnissen der bisherigen Auskeimungsversuche mit Gasteiner Wasser die Schlußfolgerung ableiten, daß druck- und temperaturabhängige Veränderungen der Wasserbeschaffenheit für die biologische Wirksamkeit gelöster Salze und Ionen von wesentlicher Bedeutung sind. So betrachtet, käme im Fervoreffekt eine bisher nicht bekannte allgemeine physikalisch-chemische Gesetzmäßigkeit zum Ausdruck, deren biologische Reichweite zur Zeit noch nicht abzusehen ist.

Auch die Förderung der Diurese ist nach STEGER auf den ,,Fervorzustand", den schon VOUK beschrieben hat, zurückzuführen. Die normale Oxydation der Nahrung verursacht entsprechend dem zweiten Hauptsatz der Thermodynamik eine beachtliche Wärmeproduktion im Körperinnern.

Eine Behinderung der Wärmeabgabe durch ein hyperthermes Bad bedeutet eine wesentliche Verschlechterung der Situation für den Organismus. Überdies ist es, wie unsere Untersuchungen zeigten, praktisch gar nicht möglich, die Temperatur des Wassers auf 1 Grad genau einzustellen, da die üblichen Badethermometer diese Genauigkeit nicht besitzen.

Bei hypothermen Bädern hingegen ist die Temperatur der Badewannenwände zu niedrig, so daß es also zur strahlenden und kontaktilen Entwärmung des Körpers kommt.

Effekte der Strahlungsklimatisierung werden im Wasser erreicht, wenn wandbeheizte Wannen und Becken verwendet werden.

Warmwasserheizungen mit Polybutenrohren sind dafür anscheinend geeignet.

Verloren, verloren gehen die Jahre,
in denen der Mensch erst erkennt,
was die Natur ihm geschenkt.
Allzufrüh muß er verlassen,
was er geschaffen.
Sie können's nicht fassen,
daß die Mittel versagen,
auf die sie soviel gesetzt.
Kaum erst begonnen
und schon zerronnen
ist bald das Leben,
viel zu früh beendet
und noch nicht vollendet
rafft sie der Tod dahin,
sie wissen nicht zu nützen
die gewidmeten Jahre,
die die Natur ihnen schenkt,
sie haben gelernt für sich zu bauen
Höhlen und vergreisen dort rasch.
Anstatt sich zu entspannen
von des Tages Last,
um den Kreislauf zu schonen,
belasten sie sich
mit kaltem Gemäuer
und stickiger Luft.
Schon längst könnten sie wohnen
in ausgewogener Strahlung der Wärme
und bei kühlender Luft,
wenn sie nicht pochten auf Bücher
und es allein zu wissen,
was den Menschen hilft vor den Nöten.
So verordnen sie weiter Pillen und Pulver,
3mal täglich zu nehmen,
doch der Kranke siecht langsam dahin. Es geht ums Verdienen,
um Titel und Orden
und diese haben mit dem Dünkel gemeinsam,
die Entwicklung zu hemmen,
die Entwicklung des Menschen zum Menschen.

5. Der strahlungsklimatisierte Wohnraum

Der Verfasser war Truppenarzt bei den Gebirgsjägern, deren 5. Division im ersten und zweiten Winter des Rußlandfeldzuges vor Leningrad und am Ladogasee eingesetzt war. Es war sehr kalt, Schneesturm bei extrem niedrigen Temperaturen führte zu Erfrierungen an den Füßen, schon kleine Verwundungen waren tödlich. Es gab keine Unterstände und es traten auch keine Infekte der Atemwege auf.

Respirationsinfekte treten also im Bereiche des Wohnens auf und sind die Folge von schweren hygienischen Fehlern. Sie entstehen durch Kontanimation in Räumen, die falsch beheizt und nicht gelüftet sind.

Jedes Jahr wiederholen sich jetzt grippale Epidemien. Die Dynamik der Entwicklung solcher Epidemien hängt von der Existenz „heißer Stellen" ab (SHALKO-TITARENKO). Die Ansteckungsgefahr ist in geschlossenen Gemeinschaftsräumen, Kindergärten, Schulen und Betrieben besonders groß.

Es gehört zu den großen Fehleinschätzungen in der Hygiene, solche Epidemien durch Impfaktionen verhindern zu wollen. Ausreichende Lüftung, mehrmalige Lufterneuerung in der Stunde und bessere hygienische Bedingungen sind die Forderungen. Die Belüftung der Räume über einfallende Kaltluft, die zu Boden geht, ist unzweckmäßig und ungenügend.

Die Voraussetzung für eine mehrmalige Lufterneuerung in der Stunde ist eine Großflächenstrahlungsheizung. Solange die Luft der Wärmeträger ist, ist der Verlust an Wärme zu groß, wenn ausreichend gelüftet wird.

Von den Großflächenstrahlungsheizungen ist die Deckenheizung ungünstig, da der Kopf bestrahlt wird.

Der Wand-Bodenheizung ist der Vorzug zu geben, doch läßt sich eine derartige Heizung nur vor dem Bau einplanen. Ein dafür vorgesehener Raum darf nicht wandseitig verstellt werden. Die Bodenheizung braucht einen festen, isolierten Untergrund. Hingegen läßt sich eine Außenmauerheizung mit elektrisch beheizten Platten, die auch verschiebbar sind und so vor das Fenster geschoben werden können, auch bei bestehenden Wohnungen installieren.

Die Außenmauerheizung mit Fenster-Kollektoren in Form von Mehrfolienverbundfenstern oder von einer verschiebbaren Klarsichtwand ist anscheinend die Lösung der Raumheizung, wenn nicht im Vorhinein eine Strahlungsklimatisierung vorgesehen ist.

Der Unterschied zwischen einer kombinierten Außenmauerheizung und einer Strahlungsklimatisierung besteht in der Lufttemperatur. Bei der Strahlungsklimatisierung ist die Lufttemperatur gegenüber der Strahlungstemperatur abgesenkt.

Die Abstrahlungstemperatur der Außenmauerheizung ist zwar höher als die Lufttemperatur, die mittlere Strahlungstemperatur des Raumes wird aber etwa gleich der Lufttemperatur sein.

Diese Heizung ist nicht nur hygienisch vertretbar und ermöglicht eine mindestens einmalige Lufterneuerung des Raumes ohne nennenswerten Wärmeabzug.

Die Strahlungsklimatisierung eines Raumes erfüllt hingegen alle möglichen Ansprüche.

Die Strahlungsklimatisierung hat eine Wand-Bodenheizung, ein abgeschirmtes Fenster und einen push pull. Die Absenkung der Lufttemperatur kann auch durch Abzug der Warmluft in andere Räume erfolgen.

Die prinzipiellen Forderungen, um die Luft auch mehrmals stündlich zu erneuern, die Lufttemperatur gegenüber der Strahlungstemperatur abzusenken, die Kohlensäure auch bei Mehrbelastung des Raumes zu verdünnen, die Staubbelastung zu verhindern, die aerosole Form der Kontamination zu unterbinden, den nasalen Verdunstungsapparat vor der Austrocknung zu schützen und eventuell auch noch das Passivrauchen herabzusetzen, werden in einem strahlungsklimatisierten Raum erfüllt. Die Forderung nach einem strahlungsklimatisierten Raum bleibt bestehen, er muß eingeplant werden.

Im Bereich des Wohnens wird die Zeit zur Potenz. Im Wohnen ist die Lebensdauer integriert.

Die heutige raumklimatische Belastung in Richtung der Atemwege und in Richtung der Gefäße wird vom Gesunden nur scheinbar nicht wahrgenommen, sie verhindert aber beim Kranken die Heilung chronischer Prozesse.

Wir verschenken viele Jahre unseres Lebens und zuletzt die Gesundheit, weil wir uns mit dieser scheinbaren Behaglichkeit zufrieden geben und die mögliche höhere Qualität bisher nicht angestrebt wurde.

Die Lehrmeinung, daß der Durchschnitt der Oberflächentemperaturen der Umschließungsbauteile möglichst von der gleichen Größenordnung wie die Lufttemperatur sein soll, ist der große und tragische Irrtum in der Hygiene. Die Lehrmeinung fußt noch auf der scheinbaren Behaglichkeit, die auch von GRANDJEAN postuliert wird, unsere Forderungen beruhen jedoch auf Untersuchungen im Strahlungsgleichgewicht.

Aus den Untersuchungen kann die allgemein gültige Regel abgeleitet werden, daß für den unbekleideten Körper die konvektive Entwärmung in einem Strahlungsgleichgewicht am günstigsten ist und für den bekleideten Körper eine Strahlungsklimatisierung in einem niedrigeren Bereich gewählt werden muß. Der Gradient der strahlenden Entwärmung ist die raumklimatische Belastung.

Die strahlende Entwärmung wird durch die Potenz der Zeit zum großen Feind der Gefäße. Keiner der potentiellen Faktoren der Hypertonie, und es gibt viele, zeigt bei Veränderung solche Blutdruckdifferenzen wie die strahlende Entwärmung, sie unterhält die Ökonomiestörungen im Kreislauf, die neurozirkulatorische Dystonie, die Dyskrasie, die Veränderungen im Substratstoffwechsel und die Chronizität.

Es ist das große Versäumnis in der Hygiene und in den Institutionen des Gesundheitswesens, alle diesbezüglichen Untersuchungen zu ignorieren.

Die Prüfung der thermischen Umwelt an der Behaglichkeit des Gesunden führt zu Fehleinschätzungen, es sind auch Messungen an Probanden vorzunehmen, die nicht mehr alles tolerieren können.

Ein Beispiel soll dies erläutern:

Ein 68jähriger Patient leidet seit 11 Jahren an einer Claudicatio intermittens, er hat einen Dekubitus zwischen der 4. und 5. Zehe, er hat keine Fußpulse, die maximale Gehdistanz mit Schmerzen beträgt 70 Schritte, der Blutdruck ist unauffällig. Das Rheogramm zeigt bds. nur geringe Durchblutungswellen mit Seitendifferenz. Nach Acetylcholin i. a. zur Öffnung der Gefäße verschwinden die systolischen Wellen im Rheogramm und der Blutdruck erhöht sich auf 220/100 mm Hg.

Erst durch das Strahlungsgleichgewicht wurde eine Besserung erreicht. Durch 7 Wochen wurde täglich 1 Stunde das Strahlungsgleichgewicht angewendet, es kam zum Abheilen des Dekubitus, zur Schmerzfreiheit in Ruhe, Senkung des Blutdruckes auf 140/100 und zu längeren schmerzfreien Gehstrecken:

nach 10 Anwendungen 300 Schritte
nach 25 Anwendungen 600 Schritte
nach 30 Anwendungen 900 Schritte
nach 35 Anwendungen 1200 Schritte

Deshalb plädiert der Verfasser so sehr dafür, Therapien in das Strahlungsgleichgewicht zu verlegen. Jeder soll ein kleines Tepidarium daheim haben. Durch diese Einrichtung werden auch Gefäßprozesse verhindert. Es besteht überhaupt kein Zweifel, daß durch diese häusliche und tägliche Entspannung die Hypertonie verhindert und auch später noch normalisiert werden kann.

Wenn also derartige Probleme so lösbar geworden sind, dann dürfte es Fragen nach der Wirtschaftlichkeit überhaupt nicht mehr geben.

Derartige Tepidarien in der Größe von Breite 1 m, Länge 2 m und Höhe 185 cm aus elektrisch beheizten Isolierplatten könnten fabriksmäßig hergestellt werden. Das Tepidarium aus Platten kann mobil aufgestellt werden, nach dem Gebrauch entweder stehenbleiben oder auf einfache Weise wieder zerlegt werden. Man kann in diesem Raum liegen oder sitzen, 2 Personen haben Platz und können sich auch unterhalten. Das also ist ein Erholungs- und Entspannungsraum, die Therapie, die heute jeder daheim braucht.

In Wohnungen, in denen auch dieser Platz nicht vorhanden ist, kann aber jedenfalls der Klimaschild angewendet werden. Der Klimaschild besteht aus 2 Schalen, die zusammen einen Hohlzylinder ergeben, in dem man sitzt. Die Warmluft wird ebenso wie beim Tepidarium durch kalte Luft, die von oben einfällt, verdrängt, so daß eine konvektive Entwärmung in einem Strahlungsgleichgewicht gegeben ist.

Die kombinierte Außenmauerheizung und die Niederstrahlungsklimatisierung haben jedoch auch eine wirtschaftliche Bedeutung von größter Tragweite.

Die Energieversorgung kann im nächsten Jahrhundert nur sichergestellt werden, wenn die Effizienz der Energie auf etwa das 10fache erhöht

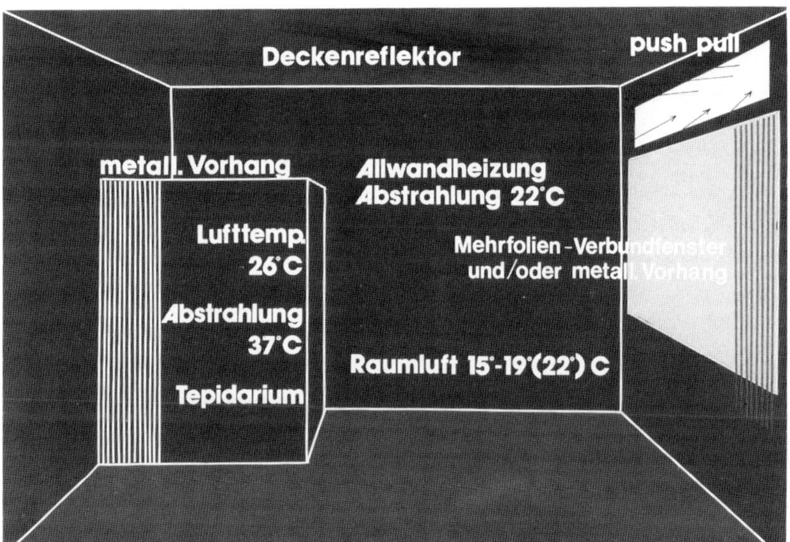

Abb. 9: Ein strahlungsklimatisierter Wohnraum mit Tepidarium

wird. Da die billigen Ölquellen bis dahin versiegen werden, muß nach und nach eine Umstellung der Ölfeuerungen auf Elektroheizungen erfolgen. Bei gleichzeitiger Nutzung der Sonnenenergie durch Fenster-Kollektoren sinkt der Energieverbrauch bei der Raumheizung auf etwa $^1/_{10}$, wenn eine Außenwandheizung oder eine Niederstrahlungsklimatisierung verwendet wird.

Selbst wenn man hier also einen epochalen hygienischen Fortschritt verhindern wollte, wird man aus wirtschaftlichen Gründen dazu gezwungen sein. Der Wärmeverlust über die Außenmauer muß durch Isolierung und Reflexion praktisch auf Null herabgedrückt werden, über Fenster-Kollektoren muß Energie gewonnen werden.

6. Der hygienische Gemeinschaftsraum

Jeder Mensch hat Anspruch auf Lebensbedingungen, die ihm eine optimale Gesundheit sichern. Diese Aufgabenstellung im Humanprogramm wird nicht einmal im Kindergarten und Klassenzimmer erfüllt. Sind doch gerade dies die „heißen Stellen", von denen Virusepidemien ihren Ausgang nehmen. Jedes Jahr, wenn die Heizungen in Betrieb genommen werden und die erforderliche Lufterneuerung nicht mehr möglich ist, da die Luft selbst Wärmeträger ist, beginnen die grippalen Infekte, häufen sich und breiten sich aus, so daß der Schulbesuch und der Lehrbetrieb beeinträchtigt werden. Auch in Betrieben wird der Krankenstand hoch. Gerade durch diese „banalen Infektionen" wird die Krankenkasse sehr belastet. Der wirtschaftliche Verlust ist durch diese Ausfälle größer als durch andere ernste Erkrankungen. Dazu kommt aber, daß die Folge dieser banalen Infekte die chronische Bronchitis ist.

Die Statistiken der Social Security der Vereinigten Staaten zeigen, daß der Symptomenkomplex der Emphysembronchitis als Ursache von Invalidität nach den Gefäßerkrankungen an zweiter Stelle steht. Nach neueren Berichten steigt die Sterblichkeitsrate an und verdoppelt sich nahezu in jeder Fünfjahresperiode (BURROWS). Infolge der unterschiedlichen und sich verändernden Erreger ist ein immunologischer Weg in der Bekämpfung der Respirationsinfektionen durch Schutzimpfung nur in einer Gruppe und nicht allgemein wirksam, er kann die Virusdurchseuchung nicht verhindern.

Auch unspezifische Maßnahmen zur Stärkung der Abwehr helfen nichts, es bleiben auch die Spitzensportler nicht davon verschont. Erst nach der Immunisierung der Bevölkerung fallen die Krankheitsfälle, eine zurückbleibende Bronchitis kann dann in der wärmeren Jahreszeit mit höherer absoluter Feuchtigkeit abheilen.

Die Sanierung der „heißen Stellen" ist jedoch die beste Prophylaxe. Die Luft derartiger Gemeinschaftsräume muß mehrmals in der Stunde erneuert werden. Die Untersuchungen von CHARNLEY in WRIGHTINGTON beweisen, daß unter Lüftungsmangel die Kontamination sehr stark zunimmt und dies trotz gefilterter und ultraviolett bestrahlter Luft. Wenn aus solchen Untersuchungsergebnissen und dann gegen besseres Wissen keine Konsequenzen gezogen werden, dann hat eben der Mensch keinen Anspruch auf Lebensbedingungen, die ihm eine optimale Gesundheit sichern. Die mehrmalige Lufterneuerung in der Stunde ist bei einem größeren Kollektiv noch aus einem anderen Grund erforderlich. Der Mensch atmet stündlich bei sitzender Beschäftigung 500 l Luft aus und braucht zur Verdünnung der Kohlensäure auf Normwerte 15 m^3 Frischluft.

Übersäuerte Räume sind keimfördernd. Auch nimmt die Konzentrationsfähigkeit ab, und ab einer im Einzelfall variablen Grenze resultieren daraus mehr Fehler; an der Maschine steigt das Risiko. Die ausgeatmete Kohlensäure soll also auf etwa Naturwerte verdünnt werden; dies setzt eine Strahlungsklimatisierung voraus, denn solange die Luft Wärmeträger ist, geht es nicht, da doch mit der öfteren Lufterneuerung auch die Wärme entweicht.

Ein besonderes Problem ist die Klimatisierung und Konditionierung in einem Krankenhaus. Wer das Unglück hatte, während einer Heizperiode im Krankenhaus zu liegen, kennt die Qual. Die Zunge klebt am Gaumen, die Nasengänge verkrusten, der Rachen brennt, der Schleim wird klebrig und zähe, der Husten bringt keine Erleichterung, die Zilien verkleben, die Azini verstopfen sich, der Sekretstrom wird viskös und die natürliche Bronchialtoilette erlahmt. Eine gewisse Feuchtigkeit muß der Luft zugesetzt werden, so daß diese allgemein 60% und 70% und in Krankenzimmern für Bronchitiker auch mehr beträgt. Die Luft muß zentral aus einem günstigen Bereich angesaugt, aufgewärmt und dann entsprechend hoch befeuchtet werden. Diese Luft ist über ein Verteilersystem in jedes Krankenzimmer zu bringen. Entweder über diese Verdrängungsbelüftung oder über eine zusätzliche Zwangsbelüftung, wobei am besten ein vertikaler Luftstrom ist, muß die Luft des gesamten Gebäudes mehr als einmal in der Stunde erneuert werden. Zur Beheizung wird sich wohl eine Umschließungsheizung einschließlich der Fenster am besten eignen. Die Konstruktion einer solchen Umschließungsheizung mit Ausnutzung der Sonnenenergie muß den Technikern überlassen werden. Die sogenannten „Klimaanlagen", durch welche die Luft des Raumes konserviert wird, haben den Nachteil, daß die Luft durch den Aufbereitungsprozeß nicht virusfrei wird. Im Gegenteil, es ist damit zu rechnen, daß durch diese Systeme die virale Kontamination nur gefördert wird. Dies ist anscheinend auch der Grund dafür, daß dann Unpäßlichkeiten gehäuft auftreten. In reiner, freier Luft verschwinden diese unbestimmten Krankheitsgefühle und vegetativen Störungen. Es ist also besser, wenn man die Klimatisierung von Krankenhäusern nochmals überdenkt und zu neuen konstruktiven Lösungen kommt. Unabhängig davon ist die Errichtung der Physiotherapeutischen Station auf den internen Abteilungen.

EDSTRÖM beschreibt Effets du microclimat chaud et sec chez led malades arthritiques, er behandelte rheumatische Erkrankungen 100 Tage in Räumen mit einer Lufttemperatur von 32° C und 40–45% Feuchtigkeit, diese erhöhte er dann noch. Diese Methode, die Erfolge brachte, wurde dann, so schrieb er uns, durch das Cortison abgelöst. Strahlungsklimatisierte Räume hatte EDSTRÖM allerdings noch nicht.

V. Feuchte effektive Klimate im Raum

Die Statistiken der Social Security der Vereinigten Staaten zeigen, daß der Symptomenkomplex Emphysem-chronische Bronchitis als Ursache von Invalidität bei Erwachsenen nach den Herzkrankheiten an zweiter Stelle steht.

Nach BURROWS sind die bisher verfügbaren therapeutischen Maßnahmen nicht imstande, den ungünstigen Verlauf der Krankheit aufzuhalten. Bei Patienten mit chronisch obstruktiver Bronchitis findet sich fast ubiquitär eine Überempfindlichkeit des Bronchialsystems; die größere Zahl der Patienten mit Atemwegsobstruktion ist gegen chemische wie physikalische Reize überempfindlich, auch wenn keine Allergie nachweisbar ist. Solche Reize sind alle Luftverunreinigungen, aber auch thermische Reize wie zum Beispiel Kaltluft; die gesteigerte Empfindlichkeit der Bronchialmuskulatur ist nicht selten nach einem grippalen Infekt zu beobachten. Vermehrte Schleimsekretion, bakterieller Infekt und Störungen des Reinigungsmechanismus durch Schädigung des Flimmerepithels lassen schließlich das Bild der chronisch obstruktiven Bronchitis entstehen, so die Ausführungen von ULMER.

Die Anfälligkeit gegen Bronchialirritantien kann möglicherweise durch eine Erbanlage für Mukoviszidose beeinflußt werden. Es ist bemerkenswert, daß die Klimatherapie von den hier genannten Autoren nicht einmal erwähnt wird und über die Wirkung medikamentöser Behandlung fast gegensätzliche Ansichten geäußert werden.

BURROWS hebt jedoch die Notwendigkeit von Wasserdampfinhalationen hervor.

Antibiotika, Glukokortikosteroide, Katecholaminabkömmlinge, Disodium cromoglicicum, Dosieraeorosole mit Bronchodilatatoren und Mukolytika können die Progression des Leidens nicht vermeiden. KRAMMER begründete jedoch die Aerotherapie der chronischen Bronchitis.

Ein großer Teil der Bevölkerung leidet heute bis zu einem gewissen Grad an chronischer Emphysembronchitis, keiner von diesen weiß aber, wann sein Leiden begonnen hat und wie es sich entwickeln wird. Man spricht bereits von einer Volksgeißel.

Kinder, die in verunreinigter Luft leben, sind gefährdet.

Die Frühbehandlung der Bronchitis ist für das spätere Schicksal der Patienten entscheidend.

Die Verantwortlichen im Gesundheitswesen haben bisher nichts zur Bronchialhygiene unternommen. Aber es gibt hier keine Entschuldigung.

1. Aerotherapieräume in Lainz

Von 1946–1948 wurden in den Aerotherapieräumen mehr als 950 Patienten hauptsächlich wegen chronischer Bronchitis behandelt. Aus baulichen Gründen wurde diese Station wieder aufgelassen, da durch die Kondensation der Feuchtigkeit an den Wänden die Mauern stark beschädigt wurden; die Wände waren unbeheizt.

In den Aerotherapieräumen wurden Temperatur und Feuchtigkeit nach den Kurven eines „Klimarezeptes" gesteuert. Eine Lufttemperatur von 27°C und eine relative Feuchtigkeit von 90% haben sich als besonders wirksam erwiesen. Da aber das optimale Milieu für die Behandlung der Luftwege bei dauernder Einwirkung eine Kreislaufbelastung darstellt, so mußte die Zeit des Aufenthaltes in einer solchen „klimatischen Stoßzone" abgestimmt werden. Die Patienten blieben einige Wochen auf dieser Station, viele konnten nach 6 Wochen geheilt oder doch wesentlich gebessert entlassen werden. Vor der Entlassung erfolgte noch eine Akklimatisation und Nachuntersuchung, Zwischenfälle gab es keine (Vorstand Prim. Dr. H. KRAMMER).

Für strahlungsklimatisierte Klardampfräume eignet sich überdies das Verfahren von Badeinspektor BLOCH in Elberfeld:

Durch einen besonderen Aufbau leitet man ständig frische heiße Luft an verschiedenen Stellen durch heißes Wasser, welches kaskadenartig von Schale zu Schale niederplätschert und zerstäubend die heiße Luft mit Feuchtigkeit sättigt. Bei diesem Vorgang bleibt die Luft klar und ist bei 42–45°C zu 95% gesättigt.

2. Das Sättigungsdefizit beseitigen

Wir haben 1000 Bronchitiker karteimäßig erfaßt und befragt. Sie geben übereinstimmend an, daß die meistens sehr intensive antibiotische und sonstige medikamentöse Therapie keinen bleibenden Erfolg hatte; sie leiden seit vielen Jahren an Bronchitis und die Beschwerden nehmen zu.

Die chronische Bronchitis ist eine progrediente Erkrankung und zu einer Volksgeißel geworden. Nach Berichten steigt auch die Sterblichkeitsquote und verdoppelt sich nahezu in jeder Fünfjahresperiode (BURROWS).

Die Chronizität ist eine Folge der Konstitution, der Lebensgewohnheiten und der Umweltfaktoren, wobei die Technik maßgeblich beteiligt ist. Sie zerstört Lebensbereiche, anstatt, wie sie es könnte, solche aufzubauen. Die Technik entwickelt sich ihrer selbst willen, es wird ihr kein sinnvolles Ziel vorgezeigt, hier versagt unsere Gesellschaft.

Die Verbrennung riesiger Vorkommen von gasförmigen, flüssigen und festen Stoffen zum Zwecke der Energiegewinnung – selbstverständlich ein primitiver und heute falscher Weg – reichert über Ballungsgebieten, die sich sehr rasch erweitern, die Luft mit Gasen, Säuren und Schwebstoffen derart an, daß nicht nur vorübergehend Spitzenwerte, sondern auch Durchschnittswerte erreicht werden, die schon den Toleranzbereich beim Gesunden und noch viel mehr beim Kranken weit übersteigen. Die Bronchialirritantien übersteigen jedes Maß, aber auch die endogene Reizbarkeit nimmt durch Sensibilisierung zu.

Die chronische Bronchitis hat verschiedene Ursachen, doch sind hier 4 Gruppen herauszufinden:

1. Bronchialirritantien
2. Keime
3. Austrocknung
4. Endogene Reizbarkeit (Konstitution)

Die natürliche Befeuchtung der Schleimhäute erfolgt beim Gesunden durch die Kondensation der Feuchtigkeit beim Ausatmen der gesättigten Alveolarluft. Bei chronischen Entzündungen der Schleimhaut funktioniert diese Befeuchtung nicht mehr, das hohe Sättigungsdefizit der Einatmungsluft kann nicht beseitigt werden. Wenn eine chronische Bronchitis bereits vorhanden ist, dann ist eine höhere absolute Feuchtigkeit, wie sie durch den Klardampfinhalator erzeugt wird, eine unabdingbare Voraussetzung für die Effizienz einer medikamentösen Therapie.

Die infolge Heizungen zirkulierenden Luftmassen sind die Träger der Bronchialirritantien mit Keimen, die durch die Lunge, die gleichsam als Staubsauger arbeitet, angesaugt und dann nach Abgabe der elektrischen Ladung, die das Schweben begünstigt hat, ausgefiltert werden; je nach der Arbeitsbelastung sind dies 0,5–2 m^3 Luft in der Stunde. Dies soll auch durch die natürliche Bronchialtoilette wieder entfernt werden, doch ist visköses Sekret nicht mehr so transportabel. Der Bronchialraum ist eine Verdunstungskammer, in welcher diejenige Wassermenge abgedunstet wird, die erforderlich ist, um die Differenz von der absoluten Feuchte der Einatmungsluft auf die gesättigte Alveolarluft zu decken. Damit ist also der Wirkungsgrad der Einatmungsluft auf den Bronchialbaum durch die absolute Feuchtigkeit der Luft bestimmt und der Wasserhaushalt der Schleimhaut auch von ihr abhängig. Die Feuchtigkeit muß im molekular dispersen Zustand sein, im flüssigen Aggregatzustand des Nebels ändert sich auch die Wirkung. Nebel irritiert die Schleimhaut, führt zu Abwehrreflexen, die wieder den Strömungswiderstand erhöhen. Kalter Nebel, der durch Aerosolgeräte erzeugt wird, ist abzulehnen. Die Alveolarluft hat etwa 45 g H_2O/m^3 Luft. Um den Gesamtbedarf zu decken, muß die Schleimhaut im Winter täglich 500 cm^3 in Ruhe und mehr als 1000 cm^3 bei Arbeit abdunsten. Gesunde Schleimhäute können dies, kranke jedoch nicht. Die Befeuchtung gesunder Schleimhaut wird auch durch die Kondensation bei der Ausatmung erreicht. Zur Prophylaxe wird daher allgemein die Absenkung der Temperatur des Wohnraumes genügen, bei der Therapie der chronischen Bronchitis ist jedoch das hohe Sättigungsdefizit der Grund für das Versagen sonstiger Therapie. Staubaerosole entfeuchten die Luft, so daß Heizungen, die die Konvektion der Wärme nützen, wie also Zentralheizungen, von Bronchitikern nicht mehr vertragen werden. Ein lufthygienischer Raum ohne Milben und Textilstaub schützt vor Bronchitis, denn die antibiotischen Aerosole treffen kaum die exogenen Ursachen, führen zu Erregerumformung, Erregerwechsel, Resistenz und Allergie, so daß das Antibiotikum nicht mehr hilft, wenn es am notwendigsten gebraucht wird. Trotz der bakteriologischen Beweislast ist jetzt die chronische Bronchitis mehr zu einem virologischen Problem geworden, das Antibiotikum steht hier vor einer hoffnungslosen Aufgabe. Die Lungenöffner haben nur eine palliative Kurzwirkung, führen zu Gegenregulationen und zur Reaktionsperiodik; die Applikation von Dosieraerosolen übt die Abwehrreflexe, sensibilisiert und erhöht die endogene Reizbarkeit. Mit zunehmender Verschlechterung wird verständlicherweise immer mehr nach ihnen verlangt. Dieser Teufelskreis kann nur unterbrochen werden, wenn das dauernde Sättigungsdefizit lange genug beseitigt wird. Nebel, Aerosol und kondensierter Dampf sind selbst Ursachen chronischer Bronchitis, die Größenordnung der Teilchen in molekularer Dispersion und von Nebel verhält sich wie $1:10^9$. Der Klardampfvergaser erzeugt gesättigte Luft in molekularer Dispersion und kann auf Temperaturen zwischen 35 und 45°C eingestellt werden, so daß die absolute Feuchtigkeit über der der Alveolarluft liegt. Überdies hat er eine Vorrichtung zur kontinuierlichen und dosierten Abgasung ätherischer Öle. Dies also ist eine Alternative zur bisherigen unzureichenden Behandlung chronischer Bronchitis.

Von besonderer Problematik ist die Behandlung der spastischen Emphysembronchitis, da die Belastung im kleinen Kreislauf durch die Strukturveränderung der Lunge, hauptsächlich die Verminderung der Alveolarfläche, zur Ausbildung des Cor pulmonale führt. Die Rechtsinsuffizienz erfordert unbedingt unter der Äquivalenttemperatur von 49 zu bleiben, doch braucht die Schleimhaut viel Feuchtigkeit. Ein Beispiel: Die Außenluft bei 0°C ist mit 4,88 g H_2O/m^3 gesättigt, die Raumluft hat etwa die gleiche absolute Feuchtigkeit. Da die Alveolarluft aber 45 g H_2O/m^3 hat, muß die Differenz von 40 g H_2O/m^3 von der Schleimhaut abgedunstet werden. In Ruhe hat der Mensch einen Tagesbedarf von 10 m^3 Luft, bei Arbeit steigert sich der Bedarf bis auf das Vierfache. Die Schleimhaut muß daher, um die Luft auf Alveolarbedingungen vorzubereiten, im Winter 400–1600 g H_2O abdunsten. Dieser Flüssigkeitsverlust führt bei entzündeten Schleimhäuten zur Austrocknung. Zur Behandlung der chronischen Bronchitis ist eine Anreicherung der Raumluft mit Feuchtigkeit in molekularer Dispersion unerläßlich.

Höhere absolute Feuchtigkeit im Raum und noch höhere in der Bereitung durch einen Klardampfinhalator, wobei auch Dämpfe ätherischer Öle beigemengt sind, führen bei langzeitlicher und methodischer Anwendung zur Abheilung der chronischen Bronchitis oder doch zu einer beruflichen und gesellschaftlichen Rehabilitation.

Untersuchungen zeigten, daß durch eine Überfeuchtung und leichte Überwärmung der Schleimhaut die Phagozytose außerordentlich angeregt wird, so daß zunächst die natürliche Abwehr verstärkt wird. Die Bronchialtoilette durch Wiederherstellung der Funktion des Flimmerepithels und Verflüssigung des Sekretes ist eine weitere Voraussetzung, um eine Sanierung zu erreichen. Das respiratorische Epithel wird nicht nur

Feuchte Raumklimate ohne Kreislaufbelastung für Bronchitiker:

1. Niederstrahlungsklimatisierter Raum Abstrahlungstemperatur 22° C
   a) mit Wanddeckenheizung
   b) mit Wandbodenheizung
   Lufttemperatur 17° C
   Luftfeuchtigkeit 16 mmHg

2. Klardampfzelt für den Kopf
   Lufttemperatur 27–32° C
   Luftfeuchtigkeit 25–30 mmHg

3. Klardampfinhalationen
   Lufttemperatur 37–39° C
   Luftfeuchtigkeit 45–50 mmHg

4. Klimakammer
   Luftverdünnung entsprechend 4000 m Höhe
   Lufttemperatur 17° C
   Luftfeuchtigkeit 16 mmHg

4. Der Klardampfinhalator

Höhere absolute Feuchtigkeit in molekularer Dispersion mit einem Dampfdruck von 40–50 mmHg ist wohl die wichtigste schleimlösende Substanz.

Die Anwendung scheiterte bisher an einem entsprechenden Inhalationsgerät, das sich auch jeder anschaffen kann. Wasserdampf aus einem Topf oder aus dem Bronchitiskessel ist ein Gemisch von Wassertröpfchen, Nebel und Feuchtigkeit in verschiedenen Dispersionen, die Inhalationstemperatur ist auch nicht einstellbar. Bei der Inhalation ist man überdies gezwungen, gleichzeitig ein Gesichtsbad zu nehmen, auch die Haare werden feucht.

Es ist ein alles entscheidender Unterschied, ob Dampf im gasförmigen oder im flüssigen Aggregatzustand der Schleimhaut angeboten wird.

Der Klardampfinhalator liefert Luft, die thermisch einstellbar und mit Feuchtigkeit in molekularer Dispersion gesättigt ist. Der Verfasser erhielt 1956 das österr. Patent Nr. 195 028 für den Klardampfinhalator, ein Inhalationsgerät für mittels eines elektrischen Dampfentwicklers erzeugte, wasserdampfgesättigte Inhalate, ... in welchem die Luft, ... an dem Mantel des elektrisch beheizten Wasserbehälters aufgeheizt und die so aufgeheizte Luft mit Feuchtigkeit ... hoch gesättigt und im Weiterströmen ... in der Temperatur gesenkt wird, wobei die Temperaturregelung ... über einen Thermostaten erfolgt. Solche Geräte wurden auch gebaut und an verschiedenen Stationen zur Behandlung der chronischen Bronchitis mit Erfolg eingesetzt. Der Nachteil dieses Gerätes besteht jedoch in der aufwendigen thermostatischen Regelung auf eine bestimmte Temperatur. Untersuchungen haben ergeben, daß Bronchitiker, die gleichzeitig Asthma bronchiale haben, eine niedrigere Inhalationstemperatur benötigen als andere und jeder sein eigenes Temperaturoptimum empfindet.

Es besteht daher die Notwendigkeit, jede gewünschte oder verordnete Temperatur zwischen 30 und 45°C einstellen zu können.

Der Klardampf muß also thermisch in diesem Bereich einstellbar sein. Mit Feuchtigkeit gesättigter Dampf hat bei 40°C einen Dampfdruck von 55,3 mmHg oder 50,89 gH_2O/m^3. Bei einer Änderung der Temperatur des Klardampfes um 1°C ändern sich auch ungefähr Dampfdruck und absolute Feuchtigkeit um den gleichen Wert.

Der neue Klardampfinhalator, den der Verfasser konstruiert hat, ist nun eine einfache Lösung der medizinischen Forderung nach Einstellung der Klardampfinhalation auf jede gewünschte oder verordnete Temperatur, so daß das Gerät nun genügend billig in der Herstellung und praktikabel in der Anwendung ist. Die Temperaturregelung erfolgt nicht mehr über einen Thermostaten, sondern über einen einfachen Mechanismus. Durch das Ausziehen und Ineinanderschieben der beiden Inhalationsrohre sinkt und steigt die Inhalationstemperatur.

Der Klardampfinhalator hat nun auch eine Vorrichtung zur kontinuierlichen Abgasung ätherischer Öle, also einen Behälter für die ätherischen Öle über dem Wasser im heißen Wasserdampf. Durch Rain out des Wasserdampfes wird die Luft gereinigt. Es ist von Bedeutung, daß gereinigte und vor allem nicht durch Motoröl verunreinigte Luft inhaliert wird.

Inhalationsgeräte, bei denen die Luft einen Motor passieren muß, sind abzulehnen.

Die Behandlung der chronischen Bronchitis und der spastischen Emphysembronchitis erfordert physiologisch und biologisch begründete Inhalationen, denn das Ziel ist die funktionelle Wiederherstellung der Bronchialtoilette durch das Flimmerepithel und die Bakterizidie der Schleimhaut.

Klimate für Bronchitiker sind natürlich vorgezeigt, wie zum Beispiel Madeira mit einer ziemlich gleichbleibenden Temperatur von 24°C und hoher absoluter Feuchtigkeit, nur monate- und jahrelange Aufenthalte führen zu einer Änderung der allergischen Reaktionen, wenn diese Allergene fehlen. Auch die Luftdruckveränderungen haben oft nur vorübergehende Wirkungen, sehr günstig sind jedoch Schönwetterperioden.

Die antibiotische Behandlung ist nur sinnvoll, wenn eine bakterielle Infektion vorliegt, gegen die Chronizität ist sie jedoch unwirksam. Gerade das aerosolierte Antibiotikum reizt die Schleimhaut und macht Allergien, die man nicht voraussehen kann. Dies trifft besonders bei der spastischen Bronchitis zu. Wir haben nun einen neuen Weg beschritten:

In den vereinigten Laboratorien des Apothekervereins in Wien wurde eine hohe antibiotische Wirkung bei der Verdampfung von Peloidin-Mikromooröl festgestellt. Diese Untersuchungen wurden von REINHART durchgeführt.

Eingehängte Kulturplatten, die mit verschiedenen Stämmen geimpft sind, werden, wie nachstehende Tabelle zeigt, im Klardampf bei 37°C und 100% Feuchtigkeit steril, wenn dem Inhalt 10% Peloidin-Mikromooröl zugesetzt wird; die Lösung besteht dann aus 1 Teil Mikromooröl und 10 Teile Wasser. JEKEL beschreibt das Mikromooröl in folgender Weise:

Das Präparat „Peloidin Mikromooröl" von Dr. W. KOSMATH stellt ein Eluat vor. Die leicht gelb gefärbte Flüssigkeit zeigt gegen Lakmus eine neutrale Reaktion, ist im Wasser in jedem Verhältnis mischbar, stellt also kein Öl im üblichen Sprachgebrauch vor und besitzt ein spezifisches Gewicht von 1,06 bei 15° C. Der Abdampfrückstand ist gering, der Kaliumpermanganat-Verbrauch beträgt je 1 g 16,4 mg $KMnO_4$. Die Gesamtmenge an organischen Stoffen, die aus dem verarbeiteten Moorstoff stammen, wurde zu 540 mg Kaliumpermanganat-Verbrauch je 1 g Präparat gefunden. Es handelt sich demnach bei diesem Präparat um ein Erzeugnis, welches Moorinhaltsstoffe in einem dazu geeigneten Lösungsmittel enthält. Die Lösung ist als ein Konzentrat zu bezeichnen und enthält keine Stoffe, die vom chemischen Standpunkt für den Menschen schädlich sein könnten.

	1	2	3	4	5	6
5 min	+	+	+	+	+	+
10 min	+	+	+	+	+	+
15 min	+	+	+	+	+	+
20 min	–	+	–	–	–	+
25 min	–	–	–	–	–	–

1 = Staphylococcus pyogeneus aureus
2 = Bacterium coli communis
3 = Streptococcus pyogeneus anhämolyticus
4 = Micrococcus catarrhalis
5 = Diplococcus lanteolatus Typ I (Pneumokokkus)
6 = Bazillus subtilis

Nach 25 Minuten sind also die eingehängten Kulturplatten steril. Peloidin-Mikromooröl ist ein abdampfbares, antibiotisch sehr wirksames Präparat, es verursacht keine Allergien und ist daher ein gutes Mittel gegen die chronische auch spastische Bronchitis, wenn es dem Inhalat für Klardampfinhalationen zugesetzt wird. Die wässerige Lösung beträgt dann 1 : 10.

WAITZ hat vor 100 Jahren die Schwefelinhalationen in Bad Nenndorf eingeführt. Der deutsche Arzt verordnete Patienten mit Erkrankungen der Bronchialwege in den folgenden Jahren mit Erfolg derartige gasförmige Inhalationen. Die Inhalation von schwefelwasserstoffreicher Luft wird noch in Aachen, Landeck, Weilbad u. a. durchgeführt.

KOSMATH hat gemeinsam mit JEKEL den Schwefelwasserstoffgehalt in den Anlagen von Baden bei Wien, Bad Deutsch-Altenburg und in Bad

Wiessee am Tegernsee gemessen. GERKE hat in Gastein eine „Badeklimaforschung“ gegründet und gemeinsam mit KOSMATH zuerst Messungen des Radongehaltes durchgeführt.

GERKE ist leider nach dem 2. Weltkrieg aus dem Leben geschieden, doch KOSMATH und JEKEL entwickelten später Präparate, die wir auf der 1. Med. Abt. des Altersheimes Lainz gebrauchten.

Vaporsan enthält nur natürliche und naturreine, biologisch wirksame ätherische Öle, die sich bereits bei der Behandlung chronischer Bronchitis bewährt haben und auch klinisch empfohlen sind:
Oleum Terebinthinae, das ätherische Öl von Pinusarten –
Oleum Picae, das Öl aus Fichtennadeln –
Oleum Pini pumilionis, das Öl aus Latschenkiefer –
Oleum Eukalypti, das Öl aus den Blättern des austral. Baumes –
Oleum spicae, ein ätherisches Öl einer Lavendelart –
Thymian
Rosmarin

Die bakterizide Wirkung wurde von WILDE nachgewiesen, er hat diese Untersuchungen im „Zentralblatt für biol. Aerosolforschung“, Heft 2/1964, Seite 126, veröffentlicht:

Oleum Pini pumilionis:	Bacterium Proteus vulg.
	Staphyll. albus
	Strept. faecalis
	Bacterium coli
Oleum Eucalypti:	Strept. anhaem.
	Strept. vergrünend
Oleum Thymi:	Strept. faecalis
	Bacterium coli

Ein Präparat, das als aktive Substanzen Camphora, Menthol, Oleum Eukalypti, Oleum Terebinth., Oleum Pini pum. et silv. enthält, wurde von ERTL, WEIRER, ZANKL an der Abteilung für Lungenkranke des Landeskrankenhauses Graz (Vorstand: Prim. Dr. Ernst ZAHLBRUCKNER) überprüft, die Ergebnisse wurden in „Der Praktische Arzt“, Heft 304/1972, veröffentlicht: Bei 91 Patienten mit chronischer und auch spastischer Bronchitis war in 80 Fällen ein positiv zu wertender therapeutischer Effekt festzustellen. Nebenwirkungen traten nur in 2 Fällen auf, und zwar in Form einer Hautrötung und in einem dieser beiden Fälle mit Anstieg der Eosinophilen von 2 auf 6%.

Auch auf der 1. Med. Abt. des Altersheimes Lainz (Vorstand: Prim. Dr. Hans KRAMMER) wurden sowohl Peloidin Mikromooröl als auch Vaporsan bei sehr vielen Patienten und durch lange Zeit mit chronischer und auch spastischer Bronchitis im Klardampf angewendet, wobei mit wenigen Ausnahmen immer eine sekretolytische und sekretomotorische Wirkung festzustellen war.

Es wurden keine Nebenwirkungen beobachtet.

Auf dieser Abteilung wurde auch ein langzeitlicher Versuch bei einer größeren Zahl von Patienten mit chronischer Bronchitis durch ein Breitband-Antibiotikum durchgeführt; hier konnten keine positiven Ergeb-

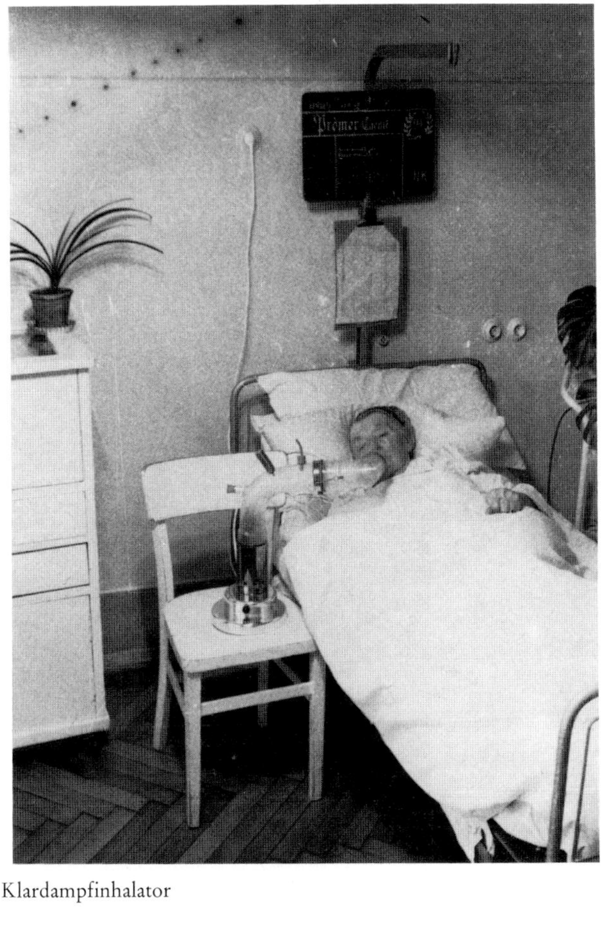

Abb. 10: Klardampfinhalator

nisse gesehen werden. Ohne Beseitigung des Sättigungsdefizites und die physikalische Bronchialtoilette durch Klardampf ist eine Therapie der chronischen Bronchitis gar nicht möglich, daran muß sie scheitern.

Der Schwerpunkt der inneren Schutzvorrichtungen liegt am Flimmerepithel, an der Phagozytose und Bakterizidie einer gesunden Schleimhaut; diese Tätigkeiten werden aber durch Klardampf sehr deutlich angeregt.

Eine Rehabilitation der spastischen Emphysembronchitiker ist allerdings nur durch eine Langzeitbehandlung erreichbar, bei grippalen Infekten droht immer eine Verschlechterung, so daß also die häusliche Behandlung mit täglichen Klardampfinhalationen zur physikalischen Bronchialtoilette notwendig ist.

Die chronische Bronchitis ist heute nicht nur durch exogene und zum Teil auch endogene, sondern auch durch iatrogene Gründe verursacht.

Die fast schon routinemäßige Verordnung eines Antibiotikums führt zu Allergie, Resistenz, Erregerumformung und Erregerwechsel und hat keine Chance.

Der Klardampfinhalator*), der sich seit über 20 Jahren bewährt hat, wurde nun vom Verfasser technisch wesentlich vereinfacht; es erfolgt die Temperaturregelung nicht mehr durch einen Thermostaten, sondern durch einen einfachen Mechanismus. Durch diesen kann nun jede gewünschte und verordnete Temperatur eingestellt werden.

Erfahrungsgemäß ist es besser, daß Asthmatiker bei einer Temperatur zwischen 32 und 37°C inhalieren, die übrigen Bronchitiker vertragen Temperaturen auch über 37°C.

Durch frühe Therapie der Bronchitis mit Klardampfinhalationen daheim läßt sich wohl fast immer die chronische Bronchitis vermeiden. Klardampfinhalationen gehören heute zur notwendigen Hygiene.

*) Der Klardampfinhalator ist jetzt noch nicht im Handel erhältlich.

5. Entnebelung von feuchten Räumen durch Elektrisierung

Die atmosphärische Luft hat die Fähigkeit, im Verhältnis zu ihrer Temperatur Wasser im gasförmigen Zustand aufzunehmen. An Kondensationskernen und kühleren Flächen geht jedoch der gasförmige Zustand des Wassers in den flüssigen beziehungsweise in Nebel über. Es ist also sehr schwierig, in Räumen nahezu mit Wasserdampf gesättigte, nebelfreie Luft bei Temperaturen, die zur kurativen Behandlung der chronischen Bronchitis bei langer Aufenthaltsdauer notwendig sind, zu erreichen. Die Fähigkeit der Luft, Wasserdampf im gasförmigen Zustand zu halten, wird, und das ist sehr wichtig, proportional zur Spannungshöhe einer künstlich der Luft aufgedrückten elektrischen Ladung erhöht. Sie wird weiterhin durch das in dem Luftgemisch herrschende Potentialgefälle beeinflußt. Je höher die Unipolarität gegeben ist, desto größer auch hier die Wirkung.

BARTHEL konnte dies durch Verwendung der Kugelform bei der diesem Verfahren der Luftionisation durch Elektrisierung zu Grund liegenden Apparatur in Versuchen bestätigen. Die Erhöhung der Sichtigkeit hängt von der Höhe der Spannung und des Potentials, die dem Nebelteilchen aufgedrückt bzw. gegen die Erde herrschte, ab. Während die Temperatur gleichblieb, sank das Hygrometer um ca. 15% nach Einsetzen der Elektrisierung und der Nebel verschwand, obwohl stundenlang neues Wasser der Luft einverleibt wurde. Rechnerisch ergab sich eine Feuchte von relativ 180–200%, trotzdem war keine Nässung feststellbar, so groß also ist das Sättigungsdefizit elektrisierter Luft. Nach Abschaltung der Stromquelle trat die Nässung auf. Dies ist also ein neuer Weg, um therapeutische Räume für Bronchitiker zu installieren.

VI. Formen der Strahlungsklimatisierung

1. Die Entspannung in Arbeitspausen

Die Gesamtdauer der negativen Nachbilder verkürzt sich im Strahlungsgleichgewicht nach 20 Minuten bis auf die Hälfte der Zeit, die bei Ruhe in einem Raum ermittelt wird. Die Erholungszeiten für die sensorische Aufnahmefähigkeit werden demnach durch die Entspannung bei konvektiver Entwärmung in einem Gleichgewicht der Wärmestrahlung zwischen dem Körper und seiner Umgebung wesentlich herabgesetzt. Zur Messung wurde eine Versuchsanordnung von HAIDER und WALCHER verwendet, bei der ein Auge über ein aufgesetztes Rohr mit einem inneren Sehschlitz mit Hilfe einer gleichbleibenden Lichtquelle eine bestimmte Zeit belichtet wird.

Gerade wegen der in der Regel für alle gültigen Zeit von 20 Minuten ist diese Methode der Entspannung so sehr geeignet, in einer Arbeitspause sich zu erholen, um einer Belastung entgegenzuwirken, bevor sie sich als Streß manifestiert. Durch diese intermittierte Entspannung und Erholung wird eine Leistungssteigerung erzielt, ohne die Gefahr einer Überforderung zu riskieren. Der Mangel an Entspannung ist für den geforderten Menschen zweifelsohne das größte Risiko; erst durch die dauernde Anspannung erhalten die Risikofaktoren ihre Gefährlichkeit. Das Phänomen der Häufigkeit des Infarktes ist ein nicht zu übersehendes Signal, daß der Mensch die Toleranzbereiche überschritten hat. Der Infarkt ist die letzte Konsequenz eines Lebens ohne Entspannung; große Berufsgruppen leben heute gefährlich. Unerwartet und unheimlich brechen die Katastrophen im leistungsfähigen Alter herein, die Pyramide hypertoner Erkrankungen wächst. Es ist höchste Zeit, daß wir die erreichte Lebenserwartung absichern und aus der nun neuen Situation die Konsequenzen ziehen. Es ist ein tragischer Irrtum, daß heute dies und das zur Entspannung angeboten und auch benützt wird, was nur wieder eine zusätzliche Belastung ist. Noch niemals konnte in der Sauna eine Entspannung durch Meßwerte nachgewiesen werden. Eine chemische Entspannung bleibt auf die Psyche beschränkt und ist nicht ohne Nebenwirkungen, eine echte Erholung bleibt aus. Beim Hypertoniker sind die Gefäße 2–3mal mehr beansprucht als beim Normotoniker. Der Hypertoniker fährt mit einem Schnellift etwa 70mal in der Minute auf eine Höhe von 600–900 Meter, während der Normotoniker nur auf eine Höhe von 300 Meter fährt. Die Gefäße halten die Belastung durch den Druck nur deshalb aus, weil sie elastisch und gepolstert sind. Gefäßabschnitte, die weniger gut gespolstert sind, sind für

Erkrankungen prädestiniert. Eine tägliche Entspannung durch konvektive Entwärmung auf einem strahlungsklimatisierten Liegeplatz oder in einer strahlungsklimatisierten Koje während einer Arbeitspause in der Dauer von 20 Minuten ist in Betrieben durchaus realisierbar. Man wird aus ökonomischen Überlegungen an strahlungsklimatisierten Einrichtungen, wie z.B. Kojen, interessiert sein müssen, denn durch den Kündigungsschutz kann alt gegen neu nicht mehr so leicht ausgetauscht werden. Den heutigen Menschen mit stark veränderten Lebensgewohnheiten und besonders den Risikogruppen wird nun hier eine Methode zur Entspannung und Erholung angeboten, die vor Abnützungen schützt und keinen Nachteil hat.

2. Die Entspannung vor dem Sport

Es ist ein Fehler und kann schwerwiegende Folgen haben, wenn man aus dem Streß des Alltags heraus Sport betreibt.

Der Verfasser hatte ein aufschlußreiches Gespräch mit einem Mann der Bergwacht, der an einer Loipe eine Kontrollfunktion hatte. Es ist für den Kreislauf gefährlich, unvorbereitet an den Start zu gehen, man sieht es ihnen an und sie müssen dann aufgeben, so seine Beobachtung.

Den gewöhnlichen Bedürfnissen ist der Kreislauf gut angepaßt, die lokale Gefäßregulierung reicht aus, um das Gewebe zu versorgen.

Ungewöhnliche Bedürfnisse hingegen erfordern nicht nur ein vermehrtes Herzminutenvolumen, sondern auch eine beträchtliche Aktivität der Gefäßmuskulatur. Es hilft nichts, wenn zwar das Herzminutenvolumen entsprechend der Anforderung gesteigert wird und dann der Steuerungsmechanismus der glatten Gefäßmuskulatur versagt. Das Herz kann nicht allein das Herzminutenvolumen, das bei Sportlern maximal 30–35 Liter erreichen kann, durch die Versorgungsgebiete treiben. Die arterioläre Peristaltik wird durch die rhythmische Dehnung der kontraktilen Elemente begünstigt. Wenn der Tonus der glatten Muskulatur überhöht ist, dann geht viel kinetische Energie des Blutes verloren. Durch Streß erhöht sich meistens der Tonus. Bei intensiver oder ungewohnter allgemeiner Anstrengung kann es jedoch auch zu einem Druckabfall kommen, wenn der Herzmuskel selbst nicht mehr ausreichend versorgt ist. Hier drohen dann noch Veränderungen des Substratstoffwechsels, also der Herzinfarkt.

Jedenfalls ist es riskant, nach den beruflichen Belastungen des Tages den Kreislauf zu fordern.

Die Muskeln der Gefäße werden über Kalium-Ionen gesteuert (KJELLMER), die des Herzens auch über Adenosinverbindungen (JONES, BERNE) und der enorme Durchfluß der Drüsen über Bradykinin, das unter der Mitwirkung eines lokalen proteolytischen Fermentes aus einem Globulin abgespaltet wird und ein hochwirksamer Vasodilatator ist (HILTON). Es kann aber auch eine humorale entzündliche Gefäßerweiterung mit Gewebsschaden entstehen, wobei noch andere entzündungsfördernde Wirkstoffe freigesetzt werden (FOLKOW).

Die nervale und humorale Ausgangslage entscheidet daher über den Erfolg einer Übung, eines Trainings und einer ungewohnten Anstrengung. Besondere Bedeutung haben Übung und Training in der Bewegungstherapie.

Rationierungssystem tritt in Kraft, um lebenswichtige Organe mit Blut zu versorgen.

Die Muskulatur enthält auch eine beträchtliche Menge extrazellulärer Flüssigkeit, um die adaptativen Mechanismen beim Muskelstreß zu bewältigen. Es handelt sich dann auch um eine humorale Anpassung.

Trainingseffekte werden am besten durch intermittierende Entspannung erreicht.

3. Strahlungsklimatisierte Liegeplätze statt Betten

Das Bett ist zur Behandlung chronischer Erkrankungen ungeeignet, da das Gefälle der Strahlungstemperatur zwischen dem Körper und dem Bettzeug zu groß ist. Unter ungünstigen Verhältnissen beträgt der Unterschied mehr als 7 Kelvin, das bereits bedenklich ist. Andererseits, und dies besonders während des Sommers, steigt der Dampfdruck im Bett so an, daß dadurch eine Kreislaufbelastung gegeben ist. Dies ist das Ergebnis einer Reihe von Untersuchungen, die wir auf der 1. Med. Abt. des Altersheimes Lainz durchgeführt haben.

Bei der Behandlung chronischer Erkrankungen muß das Bett durch den strahlungsklimatisierten Liegeplatz ersetzt werden; nur so kann die Zeit der Bettruhe, und dies war bis jetzt bei chronischen Erkrankungen oft eine sehr lange Zeit, therapeutisch genutzt werden.

Im Strahlungsgleichgewicht ist vor allem der periphere Widerstand wesentlich geringer als im Bett, etwa 3:4 beträgt das Verhältnis, so daß also erst hier die volle Wirkung von Strophanthin und anderer wertvoller Medikamente bei geringerer Dosierung erreicht werden kann.

Chronisch krank hat doch die Bedeutung, daß wir mit den bisher üblichen Behandlungen keine kurative Wirkung sehen. Chronisch deckt sich weitgehend mit dem Begriff resistent gegen Medikamente, sollte man nicht der Täuschung vorübergehender oder symptomatischer Besserung unterliegen.

Ein immer größerer Aufwand an Chemie zur Bekämpfung chronischer Erkrankungen ist aus verschiedenen Gründen bedenklich; gerade durch die chemische Monotherapie werden alle Chancen vergeben. Eine intermittierende Entspannung auf einem strahlungsklimatisierten Liegeplatz, der gewiß erst technisch entwickelt und vollendet werden muß, gibt dem chronisch Kranken eine völlig neue Chance mit oder ohne Medikamente zur Heilung, Heilung mit Defekt und Rehabilitation zu kommen.

Aber auch schon nach der ersten Lebenshälfte, in der sich vieles anbahnt, muß die Anwendung des Strahlungsgleichgewichtes in dieser oder anderer Form zur Routine werden.

LUEDER arbeitet zur Zeit auch an der Entwicklung eines solchen strahlungsklimatisierten Liegeplatzes. Es kann aber auch die Hälfte von einem Klimaschild über die liegende Person gegeben werden.

4. Die Physiotherapeutische Station

In der 2. Hälfte dieses Jahrhunderts hat man unter dem Eindruck des Bettenmangels die Spitalsbetten so vermehrt, daß heute auf 100 Einwohner ein Bett kommt. Und doch wurden dadurch keine Probleme gelöst, sondern neue geschaffen. Die Zahl der chronisch Kranken hat weiter zugenommen. Der Schwesternmangel zwingt zur Beschränkung der Betten oder sie werden nicht belegt. Das Problem der Finanzierung ist ungelöst. Daheim aber liegen Menschen, die vielfach noch schwerer krank sind als die, die im Spital liegen. Überdies zahlt die Krankenkasse nur einige Wochen und dann muß der chronisch Kranke das Spital verlassen, wenn er es nicht selbst zahlen kann.

Der Ausweg aus dieser Situation ist die Physiotherapeutische Station mit anschließender häuslicher Behandlung. Das ist ein langfristiges Konzept, das nur durchgeführt werden kann, wenn man guten Willens ist, die anstehenden Probleme zu lösen.

Die Alternative zum Spital für chronisch Kranke ist diese Physiotherapeutische Station für halbstationäre Intensivbehandlung. Sie ist also eine neue Form einer medizinischen Abteilung mit strahlungsklimatisierten Liegeplätzen.

Die Kapazität einer solchen Abteilung ist ein Vielfaches von einer bisher üblichen, da der strahlungsklimatisierte Liegeplatz mehrmals täglich belegt werden kann. Der Patient erhält seine medikamentöse Therapie meist im Anschluß an diese physiotherapeutische Anwendung. Die sonst nutzlos im Bett verbrachte Zeit wird therapeutisch genutzt. Gerade der Faktor Zeit belastet das Spital so sehr. Allein schon das belegte Bett, also ohne aufwendige Therapie, kostet den Spitalserhaltern täglich etwa S 1000,–. Bei im allgemeinen einstündigen Behandlungszeiten und viel größerer Effizienz ergibt sich doch eine enorme Steigerung der Auslastung von medizinischen Abteilungen für chronisch Kranke. Jede medizinische Abteilung kann durch adaptive Arbeiten in eine physiotherapeutische Abteilung umgewandelt werden.

Nach dieser halbstationären Intensivbehandlung wird der Patient in häusliche Behandlung und nicht, wie bisher, in häusliche Pflege entlassen. Daheim wird die Therapie nach den vorhandenen Möglichkeiten, die ebenfalls nach und nach ausgebaut werden müssen, fortgesetzt.

Für die Behandlung aller Formen der chronischen Bronchitis sind die strahlungsklimatisierten Liegeplätze mit Anschlüssen für Inhalationen zu versorgen. Zum Liegeplatz führt ein Schlauch zur Inhalation von Klardampf mit 45 gH_2O/m^3 und ätherischen Dämpfen.

5. Eine strahlungsklimatisierte Intensivstation

WEWALKA vom Hygiene-Institut der Universität Wien berichtet in der „Österr. Ärztezeitung" 21/1977, daß 60% aller letaler Fälle auf Intensivstationen auf die Folgen von Hospitalinfektionen zurückgehen; die Untersuchungen zeigten, daß bereits am 4. Tag des stationären Aufenthaltes bei 90% der Intensivpatienten, die eine Antibiotikaprophylaxe erhalten hatten, gramnegative pathogene Keime im Trachealsekret nachzuweisen waren, in der Vergleichsgruppe hingegen, die keine Antibiotika erhielt, bei nur 40%. Sicher ist eine Hospitalinfektion in der Intensivmedizin schwerwiegender, doch führt sie auch sonst zu einer Verlängerung des Krankenhausaufenthaltes und leider auch zum Tod des Patienten. Im Falle des Infarktes wird der hohe Stand der Technik zur Überwachung und Therapie eingesetzt, für eine wirksame Prophylaxe geschieht aber so gut wie nichts, im Falle einer Hospitalinfektion muß oft wieder zur Erhaltung der vitalen Funktionen ein großer ärztlicher, schwesterlicher und apparativer Einsatz erfolgen, für eine wirksame Prophylaxe, die doch auch viel billiger wäre, wird aber nichts getan. Diese Verspätung wirksamerer Maßnahmen beziehungsweise deren totaler Aufschub können nur mehr als Fahrlässigkeit jener Verantwortlichen bezeichnet werden, die zum Beispiel Intensivstationen errichten und einrichten. Die Voraussetzung für eine hygienische und selbst therapeutisch wirksame Intensivstation ist die Strahlungsklimatisierung. Die konvektive Entwärmung in einem Strahlungsgleichgewicht setzt die Reizbarkeit herab, entspannt die glatte Gefäßmuskulatur, vermindert den peripheren Widerstand, so daß die arterioläre Peristaltik voll genutzt und das Herz entlastet wird. Die Wirkung ist aber sicher nicht auf jene Mechanismen beschränkt, die sich leicht messen lassen, sondern umfaßt auch humorale Bereiche des inneren Milieus, das lokal so different sein kann und deshalb laboratoriumsmäßig so schwer diagnostizierbar ist. Der andere Aspekt der Strahlungsklimatisierung betrifft die Verhinderung der aerosolen Form der Kontamination aller Keime. Je öfter die Luft des Raumes vollständig erneuert wird, desto geringer ist die Gefahr einer Hospitalinfektion, wenn auch andere Hygienemaßnahmen, wie Schutz vor Tröpfcheninfektion, Verwendung von Einmalartikeln und Desinfektionen rigoros durchgeführt werden. Gerade weil die räumliche und personelle Isolation des Patienten mit noch sehr viel höheren Kosten verbunden ist, ist die stündlich mehrmalige und vollständige Lufterneuerung durch eine vertikale Strömung erforderlich.

6. Strahlungsklimatisierte Bekleidung

Der Mensch verließ die Höhlen, da er wegen der hygrischen Kälte an Arthritis erkrankte; heute lebt er in Räumen, in denen er wegen unzureichenden klimatischen Bedingungen an Atherosklerose, Rheuma und Bronchitis erkrankt.

Der kalte Körper ist ein Stressor, der nicht zur Adaptation, sondern zur Frustration führt. Bei zwar geringer Intensität aber doch sehr langer Einwirkung des Stressors und schließlich unter der Mitwirkung interferierender Faktoren kommt es zu einem schleichenden Stadium 3 nach dem Schema der allgemeinen Streßreaktion von SELYE, in welchem Schäden nicht mehr verhindert werden können. Es wird auch von den genetischen Varianten abhängen, ob die Schäden in Richtung Degeneration oder Allergie gehen, deren Repräsentanten dann Atherosklerose, Arthrose und Rheuma sind. Der Mensch hat sich also nicht auf dem Wege der Verhaltensänderung der technologischen „Adaptation" durch Heizung, Kleidung und Bauordnung von diesem Stressor befreien können.

Die strahlende Entwärmung in Richtung kalter Mauern und kalter Fenster führt bei langer Exposition zu Dyskrasie, Veränderungen des inneren Milieus und der Struktur. Oft fehlt auch die stoffwechselsteigernde Aktivität, die die Kältetoleranz anhebt.

An der strahlenden Entwärmung durch kalte Außenmauern und Fenster kann die übliche Heizung auch nichts ändern, es kommt dann nur noch zu einer zusätzlichen Belastung der Schleimhäute; der so häufige grippale Infekt durch virale Kontamination ist eine Folge.

Unsere im Winter so „behaglichen" Räume sind also nicht das, wofür sie ausgegeben werden. Eine Änderung dieser Situation ist auch in absehbarer Zeit nicht zu erwarten. Wir müssen auch andere Lösungen anbieten.

In einer adiabatisch funktionierenden Kammer wird das Strahlungsfeld des Körpers erhalten und durch neuerliche tiefe Einstrahlung ein physiologisches homogenes Wärmestrahlungsfeld aufgebaut, das thermo- und kreislaufdynamisch wirkt.

Die infrarote Mikronstrahlung hat eine große Wertigkeit, der Austausch der Strahlungswärme vollzieht sich in folgender Größenordnung:

Bei einer mittleren Hautoberfläche von 1,6 m^2 beträgt die Wärmeabstrahlung etwa 16 Kilowattstunden pro Tag, davon erhält der Körper bei günstigen Verhältnissen 14 Kilowattstunden durch Einstrahlung aus der Umwelt, die Differenz wird durch Verbrennung im Körper gedeckt. Die

Größen des Energieaustausches über die Strahlung liegen demnach um ein Vielfaches über der Größe der Verbrennung.

Wenn die mittlere Strahlungstemperatur der Umwelt einschließlich der Bekleidung um 7°C niedriger liegt als die mittlere Oberflächentemperatur der Haut, das sind dann 7 Kelvin, dann verliert der Körper mehr Strahlungswärme als er Wärme durch den Stoffwechsel erzeugt, er ist dann nicht lebensfähig. Der Mensch hilft sich durch eine Bekleidung, die Wärme absorbiert und remittiert.

Es ist jedoch vorteilhafter, kalte Mauern und Fenster durch eine die Wärmestrahlung des Körpers reflektierende Bekleidung abzuschirmen, das Wärmestrahlungsfeld dadurch zu erhalten und die Temperatur der Luft nur auf etwa 15°C zu bringen, so daß sich also der Körper konvektiv in einem Strahlungsklima entwärmt. 1°C niedrigere Lufttemperatur erspart etwa 6% Heizungsenergie.

Das viel geringere Sättigungsdefizit der kühleren Raumluft schont überdies die Schleimhaut der oberen Luftwege, so daß diese nicht austrocknen.

Kühle Raumluft läßt sich abführen, ohne daß Wärmeverluste in Kauf genommen werden müssen. Auf diesem Wege ist also eine mehrmalige und vollständige Erneuerung der Raumluft stündlich möglich.

Sobald also eine Umstellung des Raumklimas allgemein auf 15 oder 16°C erfolgt ist, werden die grippalen Infekte, die wohl jahreszeitlich die häufigsten Erkrankungen sind, sehr stark abnehmen.

Die Arbeitsmäntel, die man heute in vielen Betrieben und Berufen trägt, könnten aus Material bestehen, das auf der Grundlage der Strahlungsreflexion funktioniert.

Es liegt auf der Hand, daß so nicht nur hygienische, sondern auch versorgende Probleme gelöst werden können. Bei allgemeiner Einführung und Umstellung auf eine um etwa 5°C niedrigere Raumluft können etwa 30% der Heizungsenergie eingespart werden.

Der Schwankungsbereich der indifferenten und auch behaglichen Lufttemperaturen wird mit zunehmender Feuchtigkeit eingeengt. Die Feuchte ist der gravierende Wärmeträger und Wärmeleiter der Luft. Temperatur und Feuchte sind in der Nähe der Haut höher als in der Umgebung. Die Indifferenztemperatur im Bett liegt bei 29°C, wobei sich die Temperatur der Hüllen dieser angleicht. Die Wärme im Organismus entsteht langfristig vorwiegend durch den Stoffwechsel (chemische Regulation), doch ist nach den Untersuchungen von ROHRACHER auch eine physikalische

Wärmeproduktion vorhanden. Es handelt sich dabei um ständig vorhandene Mikroschwingungen mit einem Rhythmus von 7–11 Schwingungen pro Sekunde. Wir registrierten die Schwingungen mit Hilfe der elektrokardiographischen Verstärkung, als Überträger diente ein Schwingungsaufnehmer der Firma Philips. Die Größe der Schwingungen beträgt bei Entspannung im Strahlungsgleichgewicht zwischen 1 und 5 Mikron und nimmt außerhalb des Strahlungsgleichgewichtes und bei Spannungen zu. Es liegt nahe, die Mikrovibration als mechanische Schwingungen aufzufassen, die den Muskeltonus aufrechterhalten. Nach den Berechnungen SCHAEFERS steigt aber auch der Energieumsatz linear mit der Frequenz der Kontraktionen. Jedenfalls steigt bei Streßsituationen sehr rasch die Wärmeproduktion, was physikalisch besser erklärbar ist. Die chemische Wärmeregulation schützt vor Unterkühlung und setzt bei Lufttemperaturen ein, die zur Unterkühlung führen würden. Die physikalische Wärmeregulation, die nicht mit physikalischer Wärmeproduktion verwechselt werden soll, schützt vor Überwärmung, wobei die feuchte Entwärmung sehr große Wirkung hat. Durch Dilatation der Anastomosen der Hautgefäße wird die 20fache Steigerung des Hautdurchflusses ermöglicht. Der Haut liegt unmittelbar eine ruhende Luftschicht von 4–8 mm Dicke an, an die Wärme und Feuchtigkeit abgegeben werden, und die als Wärmeisolator wirkt. Durch Konvektion wird der Abtransport der Wärme wesentlich gesteigert. Durch Verdunstung wird dem Körper Wärme entzogen; 1 g Wasser braucht zur Verdunstung 580 cal. Die Feuchteschichtung dieser Kontaktluft steigt mit der situationsbedingt verschiedenen Intensität der Perspiratio insensibilis. Der Anstieg der absoluten Feuchtigkeit bewirkt, daß die Kontaktluft, auch wenn sie vorher indifferent war, nunmehr wärmestauend ist. Die Perspiratio insensibilis, die doch den Körper vor der Überwärmung schützen soll, wird somit zu ihrer eigenen wärmeregulatorischen Gegenspielerin, wenn sich eine subtextile „Dampfmatratze" bildet, die kapilläre Wärmekonvektion kann keine Kühlung bringen. In der Hierarchie der lebenswichtigen Steuerrungssysteme steht die zentral integrierte Wärmeregulation oben. Bei ungünstiger luftundurchlässiger Bekleidung, bei zu geringer oder fehlender Luftbewegung, im Auto, in Versammlungsräumen, aber auch im Bett bei Hitzeperioden steigt die absolute Feuchtigkeit der Kontaktluft an und es kann auch zum Versagen des Kreislaufes kommen.

Zum Schutze vor Unterkühlung wird die kapilläre Wärmekonvektion schichtweise in der Körperschale gedrosselt, so daß sich die Isotherme von

36°C bis auf den Körperkern zurückzieht, und überdies wird zuerst die physikalische und dann die chemische Wärmeproduktion gesteigert. Die Alternswandlung der kapillären Wärmekonvektion (KRAMMER) und die Abnahme der Fähigkeit der Thermogenese im Alter verzögern jedoch eine Wiedererwärmung, in weiterer Folge sinken die Bereitschaft des Abwehrsystems und die Bakterizidie der Schleimhaut (es kommt z. B. leichter zur Bindung haptophorer Gruppen der Toxine an die Zellen). Degenerative Prozesse des Bewegungsapparates haben oft ihren Ursprung durch Oberflächenkühlung. Die Tendenz, im Alter überall Energie einzusparen, soll ebenso unterbrochen werden wie die Wärmeabgabe durch Strahlung.

Der extrem steile Abfall der Lebenserwartung zwischen 60 und 70 Jahren resultiert aus dem durchschnittlichen Zustand der Gefäße. Die Lebensgewohnheiten während der langen Mitte des Lebens und gewiß auch der Streß ohne tägliche wirksame Entspannung manifestieren sich am Gefäßsystem. Die Identifikation der strahlenden Entwärmung als dominanter Risikofaktor und die der konvektiven Entwärmung in einem Strahlungsklima als Entspannung müssen zu Konsequenzen führen. Wenn die langzeitliche Differenz zwischen der durchschnittlichen Oberflächentemperatur des menschlichen Körpers und der seiner Umgebung nur um 2° Kelvin gesenkt werden kann, dann wird das Gefäßsystem schon fühlbar entlastet. Unabhängig davon bleibt immer noch die Notwendigkeit einer Entspannung im Strahlungsgleichgewicht in der Dauer von mindestens 20 Minuten täglich. Es ist nun Aufgabe der Industrie, haltbare Bekleidungen zu entwickeln, die durch Reflexion die überwiegend strahlende Entwärmung des Körpers in eine überwiegend konvektive umordnen. Einerseits ist also das Reflexionsvermögen der Stoffe zu erhöhen und anderseits sind die hygroskopischen Eigenschaften zu erhalten, damit der subtextile Dampfdruck nicht ansteigt. Die mit Aluminium bedampften Polyesterfolien (SÖHNGEN) können kurzzeitig als Reflektoren verwendet werden, als Bekleidung muß jedoch ein anderer technologischer Weg gewählt werden, denn der Spiegel muß haltbar sein. Es hängt also sehr von den technologischen Möglichkeiten und Entwicklungen ab, ob hier eine neue Epoche der unmittelbarsten Umweltgestaltung beginnen wird. Es geht hier nicht nur um die Erfüllung der Eubiotik, sondern auch um die Energiewirtschaft. Mit der reflektierenden Bekleidung kann soviel an Wärmeenergie eingespart werden, daß bei auch sonst vernünftiger Rationalisierung der Energie der globale Haushalt nicht gefährdet ist.

VII. Naturnahe Heilmethoden

Die Geheimnisse, das Leben der Menschen zu verlängern oder zu dem rechten Alter zu gelangen, werden nur in wohlgewählten Lebens- und Gesundheitsregeln und nicht in den Apotheken gefunden.

TISSOT

1. Methodische Kälteexposition

Während also das Höhenklima in einer Höhe in etwa 2000 m in Zellen die Sauerstoffwirtschaft in Ordnung bringen soll und der relative Sauerstoffmangel den Anstoß dazu gibt, setzt Anpassung an Kälteschock einen guten Sauerstoffdruck voraus.

Im Gegensatz zum Sauerstoffmangel sind die Anpassungsmechanismen gegenüber der Kälte, bestehend in einer Nutzung der Nahrungsenergie, aufwendig.

Die weißen Bevölkerungsgruppen haben eine vorwiegend metabolische und thermogene Form der Kälteanpassung, der Stoffwechsel steigt um 75–90% (SCHOLING), Hautdurchblutung und kapilläre Wärmekonvektion werden erhöht und auch die Wärmeabgabe ist dann bedingt höher.

Das unspezifische, allgemeine Streßsyndrom mit seinen 3 Phasen: 1. die Alarmreaktion, 2. das Stadium des Widerstandes und 3. das Stadium der Erschöpfung wird nur bei extremer Kälte hervorgerufen, die typische physiologische Adaptation an Kälte kann jedoch durch graduelle und somit methodische Kälteexposition erreicht werden.

Nach VERZÁR sind Alterungsvorgänge vor allem mit der Herabsetzung der Anpassungsvorgänge an thermische Faktoren verbunden. Sklerotische Prozesse schränken die Kurfähigkeit ein, da die physikalische Wärmeregulation ungenügend wird.

Hingegen wird die Kurfähigkeit auch alter Menschen durch die Entspannung im Strahlungsklima und noch besser im Strahlungsgleichgewicht wesentlich angehoben. Anscheinend liegt in dieser mit der methodischen Kälteexposition kombinierten Klimatotherapie ein antagonistisch wirkendes Prinzip gegenüber den Alterungsprozessen.

Die Abnahme des Grundumsatzes, die Einschränkung des Stoffwechsels, der fehlende Anabolismus, die Restriktion, der Untergang von Nervenzellen und der Abbau von Zellstrukturen, das sind doch die Fakten des Alters. Dieser schließlich auch zum Tode führenden Stoffwechsel-Reduktion lassen sich nun Maßnahmen entgegensetzen, die gegenüber dem nutritiven Defizit bei Alterungsvorgängen sich antagonistisch verhalten. Eine an pflanzlichem Eiweiß reiche und kalorisch ausreichende Ernährung, abgestimmte Arbeitsreize und aktive Stoffwechselsteigerung fördern den Anabolismus. Der oxydative Luxusbetrieb ist die Alternative zur Beschränkung, er gibt dem Leben viel mehr Chancen, allerdings muß eine Methode dahinterstecken.

Die Adaptation an Kälte ist vollzogen, wenn die chemische Heizung so gut funktioniert, daß auch auf die physikalische Wärmeproduktion durch shivering thermogenesis verzichtet werden kann und die Durchblutung der Körperschale nicht mehr gedrosselt wird, also auch Haut und Akren warm bleiben. Wir haben ein genetisches Programm für die Adaptation an Kälte, es ist eine metabolische Form der Anpassung und die Steigerung des Stoffwechsels erreicht bis zu 100%. Auch die graduelle Adaptation hat einen immanenten Leistungszweck.

Der experimentelle Nachweis der existentiellen Bedeutung wurde bei norwegischen Studenten erbracht, die bei Frost in Zelten und mit leichter Sommerbekleidung 4 Wochen untergebracht waren und nach der Rückkehr von dieser Expedition in die Heimat eine nächtliche, höhere Hauttemperatur hatten, so daß auch eine leichte Decke bei kühlen Temperaturen nicht notwendig war und unangenehm empfunden wurde. Die Adaptation ist also überdauernd.

Die Adaptation unterscheidet sich von der Habituation, bei der es sich nur um eine herabgesetzte Wahrnehmung handelt. Bei zentralaustralischen Eingeborenen fehlt die metabolische Anpassung, sie haben nur eine habituelle Hypothermie. Indianer und Eskimos adaptieren metabolisch.

Hochandenindianer, die bei Außentemperaturen von 0° aber ohne direkte Kälte-Exposition leben, haben eine hypothermische Adaptation.

In der Höhe der Hochanden von 4500 m wird die atmosphärische Hypoxie bereits so wirksam, daß zu wenig Sauerstoff für eine metabolische Adaptation vorhanden ist.

Der Stoffwechsel läßt sich besser unter einer Höhe von 2000 m auf einen oxydativen Luxusbetrieb umstellen.

Die methodische Kälte-Exposition wirkt der Stoffwechsel-Reduktion im Alter entgegen, die Kälte-Adaptation ist eine biologische Schutzmaßnahme.

Der Weg der Habituation, so daß Reize scheinbar nicht mehr beantwortet werden, ist therapeutisch nicht nutzbar. Schon das Wohnen in Räumen mit kalten Wänden unterhält chronische Erkrankungen.

Der Wintersport bei jedem Wetter, Seebadekuren, Kneippkuren, das kalte Tauchbad, die kalte Dusche und Kaltwasseranwendungen üben die metabolische Thermogenese.

Der schon vorher warme Körper und die Wiedererwärmung sind Voraussetzung.

Im Alter oder besser gesagt von der frühen Jugend an sinkt der Grundumsatz. Nach einem Diagramm von SHOCK (J.chron.Dis. 2, 687, 1955) ergibt sich eine unterschiedliche aber doch etwa kontinuierliche Abnahme vom 10. bis zum 90. Lebensjahr von 44 cal/m^2h auf 30 cal/m^2h.

Unsere Messungen mit einem so leichten Kupferzylinder, daß keine Kapillarkompression eintritt, und einem elektrischen Kontaktthermometer ergaben, daß die Fähigkeit, eine Abkühlung durch kapilläre Wärmezufuhr zu kompensieren, auch während des Lebens abnimmt, die Differenz vom Kind zum Greis beträgt etwa 30%. Dies ist eine thermogene „Spargangschaltung“, der Körper versucht durch Einschränkung der kapillären Wärmekonvektion die Wärmeabgabe zu reduzieren. Die Einstellung der Thermogenese auf ein niedrigeres Niveau gehört zu den biologischen Veränderungen des Alters, die aber durchaus hinausgeschoben werden können. Auch im Diagramm von SHOCK zeigt sich, daß die Abnahme des Grundumsatzes im Alter auch abgeflacht verlaufen kann. Die Fähigkeit, eine Abkühlung durch kapilläre Wärmezufuhr zu kompensieren, ist zwar nicht identisch mit dem Grundumsatz, aber es zeichnet sich doch da und dort die Tendenz der Einschränkung ab. Ein entsprechendes Potential an Wärmeenergie und die volle Fähigkeit der Thermogenese schützen vor Erkrankungen, besonders vor Rheuma, unterstützen das unspezifische Immunsystem und wirken dem Altern entgegen. Durch Übung der Thermogenese kann die Fähigkeit, eine Abkühlung durch kapilläre Wärmezufuhr zu kompensieren, nicht nur erhalten, sondern auch noch gesteigert werden.

Der Prozeß des Alterns bei den in Kenia und Tansania nomadisierenden Massais unterscheidet sich von dem der Europäer und Nordamerikaner dadurch, daß ihre subkutane Fettschicht dünn und ihr Blutcholesterin niedrig bleiben, auch der Blutdruck steigt kaum, Koronarkrankheit kommt nicht vor, sie haben einen hohen maximalen Sauerstoffverbrauch (PABLÉ).

Die Homöostase des Gewichtes und auch der Blutfette ist normal so eingestellt, daß ein Ausgleich über die Thermogenese erfolgt. Der Gradient der Thermogenese reduziert die Fettdeponie nicht nur bei ausgewogener, sondern auch noch bei überschüssiger Ernährung, der Anabolismus aktiven Gewebes braucht ein entsprechendes Energieangebot. Eine langzeitlich unterkalorische Ernährung kann sich nur ungünstig auswirken.

Weder die Messung der Hauttemperatur noch die der Hautrötung ist maßgebend für die Alternswandlung der kapillären Wärmekonvektion (KRAMMER).

Aus diesem Grunde verwendeten wir zur Messung Metallzylinder, die so leicht sind, daß keine Kapillarkompression eintritt, und elektrische Kontaktthermometer.

Es zeigte sich, daß die Fähigkeit, eine Abkühlung durch kapilläre Wärmezufuhr zu kompensieren, im Alter von über 60 Jahren abfällt.

Der Ersatz der entzogenen Wärme und der Gradient der Thermogenese sind jedoch wichtig, da sonst nach der RGT-Regel die vitalen Abwehrsysteme, die auch chemischer Natur sind, erlahmen.

Die chemische Thermogenese läuft in 2 Phasen ab: zunächst wird Glukose in Milchsäure und Brenztraubensäure umgewandelt, diese anaerobe Reaktion vermag nur den unmittelbarsten Energiebedarf zu decken, dann wird Sauerstoff benötigt, der die weitere chemische Umwandlung von Milchsäure und Brenztraubensäure im Krebszyklus ermöglicht. Der Übergang in die aerobe Phase setzt eine ausreichende Gewebsdurchblutung und Perfusion voraus. Bei jungen Personen steigt nach Abkühlung der Sauerstoffverbrauch sofort an, bei alten dagegen später, es erhöht sich bei ihnen der Milchsäurespiegel im Blut und die Sauerstoffschuld wird erst später abgetragen (JUNGMANN). Die verzögerte aerobe Thermogenese des alten Menschen, und hier wieder besonders nach dem 60. Lebensjahr, die kreislaufdynamisch durchaus erklärbar ist, korreliert zwar mit dem Abfall des Grundumsatzes, aber die nach der Abkühlung zugeführte Wärmemenge ist pro Quadratzentimeter etwa 10mal so groß wie die relativ durch den Grundumsatz aufgebrachte Wärme.

Säugetiere zeigen während der Kälteakklimatisation eine Stoffwechselsteigerung auch unter Grundumsatzbedingungen, die nach 3 Wochen ihr Endstadium erreicht und etwa +30% beträgt (HENSEL, 1955).

Die Wärmeproduktion abgehärteter Tiere ist bei Kälteexposition fast doppelt so groß wie bei nicht kältegewöhnten Tieren.

Im weiteren Verlauf der Adaptation ist die Stoffwechselumstellung, die der „chemischen Heizung" dient, so eingelaufen, daß der Organismus auf die Vasokonstriktion besonders in den Akren verzichten kann (CARLSON und Mitarbeiter, 1953, LANGE-ANDERSEN, 1971).

Untersuchungen an Fischern und Eskimos, die viel mit den Händen im Eiswasser arbeiten müssen, haben gezeigt, daß bei ihnen die Finger- und Fußdurchblutung auch bei intensiver Kälteexposition nicht gedrosselt ist; die Finger werden nicht steif und gefühllos, es treten keine Ischämieschmerzen auf (BROWN, BIRD und Mitarbeiter, 1954).

Der Cold-Pressure-Test ist vor einer Abhärtungskur viel deutlicher als nach dieser ausgeprägt und bei Winterschwimmern nur noch gering (JUNGMANN).

Eine extreme Abhärtung hat keinen therapeutischen Wert, das Üben der Thermogenese durch hydrotherapeutische Maßnahmen schützt vor Erkältungskrankheiten, Unterkühlungen und nachfolgenden Arthrosen, Regulationsstarre des Alterskreislaufes und der sogenannten Wipfeldürre des Gefäßbaumes.

Abhärtung verhindert die Muskelatrophie in Gips fixierter Extremitäten weitgehend, so die Beobachtungen von OPITZ und ISBERT (zitiert nach HAEBERLIN und GOETERS, 1954). Offensichtlich reicht die vermehrte Wärmeproduktion in der Muskulatur aus, die Inaktivitätsatrophie aufzuhalten (JUNGMANN).

Auch in der Hydrotherapie ist strahlende Entwärmung immer ungünstig, die Abkühlung hat sich möglichst auf konvektive Entwärmung zu beschränken und nach der Abkühlung ist volle Wiedererwärmung nötig. Die Durchführung der Hydrotherapie in strahlungsklimatisierten Räumen und die Wiedererwärmung in solchen wird erst eine methodische physikalische Kreislauftherapie ermöglichen, so daß auch Patienten in die Kur einbezogen werden können, die durch Kältereaktionen gefährdet erschienen.

Auch in der Thalassotherapie findet sich der Effekt der Übung der Thermogenese durch Abkühlung. Das kühlende und beruhigende Bad im Meer bei Sonneneinstrahlung, die nachfolgende Wiedererwärmung in der Sonne, die konvektive Entwärmung im Strahlungsklima unter den Pinien, die Anreicherung der Luft mit negativen Ionen durch das schäumende Meer und die Behaglichkeit bei einer Äquivalenttemperatur noch unter 49 haben im Akkord eine immanente antiatherogene Wirkung. „Den kühlen Meereswind durch die schweißgetränkten Kleider", so lobt schon HOMER das Klima in der Nähe des Meeres (Ilias XI, 621).

Die vegetativen und humoralen Adaptationen an adäquate thermische Veränderungen regen die tausendfältigen Prozesse der Lebenstätigkeit an, fördern die Thermogenese und den Anabolismus, so daß also auch eine

Umstellung des Stoffwechsels von der Fettdeponie zur Thermogenese erfolgt. Der Organismus wird auch anpassungsfähiger, also die Adaptationsfähigkeit selbst, die im Alter abnimmt, nimmt zu. Die Abhärtung als Ausdruck einer höheren Kälteakklimatisation gehört dann schon zur Sportmedizin.

Die Übung der Thermogenese kann immer daheim fortgesetzt werden. Fettleibige sollen zuerst die Thermogenese üben, dann möglichst viel Nahrungsenergie in Muskelarbeit umsetzen. Wenn noch immer die Kilogramm über den gleichen Stand der Zentimeter plus 100 sind, dann ist die Reduktion der Fette und schließlich auch der raffinierten und denaturierten Kohlenhydrate erforderlich.

Für eine Reduktion des Fettansatzes und eine Vermehrung der Muskulatur durch Seebadekuren sprechen auch HAEBERLINs Dynamometeruntersuchungen, neuerliche Messungen durch KESTNER, LEHMANN, HERING und KRAUEL haben bestätigt, daß der Bauchumfang bei Kindern abnahm und die Extremitätenumfänge zunahmen, und zwar hauptsächlich am Oberarm und Oberschenkel. Nach ROLLIER wirkt auch das Sonnenbad aufbauend.

Die Voraussetzung für den Umbau von Fett in Muskulatur ist immer eine genügende Ernährung.

Die Physiologie unterscheidet zwischen dem Betriebsstoffwechsel, der mit dem Sauerstoffverbrauch und der Kalorienproduktion korreliert, und dem Baustoffwechsel, der sich im Wachstum und im Umbau von Zellen äußert.

Bei kälteinduzierter Thermogenese ändert sich der Anabolismus im Baustoffwechsel.

Der Stickstoffansatz an der See ist beträchtlich (KESTNER). Seeklima und Höhenklima sind voneinander durch Luftdruck, Sauerstoffpartialdruck, Luftfeuchtigkeit, Temperaturen und Strahlungen verschieden, dazu kommt noch die Unterschiedlichkeit in den Wetterlagen und Jahreszeiten. Wenn trotzdem durch Seebadekuren und Höhenaufenthalte gleiche Effekte bei gleichen Krankheiten zu erzielen sind, dann liegt es nicht an einem ortsgebundenen, sondern an einem gemeinsamen Faktor, der methodisch genutzt wird. In diesen Fällen handelt es sich um den Kältestoß im Freien, einmal durch das kühle Bad im Meer und oben durch den kühlen aber trockenen Wind im Sommer und die strenge Kälte im Winter.

Jedem Kältestoß muß aber unmittelbar die Wiedererwärmung folgen, es muß immer der reaktionsfähige Organismus im Mittelpunkt der Überlegungen stehen.

Bei der Behandlung der Fettleibigkeit wird in erster Linie an die nördlichen und westlichen Seeküsten gedacht.

Die Ernährung der Fettsüchtigen ist nicht fett, nicht süß und normkalorisch entsprechend dem Sollgewicht. Eine Frau mit einem Sollgewicht von 60 kg darf also unabhängig von dem Istgewicht täglich 60mal 32 = 1920 Kalorien zu sich nehmen. Durch Muskelarbeit kann der stündliche Kalorienverbrauch bis zu 1000 kcal gesteigert werden. Turnen, flottes Wandern, Radfahren, Skilaufen, Schwimmen, Rudern und Bergsteigen erhöhen in dieser Reihenfolge den Kalorienverbrauch bezogen auf eine Stunde um 300–750 kcal. Es ist also auf diesem Wege jede therapeutisch nützliche Gewichtsreduktion möglich.

In je 100 g Nahrungsmittel sind	Eiweiß	Fett	Kohlenhydrate	kcal
Schweinefleisch, mager	21	4		118
Schweinefleisch, fett	8	46		475
Rindfleisch, mager	22	2		111
Rindfleisch, fett	14	24		293
Kalbfleisch, mittelfett	16	8		140
Huhn, mager	15	4		107
Fisch, mager	10	2		61
Ei	11	10	1	147
Trinkmilch, mager	3	3	5	61
Butter	1	82	1	755
Emmentaler	32	30	2	415
Olivenöl		100		927
Reis	7	2	75	371
Teigwaren	13	3	72	390
Brot, weiß	7	1	58	278
Brot, schwarz	7	1	46	239
Kartoffeln	2	19		85
Hülsenfrüchte	22	1	59	359
Zucker			100	394
Salat	1	1		10
Äpfel	11			48
Konditorware				600

Energieumsatz	in Ruhe	leichter Arbeit	schwerer Arbeit
bei 70 kg	2400–2700	2700–3400	3400–4200 kcal

Die normkalorische Ernährung wird aus dem Sollgewicht errechnet, wobei ein Zuschlag für Schwerarbeiter bei Berufstätigen erfolgt. Tageswanderungen am Wochenende ergänzen die aktive tägliche Thermogenese.

Das nützlichste Mittel zur methodischen Kälte-Exposition ist das Wasser in den verschiedenen Anwendungsformen. Morgens eine kalte Dusche, ein kaltes Tauchbad, kalte Ganzkörperwaschungen, Kneippkuren, Seebadekuren, auch Bäder im Meer, das sind die Möglichkeiten. Doch auch der Wintersport bei jedem Wetter können der Exposition dienen, nicht jedoch die hygrische Kälte. Die Übungen sind lebenslang an jedem Morgen durchzuführen. Bei konstitutioneller Fettsucht ist das Sollgewicht oft nicht erreichbar, doch dann genügt es, das Gewicht doch unter Kontrolle zu halten.

Zu den Kurmitteln gehört auch ein strahlungsklimatisiertes Frigidarium, das kalte Tauchbad soll man nach der Entspannung im Strahlungsgleichgewicht nehmen, damit der Blutdruck nur mäßig ansteigt, auch nach dem Tauchbad ist die Wiedererwärmung in einem Strahlungsklima notwendig.

Praktische Durchführung der methodischen Kälte-Exposition

Im Winter bei trockener Luft und Temperaturen unter dem Gefrierpunkt wird mit guter Ausrüstung zu Fuß ein Höhenunterschied von etwa 300m in 45 Minuten überwunden, nach den ersten 10 Minuten werden Anorak, Pullover und Leibchen ausgezogen und auf den Arm genommen. Der exponierte Oberkörper, die Arme, die Hände und der gesamte Körper werden nun warm und wärmer, die chemische Heizung wird gleichsam aufgedreht, so daß ein angenehmes Wärmegefühl den Körper durchströmt, und zwar auch ohne Sonneneinstrahlung. Auf der erreichten Höhe wird die im Anorak eingeschlagene und somit warmgehaltene Kleidung angezogen. Diese Übung wird täglich oder jenen 2. Tag wiederholt. 20 solcher Übungen entsprechen einer Kur. Eine derartige methodische Kälte-Exposition muß aufgebaut und in der übrigen Zeit des Jahres durch eine kalte Dusche in der Früh, durch kalte Waschungen und Schwimmen im Meer vorbereitet werden. Die methodische Kälte-Exposition führt bei guter körperlicher Verfassung und qualitativer Ernährung mit den entsprechenden Wirkstoffen zur katalytischen Therapie mit überdauernden Adaptaten.

Bei der Behandlung der Fettsucht ist man nicht viel weiter gekommen, Gewichtsreduktionen lassen sich unschwer erreichen, doch die Stabilisierung auf ein Normalgewicht gelingt bei konstituionell Fettsüchtigen praktisch nicht. Die Gründe sind verschieden, und der Fettsüchtige wird mit Vorschriften frustriert.

Es war zu einfach, von der diätetischen Seite her eine dauernde Lösung des Problems zu erwarten, und es ist so, daß – wie sich aus Folgestudien ergibt – Fettsüchtige nach Beendigung einer Reduktionsdiät rasch wieder ihr ursprüngliches Gewicht aufweisen (MILLER). Neuere Untersuchungen stützen nicht die Ansicht, daß die Fettsucht das Ergebnis von Freßsucht und Trägheit ist, wenn auch eine besonders in der Kindheit überkalorische Ernährung zur Entstehung der Fettsucht oft beigetragen hat. Sicher ist auch, daß konstitutionelle und enzymatische Faktoren eine weit größere Bedeutung haben. Doch bis heute weiß man sich nur damit zu helfen, immer neue Patentvorschriften für die Ernährung zu finden. Es gibt jedoch Untersuchungen, die in eine andere Richtung weisen.

Die für die Gewichtserhaltung erforderliche Nahrungsmenge kann bei Menschen, die denselben Beruf ausüben, bis um das Doppelte variieren (WIDDOWSON).

ROSE und WILLIAMS (zitiert von MILLER) beobachteten Menschen, deren Kalorienaufnahme von 1600–7400 Kalorien täglich variierte und deren Gewicht sich über einen Zeitraum von mehreren Wochen kaum änderte; innerhalb dieser Gruppe gab es Paare mit dem gleichen Gewicht und dem gleichen Aktivitätsgrad. Die Effektivität der Nahrungsverwertung ist also sehr verschieden (MILLER). Diese Unterschiedlichkeit kann nur durch die Thermogenese erklärt werden.

Nach dem zweiten Hauptsatz der Thermodynamik wird die Oxydation der Nahrung von einer beträchtlichen und äquivalenten Wärmeproduktion begleitet.

Es konnte auch nachgewiesen werden, daß die Aktivität von α-Glycerophosphatoxydase sowohl bei kälteinduzierten als auch bei der durch die Nahrung induzierten Thermogenese erhöht ist (STIRLING und STOCK).

Es werden auch Leerlaufzyklen beschrieben, die besonders energieintensiv sind. Die Wärmeproduktion ist also weitgehend von Enzymaktivitäten abhängig.

GALTON und BRAY wiesen nach, daß die Fettsüchtigen nur wenig α-Glycerophosphatoxydase haben.

In einer ständig häuslichen Atmosphäre wird bei dem überdies bekleideten Menschen die Enzymaktivität eingebremst, es fehlen die anregenden biotropen Faktoren. Gerade beim Fettsüchtigen, der enzymarm ist, sind enzymschädigende Hitzebelastungen durch die Sauna kontraindiziert.

Der Fettsüchtige gleicht einem Walfisch, der thermisch abgeschirmt ist. Im extremsten Fall kann sich der Fettgewebsanteil des Fettsüchtigen dem des Walfisches nähern.

Den Körper mindre, mehre deinen Wert,
Laß ab vom Schlemmen, wisse, daß das Grab
dir dreimal weiter gähnt als anderen Menschen –

SHAKESPEARE wars, der es dem Fettsüchtigen sagen ließ.

Die Statistik der großen Versicherungsgesellschaften zeigen eine fast lineare Beziehung zwischen dem Grad der Obesidas und deren Folgen, die Frühinvalidität und Mortalität. Der Übergewichtige und Bäuchige braucht eben mehr als eine Diät oder eine Verordnung, die ihn frustriert. Es ist sicher, daß ganz normale Eßgewohnheiten die Fettsucht unterhalten. Und es ist auch sicher, daß nur normale Nahrungskalorien langzeitlich vom Menschen und dessen Organismus durchgehalten und vertragen werden. Kalorische Beschränkung bis auf den Grundumsatz ändert nichts an der Konstitution, im Gegenteil, diese führt nur zur Einstellung des Organismus auf Spargang und Stoffwechselreduktionen. Gerade diese Umstellung soll aber verhindert werden. Die Maßnahmen gegen die Fettsucht sollen aber frühzeitig beginnen, denn der Fettansatz fördert gewaltig den Bedarf, der eben dann auch befriedigt wird. Das Ziel einer Behandlung ist der Abbau der Fettsubstanz und nicht der Muskulatur. Hitze baut Eiweiß ab, Kälte-Exposition hingegen Fett. Die Adaptation an Kälte fördert dann den Anabolismus.

Der Therapieplan gegen die Fettsucht muß langfristig angelegt sein und gliedert sich:

1. Normkalorische Ernährung, die nicht fett und nicht süß ist,
2. aktive Thermogenese durch bewußte Steigerung des Stoffwechsels der Muskulatur,
3. kälteinduzierte Thermogenese durch methodische Kälte-Exposition,
4. Steigerung der Enzymaktivität durch Klimatotherapie,
5. Entspannung im Strahlungsgleichgewicht.

2. Barras, das Harz der Nadelbäume
(bei rheumatischen Erkrankungen)

Es enthält wirksame ätherische Öle und Stilbene und wird in einem Glas mit hochprozentigem Alkohol übergossen, dann bildet sich am Boden des Gefäßes eine zähflüssige Masse. Diese wird mit einem Stäbchen auf die erkrankte Körperregion aufgetragen und mit einem Leinenfleck abgedeckt. Es kann dann auch noch nachgestrichen werden. Nach einigen Tagen sind die rheumatischen Beschwerden meistens verschwunden. Die Reste des Harzes werden von der Haut mit Alkohol entfernt. Nach der Behandlung mit Barras wird die Körperregion mit Almulin abgedeckt, welches mit der Unterwäsche fixiert wird. An den Gliedmaßen wird das Almulin mit einer Binde angewickelt.

Barras empfiehlt sich vor allem dann, wenn das Anlegen der isolierten Moorpackungen Schwierigkeiten macht. Die gamaschenartigen Verpakkungen des Moorbreies müssen geübt werden, nur dann ist mit voller Wirkung zu rechnen. Das Auftragen des zähflüssigen Baumharzes ist hingegen sehr einfach.

Während der Tage der Behandlung soll kein Fleisch genossen werden, es sind am besten einige Tage mit Frischkost einzuhalten. Rind- und Schweinefleisch soll der Rheumatiker immer meiden.

Teufelskralletee unterstützt diese Behandlung rheumatischer Erkrankungen.

Ein anderes wirksames Harz von Bäumen ist Propolis, es wird von Pappeln, Kastanien und Lärchen ausgeschieden und hat ebenfalls eine schmerzlindernde, entzündungshemmende und antibakterielle Wirkung.

Auch in der Behandlung rheumatischer Erkrankungen, besonders mit schweren Gelenksschädigungen, ist man bisher erfolglos geblieben. Professor Carl STEFFEN, Vorstand des Institutes für Immunologie der Universität Wien, hat bei der Rheumatologentagung in Wien im September 1978 neue Forschungsergebnisse vorgelegt. An seinem Institut gelang es nachzuweisen, daß die erhöhte Ausschüttung des Enzyms Kollagenase das Kollagen des Gelenksgewebes schädigt, wobei die Spaltprodukte zu allergischen Reaktionen führen. Wahrscheinlich fehlen also Hemmstoffe. Das Bild, das Höhlenbewohner mit schwerer Arthritis der Gelenke zeigt, verdeutlicht einen Zusammenhang dieser fermentativen Entgleisung mit der raumklimatischen Belastung einer Höhle.

Die ziemlich erfolglose Behandlung der rheumatischen Erkrankungen kostet in Österreich, so wissen es die Sozialmediziner, jährlich etwa 13 Milliarden Schilling. Es gibt also keine Erkrankung, bei der mehr experimentiert, mehr Geld ausgegeben und dann doch fast nichts erreicht wird als Rheuma. Es darf eben nicht gewartet werden und dann experimentiert werden, sondern es müssen wirksame prophylaktische Maßnahmen gesetzt werden, um die fermentative Entgleisung zu verhindern oder, falls sie konstitutionell ist, einzudämmen. Solche sind:

1. Strahlende Entwärmung in Richtung kalter Fenster und Mauern verhindern,
2. graduelle Kälte-Adaptation,
3. Regulation des Stoffwechsels im Strahlungsklima und Strahlungsgleichgewicht,
4. regionale Abdeckung mit Almulin.

Der entscheidende Schritt im Kampf gegen das Rheuma muß im Ministerium für Gesundheit gemacht werden.

Die Erfolge, die mit naturnahen Heilmethoden errungen werden, täuschen nicht, denn dies ist keine symptomatische Therapie.

3. Vielstündige und mehrtägige Moorpackungen

Erwärmtes Peloidin, das für diesen Zweck von KOSMATH verarbeitet wurde, wird einige Millimeter dick mittels eines Pinsels aufgetragen und dann gegen die Abgabe von Feuchte und Wärme so isoliert, daß das physikalische Milieu durch Tage erhalten bleibt. Durch körperwarme Applikationen wird eine Hauttemperatur von 37,5°–38,5° erreicht, und diese erhöhte Temperatur hält sich auch noch durch mehrere Stunden nach der Abnahme der Packung, wenn eine auf Vlies aufkaschierte, bespiegelte Aluminiumfolie (Almulin) aufgelegt wird.

Bei dieser Technik wird eine Berührung der Wäsche mit dem Moor vermieden, die Moorpackung kann daher am Bett angelegt werden. Bei der Abnahme bleibt das Moor am schaumartigen Kunststoff hängen und es ist von diesem leicht abwaschbar. Die bisher geübte Methode des Auftragens einer großen Masse und des Abnehmens nach einer halben Stunde, weil die Isolierung fehlt, ist ausgesprochen unzweckmäßig.

Sehr viele Menschen, und es werden immer mehr, leiden an Spondylarthrose und anderen Arthropathien, dadurch sind sie gehbehindert und werden bettlägerig. Durch die Peloidin-Kompresse wird schon nach Tagen oder in 1–2 Wochen die Situation weitgehend gebessert und durch anschließende Übungsbehandlung der Muskulatur wird die noch mögliche Funktion der Gelenke wiederhergestellt. Die bisher übliche Therapie mit Procain-Infiltrationen, physikalischer Wärme, Bädern und auch Akupunktur ist meistens ungenügend.

Heilpeloide sind nach dem österreichischen Heilvorkommen- und Kurortgesetz aufgrund von Voll- und Kontrollanalysen deklarierte Heilvorkommen. PISCHINGER führt die Wirkung auf essentielle Fettsäuren zurück, die Zellstimulation nach POPOFF dürfte der Erklärung wohl am nächsten kommen. Die Wirkung ist hyperämisch, entzündungshemmend, stoffwechselsteigend und auch, wie wir nachweisen konnten, antibiotisch; die Vielfalt gelöster und hautgängiger Stoffe induzieren und begünstigen unter dem Einfluß höherer Durchblutung die Prozesse der Lebenstätigkeit, die selbst restaurierend sind. Es gibt keine chemischen Wirkungen noch Nebenwirkungen, sondern nur natürliche Wirkungen auf ein natürliches Heilmittel, wobei auch die wahrscheinliche biochemische

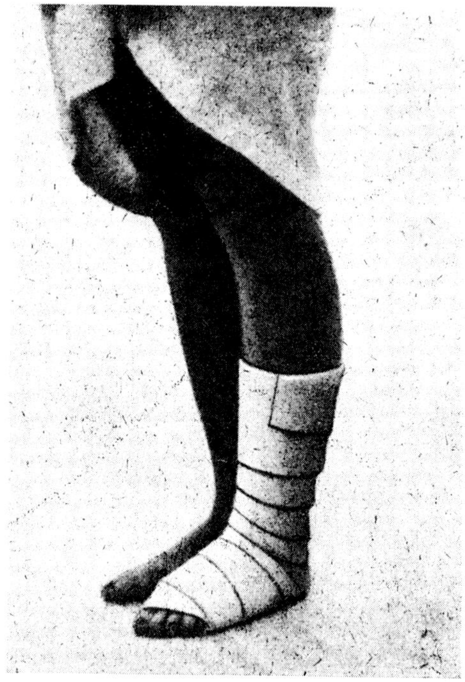

Abb. 11

Induktion von der physikalischen nicht trennbar ist. In der Geriatrie ist jede Wärmebelastung abzulehnen und daher ist es notwendig, alten Menschen eine Behandlung nahezulegen, die zwar Geduld erfordert, aber mehr als jede andere Resultate bringt. Hier nun einige Beispiele:

Patient *St.*, 53 Jahre alt, Osteochondrose L3–4 mit Bandscheibendegeneration, Polyarthrosis def., dekomp. Hypertonie, Emphysembronchitis, Phlebothrombosis bil. u. a. Röntgen: Schwere Osteochondrose zwischen 3. und 4. Lendenwirbelknochen, Zwischenwirbelraum ist auf die Hälfte eingeengt. Die Deckplatten sind verdichtet und tragen auseinandergespreizte exostot. Anlagerungen. Trotz medikamentöser Behandlung keine Besserung. Patient kann nicht aufrecht sitzen, hat heftige Schmerzen. Skg. 16/40. Von orthopädischer Seite wird ein Stützmieder vorgeschlagen. Die Patientin erhält eine Moorauflage durch 24 Stunden und ist nachher nahezu beschwerdefrei und in der Wirbelsäule soweit beweglich, daß sie wieder aufstehen und gehen kann. Nach weiteren 3 Behandlungen kann die Patientin entlassen werden. Sie kommt nach 3 Monaten zur Nachuntersuchung, die Besserung hat weiter angehalten, Kontrolle der Skg. 12/25.

Patient *L.*, 85 Jahre alt. Diagnose: Myokardiopathie, Emphysema pulm., Spondylopathia def. Röntgen: Weit vorgeschrittene senile Osteoporose. Durch Verminderung der Schattendichte gelingt es nur zum Teil, die Konturen der Wirbelknochen darzustellen. Die Höhe der Wirbelknochen ist reduziert. Die Zwischenwirbelräume zeigen im Bereiche der Brustwirbelsäule Keilform, im Bereiche der Lendenwirbelsäule sind sie verbreitert. Keine nennenswerten Anlagerungen. Befund spricht für hochgradige Osteoporose. Dekursus: Trotz Vitamin D-Stoß, Radatherm-Behandlung und vorausgegangener, medikamentöser antirheumatischer Behandlungen weiter heftige Schmerzen mit wesentlicher Beeinträchtigung des AZ, Skg. 28/61. Nach zwei Moorauflagen in der Dauer von je 6 Stunden nahezu beschwerdefrei. Eine Nachuntersuchung nach 3 Monaten zeigte eine anhaltende Besserung, Kontrolle der Skg. 20/45.

Patient *G.*, 67 Jahre alt. Diagnose: Prim. chron. def. Polyarthritis, Myokardiopathie, Hypertonie, Emphysema pulm. Röntgen: Zustand nach destruierender Polyarthrose mit partiellen Ankylosen. Klinisch: Therapieresistente Schmerzen im Bereiche der versteiften Wirbelsäule, Skg. 86/115. Vier Behandlungen mit Moorauflagen in der Dauer von je 6 Stunden bringen eine wesentliche Erleichterung der Schmerzen, Kontrolle der Skg. 75/105.

Nach einer Reihe von Behandlungen ließen wir immer aktive Übungen der am Gelenksapparat ansetzenden Muskelgruppen durchführen, um auch durch diese Maßnahme die Durchblutung zu fördern und die schmerzfreie Mobilisierung der Gelenke vorzubereiten. So konnten wir durch Kontrolle der Winkelmessungen eine verschieden starke Zunahme der aktiven Bewegungsfähigkeit feststellen, und zwar auch noch in Fällen, in denen durch Unbeweglichkeit während vieler Monate eine Kontraktur eingetreten war.

Eine besondere Verwendungsmöglichkeit liegt noch darin, daß der Patient mit solchen Bandagen, z. B. am Kniegelenk, umhergehen und auch unter Umständen den Beruf ausüben kann.

Mit mehrtägigen und vielstündigen Moorpackungen, die gegen Abgabe von Wärme und Feuchtigkeit so isoliert sind, daß eine Hauttemperatur von 38° C erhalten bleibt, werden auch chronische Entzündungen im gynäkologischen, urologischen und intestinalen Bereich zur Abheilung gebracht. Nur eine exakte Durchführung dieser Methode bringt den Erfolg. Notwendige Requisiten für Moorpackungen:

1. Peloidin-Mikromoorbrei*) (nach Prof. Dr. Walter KOSMATH, Feldkirch in Vorarlberg), der 3–4 mm dick aufgetragen wird,
2. Semperpren (Litega) 1 cm dick, für Gelenke 12 cm breit und mindestens 1 m lang, für den Bauch oder Rücken 30 cm breit und 1 m lang,
3. weißes Plastik in den gleichen Maßen,
4. Leinenbinde,
5. Hautcreme (vorher die Haut einschmieren).

Chronisch entzündliche Erkrankungen der Harnwege, im Darm, der Gallenblase und der Adnexe können in der Regel durch diese Methode zur Abheilung gebracht werden. Der Verfasser hatte selbst ein Gallenblasenempyem mit Steinen und Durchbruch in den Darm. Nur durch diese Moorpackungen wurde eine völlige Ausheilung ohne Operation erreicht.

Die das Abwehrsystem durch lokale Leukozytose und Lymphozytose

*) Es gibt auch sogenannte Peloidin-Mikromoor-Kompressen, in denen das Moor in Kunststoff-Taschen abgefüllt ist. Diese werden im Wasserbad erwärmt, an einer Ecke aufgeschnitten und das Moor wird dann wie aus einem Dressiersack auf dem Semperpren aufgetragen.

stimulierenden vielstündigen und mehrtägigen Moorpackungen können als Humoraltherapie bezeichnet werden, da der Säfteaustausch zwischen den gelösten adäquaten Wirkstoffen des Moores und dem gestörten inneren Milieu neben der Stoffwechselsteigerung die Prozesse der Lebenstätigkeit beeinflußt, sie ist jedenfalls auch zellenfreundlich.

Nach den Moorpackungen soll eine auf Vlies aufkaschierte, bespiegelte Alufolie in der Größe von 15 mal 35 cm (ORTMANN, Verbandstoff-Fabrik in Wien) mit dem Spiegel auf die Haut aufgelegt werden – sie wird durch die Unterwäsche fixiert –, um das vegetative Milieu auch physikalisch zu schützen. Die Alufolie ist billig, sie wird gewechselt, wenn der Spiegel abgenützt ist.

Die Haut ist ein aktiv tätiges und dynamisches Organ, das in der Balneotherapie über seine Funktionen hinauswächst und dann selbst eine Größe in der Eukrasie wird. Die Ionenpermeabilität hängt vom jeweiligen Funktionszustand der Haut ab, sie ist chemisch und elektrophysiologisch erwiesen. Die Haut verhält sich hierbei wie eine elektrisch negativ geladene Membran, die je nach der Zusammensetzung des äußeren Milieus Ionen in dieses abgibt; es dringen aber auch lipoidlösliche Stoffe in die Haut ein. HARPUDER wies nach, daß ein ständiger Ionenaustausch stattfindet, bis ein gewisser Gleichgewichtszustand erreicht ist. Durch diesen Ionenaustausch, also durch qualitative und quantitative Änderungen, erfolgt eine Aktivität des Hautstoffwechsels. Angesichts der großen Bedeutung, welche diese Aktivitäten für die allgemeinen Lebensvorgänge besitzen, erklärt sich auch die Wirkung von Moorpackungen.

Die Moore enthalten eine Reihe von organischen Substanzen wie Harze, Humussäuren, Huminsäuren, Ameisensäure und Homologe, an anorganischen Substanzen Kieselsäure, Ferrokarbonate, Eisenphosphat, kohlensauren Kalk, Vivianit; in tieferen Schichten oft reichlich Sulfide.

Zum Verständnis der Balneotherapie bietet uns die Forschung durch PISCHINGER wertvolle Hilfe.

Die primitiven vegetativen Regulationen gehen in dem sogenannten Milieu vor sich. Dies setzt sich zusammen aus dem weichen Bindegewebe und der Interzellularflüssigkeit, es umgibt alle Organzellen, es bestehen keine direkten Verbindungen von Nerven und Gefäßen mit den Organzellen. Das unspezifische Bindgewebssystem mit dem Milieu zusammen bildet das vegetative unspezifische Grundsystem des Organismus. Alle humoralen und hormonellen Einwirkungen müssen das unspezifische Grundsystem passieren. Hier besteht die Möglichkeit, einfließende Informationen zu verstärken, abzuschwächen oder sogar aufzuheben. Die Organzelle wird dadurch vom umgebenden Grundmilieu abhängig, vice versa dieses aber wieder von der Organzelle.

Diese Wechselwirkung zwischen dem umgebenden Vegetativum und den Organzellen besteht in jedem Organ, doch hat jedes Organ sein eigenes, differentes Milieu, das es auch beizubehalten trachtet. Da aber ununterbrochen äußere Einflüsse einströmen, sind laufend kleine Korrekturen notwendig, um innerhalb von Toleranzbereichen zu bleiben und Schädigungen abzuhalten. Es fanden sich ausgeprägte Seitendifferenzen.

Alle Substanzen, die von der Haut resorbiert werden, nehmen entweder den Weg in die Vene oder in das Lymphgefäß oder bleiben in der Haut liegen, dies ist auch vom Molekulargewicht abhängig. Es werden nur niedermolekulare Substanzen mit einem Molekulargewicht unter 10000 in die Blutbahn aufgenommen, in das Lymphgefäß gelangen korpuskuläre Teilchen bis zu einer Größe von 2 Mikron.

In der Haut gibt es unbegrenzte Hohlräume, die den ganzen Organismus durchziehen, und begrenzte, die nahe dem Epithel liegen und parallel zur Oberfläche verlaufen (KELLNER). Diese Spalten finden sich an vielen Stellen der Haut und können eine Breite von 200 Mikron erreichen. Von diesen begrenzten Systemen ist anzunehmen, daß sie füllungs- und entleerungsfähig sind, wobei die Füllung und Quellung oder die Entleerung und Entquellung in Beziehung zu den in der Haut reichlich vorkommenden Bündeln glatter Muskulatur stehen. Wenn sich der Muskel kontrahiert, wird der interstitielle Raum verkleinert, die darin befindliche Flüssigkeit ausgedrückt; mit seiner Erschlaffung wird der interstitielle Raum neuerlich gefüllt; überlegt man sich diese mögliche Funktion der glatten Muskulatur der Haut, dann kann das Einsaugen und Auspressen der interstitiellen Flüssigkeit mit einer nach einer bestimmten Richtung durch eine Pumpe getriebenen Strömung einer Flüssigkeit verglichen werden; diese die interstitielle Flüssigkeit treibende Muskel-Pumpe der Haut wird über zentrale adrenerge Impulse gesteuert (KELLNER).

Die arterio-venösen Anastomosen der Haut besitzen kompliziert gebaute Sperr- oder Drosseleinrichtungen. Davon zeigen die HOYER-GROSSERschen Glomusorgane effektorische Leistungen zur Änderung des peripheren hydrostatischen Druckes.

Diese Mechanismen dienen also zur Füllung und Entleerung des Interstitiums, sie werden über vegetative Nerven kontrolliert. Überdies hat die Haut Einrichtungen zur Produktion der interstitiellen Flüssigkeit.

Diese hier nur sehr kurz und unvollständig wiedergegebenen Untersuchungen und Ausführungen über Bau und Funktion der Haut, ein Thema, das KELLNER am XIII. Internationalen Akupunkturkongreß 1965 in Wien behandelt hat, sind die Voraussetzung zum Verständnis nicht nur weiterer Untersuchungen zur Akupunktur, sondern auch der Balneotherapie (erschienen sind die Arbeiten in „Deutsche Zeitschrift für Akupunktur", Heft 1, 2 und 3/1966. Karl F. Haug Verlag, Heidelberg).

Auch die Untersuchungen von MILEDI und KATZ, die dieser bei der Tagung der Nobelpreisträger in Lindau 1978 vortrug, tragen zum Verständnis der molekularen Mechanismen und der Kinetik in der Balneologie bei.

Die Reaktion zwischen Acetylcholin-Quanten und einem einzelnen Endplattenrezeptor öffnet einen Ionenkanal etwa 1 ms lang (bei 20° C) und ermöglicht den Eintritt von mindestens 10000 +Na-Ionen in eine Muskelfaser, die damit um etwa 0,25 Mikrovolt depolarisiert wird.

Diese Versuche erklären auch die Kinetik verschiedener anderer Wirkstoffe und Hemmstoffe auf die Endplatten in einem neuen Licht (KATZ).

Neben die chemischen Regel- und Steuerprozesse stellt nun der Marburger Biophysiker F. A. POPP physikalische.

Träger der Biosignale sind danach Schallwellen und elektromagnetische Infrarotwellen. Funktion der Wellenfelder ist die intra- und interzelluläre Information, Regulation und die Integrität der Zelle. Die Informationsübertragung kann nur in Bereichen höchster Transparenz der zellulären Substanzen vorhanden sein, also für die roten und infraroten Spektralbereiche. Die Regulationsfunktion erfolgt aus der verlustfreien Informationsübertragung, da die Wellenfelder leicht modulierbar sind. Die Zelle wird also als kybernetisches System im Verbund Zelle-Organismus betrachtet, sie besitzt Eigenschwingungsspektren.

Wesentlich für die Entstehung der Regulationsfelder ist die Beteiligung der sogenannten Triplett-Niveaus der Basenpaare der Nukleinsäure. Die Triplett-Niveaus sind anregbar, sobald die DNS nach Anregung mit UV-Licht um 3,5 eV leitfähig wird; sie bilden einen sogenannten 4-Niveau-Laser, wobei Infrarotlicht selektiv verstärkt wird – es stellt das Trägerfeld des Regulationsfeldes dar.

Eine Zelle wird nach dieser Ansicht dann pathogen, wenn ihre Schwingungszustände durch absorbierende Stoffe in der Zelle zu stark gedämpft werden, sie wäre nicht mehr im Informationsfluß eingeschaltet.

Fehler in der Information und Regulation sind für das unspezifische

Bindgewebe, für das gemeinsame Wirkungsfeld und das Verhalten des Organismus in bezug auf seine Umwelt von besonderer Bedeutung, wahrscheinlich kommt das auch in den Meridiansystemen zum Ausdruck, wenn von denen elektrischinduzierte Bilder nach LUEDER abgenommen werden oder die Akupunktur geübt wird. Zum Aufbau eines normalen Schwingungsgefüges wird jedoch in erster Linie die methodische Klimatotherapie dienen.

Kein anderes Organ bietet sich für die Applikation so an als die gesunde Haut, denn sie hat ja auch die besten Beziehungen zu den inneren Organen. Sie selbst kann durch die geeigneten Maßnahmen in die Therapie eingeschaltet werden, ihre eigene unerhört steigerungsfähige Aktivität wird in die Therapie eingebaut. Der Blutdurchfluß kann sehr leicht und bis zum 20fachen gesteigert werden, es stehen große Flächen zur Verfügung, das Getriebe ist hydrodynamisch und kolloidosmotisch geregelt, durch Applikationen lassen sich große Verschiebungen erreichen, denn der osmotische Druck ist von Anionen und Kationen abhängig.

Bisher meinte man, daß der durch die Haut aufgenommene Stoff zum Ort der Erkrankung herangebracht werden müsse, um dort zur Wirkung zu kommen. Jetzt weiß man, daß es in erster Linie darum geht, die Aktivitäten der Haut zu erhöhen und sie zum Einsatz zu bringen. Dazu reichen Mengen aus, die um Potenzen kleiner sind. Die Applikation ist reich an biochemischen Stimulatoren und es wird auch ausgewählt. Die Stoffe, die dann in der Haut gebildet und von den Zellen ausgeschüttet werden, sind homolog, sie entsprechen den Organen, und sind adäquat. Die Allopathie arbeitet mit chemischen Überflutungen, die überhaupt nicht abgrenzbar sind, es werden Organe mit hineingezogen, die davon gar nicht betroffen werden sollen. Zur Therapie der Syphilis war und ist dies durchaus zu rechtfertigen, zur Behandlung degenerativer, im Alltag erworbener Erkrankungen ist jedoch eine solche Methode abwegig, und daran können auch Erfolgsmeldungen nichts ändern.

Die Erfolge der Balneotherapie sind nur deshalb so bescheiden, weil die Methoden vernachlässigt wurden.

Am internationalen Kongreß für universelle Moorforschung in Lindau am Bodensee im Jahre 1957 hat der Verfasser über die vielstündigen und mehrtägigen, isolierten Moorpackungen berichtet. Doch noch heute ist in der einschlägigen Literatur zu lesen, daß die Moorpackungen nach einer halben Stunde abzunehmen sind. Es war also alles umsonst. Es blieb unverstanden, daß die Vorgänge Zeit und viel Zeit brauchen, um die Haut in den Dienst der Therapie zu stellen und vor allem dann auf chronische Prozesse Einfluß zu nehmen. Moorpackungen, die bei Körpertemperatur appliziert werden und so gut isoliert sind, daß kein Verlust an Feuchte und Wärme eintritt, sind das überlegene Mittel bei chronischen Entzündungen, degenerativen und auch deformierenden Gelenksprozessen. Es ist fast eine fahrlässige Vernachlässigung des Patienten, bei solchen vorliegenden Indikationen diese Therapie nicht durchzuführen.

Ein Arzt ohne Medikamente ist ein Tischler ohne Hobel, die Späne sind dann die chronisch Kranken.

4. Alufolien gegen Schmerzen

Neuralgien, Myalgien und Neuritiden verursachen nicht nur einen sehr hohen Verbrauch an Medikamenten, sondern auch einen Mißbrauch. Der Schmerz ist ein Phänomen, mit dem der Mensch immer allein ist. Ohne hier auf die Ätiologie eingehen zu können besteht eine Verpflichtung, Menschen vom Schmerz zu befreien. Gerade die Akupunktur zeigt, wie wirksam eine Methode gegen Schmerzen ist, von der wir aber noch sehr wenig über den Weg der Wirkung wissen. Eine elektrische Übererregbarkeit der Nerven, teils konstitutionell, teils aus Mangel von Serumesterase, ist bei der essentiellen Neuralgie sehr wahrscheinlich.

Die Anodenöffnungs- und -schließungszuckung tritt bei Werten unter 2.5 MA. auf, und man findet auch einen Kalium-Kalzium-Quotienten nahe an 2.0 oder über 2.0 (PERITZ).

Die Stoffwechselstörungen sind oft so gering, daß sie nicht sichtbar gemacht werden können und als funktionell abgetan werden. Neuritiden zeigen aber auch schwerste Veränderungen am Nerven. Bei den häufigeren Myalgien findet man Hyperalgesien der Haut. Die myalgisch erkrankten Muskeln werden von anderen Nerven versorgt als die darüberliegenden Hautpartien. Neuralgien treten oft anfallsweise auf, Myalgien hingegen dauern an und die Schmerzen sind flächenhaft. Die Druckstellen bei Myalgien befinden sich an den Ansätzen, bei den Neuralgien und Neuritiden am Verlauf der Nerven. Rückfälle sind da und dort häufig, es werden dann immer wieder Analgetika und auch schon Psychopharmaka genommen. Eine Akupunktur kann ja auch nicht immer gleich gemacht werden.

Erfahrungen zeigten, daß auf Vlies aufkaschierte, metallisierte, bespiegelte Polyesterfolien, auf denen Aluminium aufgedampft ist, ein sicheres Mittel gegen neuralgische, myalgische und spastische Schmerzen sind. Auch starke Koliken und Tenesmen beruhigen sich in kurzer Zeit.

Schon vor 40 Jahren hat PFAB Silberfolien bei Wundverbänden nach Operationen verwendet. Jetzt stellt BUNZL und BIACH für diese Zwecke auf Vlies aufkaschierte Alufolien (Almulin) her, es sind Rollen nach Meter. Gängig ist eine Größe von 15x35 cm, die Folie wird durch die Unterwäsche auf der Haut fixiert.

Ein Versuch des Verfassers, die Hersteller für die neue Anwendungsmöglichkeit zu interessieren, scheiterte am Widerstand von REISNER, der die Sache wegen des Verdachtes der Gesundbeterei ablehnt. Wir wissen noch viel zu wenig über Kommen und Gehen des Schmerzes, und es sind sicher mehrere Komponenten, die bei der Anwendung der Alufolie zum Tragen kommen – eine thermische, eine elektrische und eine metallische durch die feinste Dispersion.

5. Moorschwebstoffbad

Mit ZÖRKENDÖRFER ist die Moorsuspensionsbadebehandlung als eine eigenständige Methode anzuerkennen, wobei auch hier der Vorteil der örtlichen Unabhängigkeit gegeben ist.

In der Geriatrie sind Vollbäder über 36° Celsius im allgemeinen kontraindiziert, da jede Form der Wärmebelastung abzulehnen ist. Ein Moorschwebstoffbad bei und auch noch unter 36 Grad unterscheidet sich von einem gewöhnlichen Bad auch durch das homogene Wärmestrahlungsfeld. Die Bilanz der Wärmestrahlung zwischen dem Körper und seiner unmittelbaren Umgebung wird ausgeglichener, wenn dem Wasser Moorschwebstoff zugesetzt wird. Die Emission der Wärme durch die Partikeln des feindispersen Suspensionsbades erhöht die Intensität der Wärmestrahlung, so daß im Wasser eine Art Strahlungsklima entsteht. Während also hypertherme Vollbäder den Kreislauf belasten, ohne die Durchblutung oder den Durchfluß der Muskulatur zu erhöhen, werden hier Effekte der Durchblutung durch Entspannung über die arterioläre Peristaltik erreicht. Das ist auch die Voraussetzung dafür, daß die im Wasser gelösten Stoffe des Moores zur Wirkung kommen. Der Körper nimmt aus der Vielfalt der gelösten Stoffe einen doch nur geringen Komplex auf, der natürlich und metabolisch Prozesse der Lebenstätigkeit induziert.

A. FERSTL aus Wien hat beim 4. Symposion über physikalische Medizin in Salzburg-Leopoldskron darauf hingewiesen, daß Moorschwebstoffbäder in hohem Maße die Eigenschaft haben, Ionen zu absorbieren, so daß also ein Ionenstrom vom Körper zum Bad existiert; im gesunden Körper werden 40 mal 10^{12} Ionen gemessen, in erkrankten Segmenten steigt die Zahl auf 50 Milliarden an, es muß also zu Spannungsdifferenzen kommen. Die Wirkung der Moorschwebstoffbäder ist also auch auf elektrische Vorgänge zurückzuführen.

Je nach der Entstehung kann man die Peloide in Mineralpeloide, organische Peloide, limanische Peloide und Salinen-Peloide einteilen; für die Suspensionsbäder ist der Dispersionsgrad maßgebend.

Das Peloidin-Mikromoor-Bad empfiehlt sich bei Dyskrasie und vegetativer Dystonie, die ein Symptom unserer Zeit ist und viel zu oft der Neurose subsumiert wird.

6. Stabilisiertes Schaumbad

Bei dem neuen Schaumbad liegt der Mensch auf einer 5 cm dicken Mollizell-Platte und wird mit Schaum zugedeckt. Die Erzeugung des Schaumes erfolgt in einer oder doppelter Rinne, in der sich ein Plastikrohr befindet, das etwa 5000 Bohrungen von 0,3–0,5 mm im Durchmesser besitzt. Zur Füllung einer Badewanne mit Schaum werden 5 l einer wäßrigen Lösung des Schaummittels gebraucht. Durch diese in die Rinne eingebrachte wäßrige Lösung werden Luft oder Kohlensäure mittels des Plastikrohres unter größerem Druck gepreßt, dadurch entstehen kleine Bläschen von gleicher Größe. Mit dem Druck steigt die Zahl der Bläschen, der Durchmesser der Bläschen hängt nur von der Bohrung ab. Die Schwierigkeit bei den Schaumbädern liegt darin, daß die Bläschen bei allen bisherigen Schaumstoffen sehr labil sind, also so kurze Zeit bestehen bleiben, daß kein Strahlungsklima erreicht werden kann. Nun wurde von Dr. O. JEKEL in Salzburg ein Schaummittel mit einem Stabilisator entwickelt. Diese haltbare pulverisierte und nicht reizende Substanz wird in die Rinne gestreut. Es bildet sich nun ein dicker Schaumvorhang, der in etwa 10 Minuten die Wanne füllt und mehr als 20 Minuten hält.

VIII. Sauna – nur eine Richtigstellung

Verschiedene Autoren meinen, daß in der Sauna ein wirksames Mittel gegen die Bewegungsarmut, die vegetative Dystonie und gegen Kreislaufschäden gegeben sei. Die Sauna ist eine extreme Wärmebelastung, wobei zunächst die Wärmeaufnahme durch Leitung und Strahlung die Körpertemperatur und den Stoffwechsel steigert, dann aber die beträchtliche Wärmeentwicklung über den Stoffwechsel einsetzt. Es sind also mehrere Faktoren an der Erhöhung der Bluttemperatur beteiligt, die simultan einen Zustand auslösen, der einer kurzen Periode eines Fiebers zur Abwehr einer Infektion vergleichbar ist. Die heiße Luft bis zu 100°C reizt die Wärmerezeptoren der Haut, so kommt es zunächst von der Peripherie und dann auch über die zentral integrierte Wärmeregulation zu einer starken Erregung der Formatio reticularis. Herz und Kreislauf bekommen nun die Signale, sich ganz auf Wärmeabgabe umzustellen, da die Möglichkeiten durch Strahlung, Perspiratio insensibilis und Konvektion Wärme abzugeben nicht gegeben oder zu gering sind. Es setzt also eine hohe Schweißsekretion ein und die Verdunstung des Schweißes verbraucht auch Körperwärme. Doch alle Maßnahmen nützen nur wenig, die Aufenthaltsdauer in der Sauna wird durch die Zwecklosigkeit weiterer massiver Wärmebelastung limitiert. Nach DEETJEN ist bei Gesunden der Saunaeffekt durch ein anschließendes Tauchbad in kaltem Wasser optimierbar, wobei eine noch stärkere Arouselreaktion eintritt, d.h. einer Erregung der Formatio redicularis mit Steigerung des Sympathikustonus, es kommt kurzfristig zu einem rapiden Blutdruckanstieg mit Mitteldrucken über 200 und systolischen Spitzen bis zu 330 mm Hg. Abgesehen von der Frage, wer denn heute wirklich gesund und auch frei von einem beginnenden Gefäßprozeß ist, schädigt übergroße Hitze die peripheren Gefäße und den Kreislauf (STRASSER). MARCHIONINI und OTTENSTEIN haben nach Schwitzbädern einen Anstieg des Blutcholesterins festgestellt. Unter behaglichen Bedingungen beträgt der Hautdurchfluß 4–6 ml/min auf 100 g Hautgewebe, das gesamte Minutenvolumen der Haut eines 180 cm großen und 80 kg schweren Menschen nur etwa 1/4 Liter, das sind 4% des Herzminutenvolumens. Die Initiatoren eines höheren Herzminutenvolumens bei Wärmebelastung oder bei Muskeltätigkeit sind verschiedene, in dem einen Fall sind es zentrale Anordnungen der Wärmeregulation und im anderen periphere Forderungen durch den Gasstoffwechsel, in dem einen Fall geht der Zuwachs des Herzminutenvolumens durch die Anastomosen der Haut für eine organspezifische Leistung und im anderen durch das Kapillargebiet der tätigen Muskulatur, um nutritive Aufgaben zu erfüllen. Kapilläre Durchblutungen lassen sich weder da noch dort durch Wärmebelastungen erzwingen, da schon allein durch den Wärmeverlust bei Verdunstung Gegenregulationen eintreten. Zur Erhöhung der Körpertemperatur, der dann zur Stimulierung des Abwehrsystems sicherlich eine Bedeutung zukommt, sind hohe Lufttemperaturen überflüssig, denn diese läßt sich durch Strahlung homogener Wärmefelder bei Lufttemperaturen, die eine konvektive Entwärmung des Körpers gerade noch verhindern, ohne die Gefahren, die durch hohe Lufttemperaturen vorhanden sind, erreichen. Der Verfasser hat vor 30 Jahren solche Strahlungskabinen aus Holz konstruiert und Überwärmungsbäder auf diese Art durchgeführt. Doch der Weg führte dann mit Hilfe dieser Kabinen zum Strahlungsgleichgewicht und zur konvektiven Entwärmung im Strahlungsgleichgewicht. Die Frage, welche Prozesse durch kreislaufschonende und geübte Überwärmungen verhindert werden können, wird wohl niemals schlüssig beantwortet werden können. Die Erhöhungen der peripheren Durchblutung im Dienste der Thermoregulation gehen allein auf das Konto der Hautdurchblutung, bei starker Erweiterung der Hautgefäße nimmt die Muskeldurchblutung sogar ab (BARCROFT et al, 1955 – u.a.).

Um so mehr ist es verwunderlich, daß gegenüber dem Strahlungshaushalt gerade der Sauna größere Bedeutung und der größere Raum gewidmet wurde.

Der Strahlungsenergiebilanz kommt im Wärmehaushalt des Menschen nicht nur größenmäßig, sondern auch qualititativ jedenfalls die immanente Wirkung zu. Eine negative Strahlungsbilanz läßt sich durch höhere Lufttemperatur nur notdürftig und auf die Dauer nicht ohne Schaden für den Organismus kompensieren, die Biotrophie des Menschen erfordert homogene Wärmestrahlungsfelder und konvektive Entwärmung.

Bei homogenen Wärmestrahlungsfeldern höherer Abstrahlungstemperatur unter positiver Strahlungsbilanz hat der Körper immer noch die Möglichkeit der Perspiratio insensibilis und feuchter Entwärmung.

Wärmestauungen mit Hilfe höherer Lufttemperatur und dann auch höherer absoluter Feuchtigkeit sind immer eine Kreislauf- und Gefäßbelastung. In einer Zeit, da ein beginnender Gefäßprozeß in der 2. Lebenshälfte nicht auszuschließen ist, darf eine derartige Gefäßbelastung z.B. durch Sauna nur dann erfolgen, wenn eine Indikation nachzuweisen ist. Bei fehlender Ventilation droht schon sehr bald der Zusammenbruch der Wärmeregulation, wenn nicht genügend Wasser abdunsten kann. Bei

Lufttemperaturen von 30°C läßt sich bereits ein fast proportionaler Anstieg der Pulsfrequenz mit dem Dampfdruck feststellen, in gesättigter Luft bei 36°C kann der Mensch nicht mehr leben. Durch das Versacken von mehr als 1 Liter Blut in den Anastomosen der Haut droht bei hoher absoluter Feuchtigkeit stehender Kontaktluft oder der Raumluft ein Kreislaufkollaps. Einstrahlung von Wärme mit folgender kapillärer Wärmekonvektion und Wärmestauung mit folgendem Durchfluß über die Hautanastomosen sind 2 verschiedene physikalische Akte. Thermischer Streß und Entspannung durch konvektive Entwärmung in einem Strahlungsklima führen zu anderen und sehr verschiedenen Wirkungen; man soll doch die Indikationen für thermischen Streß erst finden.

Die große Steigerungsfähigkeit des Herzens besteht nur aufgrund der Notwendigkeiten der Wärmeregulation und der Muskeltätigkeit. Die Gesamtdurchblutung der Skelettmuskulatur kann somit von 600–900 ml/min auf das 20fache und bei Höchstleistung noch mehr gesteigert werden. In Ruhe hat der Muskel eine spezifische Durchblutungsgröße von 2–3 ml/min, bezogen auf 100 g Gewebe. Nach den Vorstellungen von CHAMBERS und ZWEIFACH überwiegt unter Ruhestoffwechselbedingungen die konstriktive Phase, wodurch eine relative Ischämie des Kapillarnetzes resultiert; sympathische adrenerge und genauer noradrenerge Nerven führen zu einer Tonussteigerung der Blutgefäße. Bei passiver Wärmebelastung durch hohe Lufttemperaturen werden die in der Haut gelegenen und durch das Ansteigen der Kerntemperatur auch die zentralen Wärmerezeptoren gereizt, so daß es von der Peripherie wie auch vom Hypothalamus aus zu einer Erregung der Formatio reticularis kommt. Andererseits aber erschlafft durch die örtliche Erwärmung und Überfeuchtung der Tonus der Hautgefäße, deren Kapazität auf das 20fache gesteigert wird. Das vermehrte Herzminutenvolumen wird demnach unbedingt für die Hautkapazität verbraucht, um hier der Thermoregulation und nur dieser zu dienen. Es wäre wider die natürliche Ökonomie des Kreislaufes, auch den Muskeldurchfluß zu erhöhen, indem auch hier der Tonus herabgesetzt wird. Unter solchen Umständen wäre die Gefahr einer Überforderung ohne Ziel immer gegeben; ein Kreislaufkollaps ist dann die Folge. Bei Muskeltätigkeit hingegen hat der Kreislauf die Aufgabe des Stoffwechsels, der dann auch wesentlich gesteigert ist. Die Steigerungsfähigkeit des Stoffwechsels durch Muskeltätigkeit ist 10fach höher als durch passive Wärmebelastung. Der Zuwachs des Herzminutenvolumens von etwa 4 Liter geht also bei Muskeltätigkeit durch den tätigen

Muskel und bei Wärmebelastung durch die Anastomosen der Haut. Von den Tätigkeiten, die auch von älteren und gefäßgeschädigten Menschen ausgeübt werden können, steht das Wandern im Wald an erster Stelle, da bei einem Strahlungswetter der periphere Gefäßwiderstand geringer ist als bei sonstigen Tätigkeiten unter anderen klimatischen Bedingungen. Das Wandern im Wald läßt sich ebenso aufbauen wie andere körperliche Übungen. Auch die Enzyme und deren Aktivität werden durch hohe Temperaturen nur gebremst, es kann also auch von dieser Seite keine Indikation für eine Wärmebelastung des heutigen Menschen gefunden werden, bei dem sich der Streß anfänglich ganz unbemerkt am Gefäßsystem organisiert. Was einmal und ganz wo anders, unter anderen Voraussetzungen sich als Brauch gesunder Menschen durchgesetzt hat, wie also zum Beispiel die Blockhaus-Sauna in Finnland, das kann man nicht so ohne weiteres heute als Therapie oder Prävention gegen Gefäßerkrankungen empfehlen, dafür fehlen schon einmal die physiologischen Unterlagen. Eine Erhöhung der Körpertemperatur um 1 Grad führt zu einer Erhöhung des Energie-Umsatzes um nur etwa 20–30% (RGT-Regel). Eine derart geringe Stoffwechselsteigerung für eine so kurze Zeit kann jederzeit durch einige Übungen erreicht werden. Bei einer Enquete am 29. 8. 1975 im Sportmedizinischen Institut der Universität Wien wurde das Thema „Gesundheit und Sauna" behandelt. Frau Bundesminister Prim. Dr. I. LEODOLTER führte unter anderem aus, daß die Sauna ein gutes Gegenmittel gegen Bewegungsarmut sei und ihre Popularisierung durch Aufklärung und Information forciert werde. Und nun L. PROKOP: Das groteske Mißverhältnis zwischen der psychisch-nervösen Belastung im Alltag und der jede körperliche Funktion zum Erliegen bringenden Bewegungsarmut wirft größte medizinische Probleme auf. Hierbei kann heute die Sauna eine sehr wesentliche Rolle spielen, weil sie nicht nur für die gesunden und leistungsstarken Menschen, wie die Sportler, sondern auch die große Zahl der noch nicht kranken, halbgesunden, gefährdeten, aber auch bereits geschädigten Menschen eine große Hilfe darstellt. Ein ganz besonderer gesundheitlicher Wert der Sauna gerade heute liegt in ihrer positiven Wirkung auf Herz und Kreislauf, bei einem Ausgangswert von etwa 70 steigt die Pulskurve nach 10 Minuten auf 120 und nach dem Aufguß um weitere 20 Pulsschläge. Die Mobilisierung der Gefäße durch die Sauna ist daher ein wesentlicher Beitrag zur Vermeidung von Gefäßerkrankungen, das Cholesterin kann durch die Gefäßbewegung wieder zum Teil herausgepumpt werden, die Durchblutung der Muskulatur wird vermehrt, die Umfänge der Extremitäten nehmen um etwa 5% zu, der Schweißverlust liegt im Durchschnitt bei 400–600g. Einen echten prophylaktischen und kreislaufregulierenden Wert hat die Sauna allerdings nur dann, wenn der Aufenthalt mindestens 10–15 Minuten dauert und einmal wöchentlich erfolgt. (Soweit also Prokop L., Gesundheit und Sauna, Ärztekammer für Wien Mitteilungen 27. Jg. 1975 Nov. und DR. MED. Nr. 2, 10. März 1977.) Es wird dabei übersehen, daß die bei uns gebräuchlichen Anlagen keine finnischen Saunen sind, da die Wärme nicht in dem Maß gespeichert wird; es fehlt die massive Holzkonstruktion, das Nachheizen der Luft während des Betriebes belastet den Kreislauf und das Enzymsystem noch mehr. In der finnischen Sauna werden beim Absinken der Lufttemperatur und durch die höheren Wärmestrahlungsfelder Temperaturbereiche erreicht, die therapeutisch genützt werden können. Aber auch die Popularität der Sauna in ihrem Ursprungsland ändert nichts daran, daß die Inzidenzraten für koronare Erkrankungen in Ostfinnland weitaus am ungünstigsten liegen. Bei Wärmebelastung stellt sich der Organismus ganz auf Wärmeabgabe um, in der Haut werden maximale, also 20fache Durchflußmengen erreicht, der gesamte Muskeldurchfluß wird hingegen möglichst klein gehalten, damit der für das Herzminutenvolu-

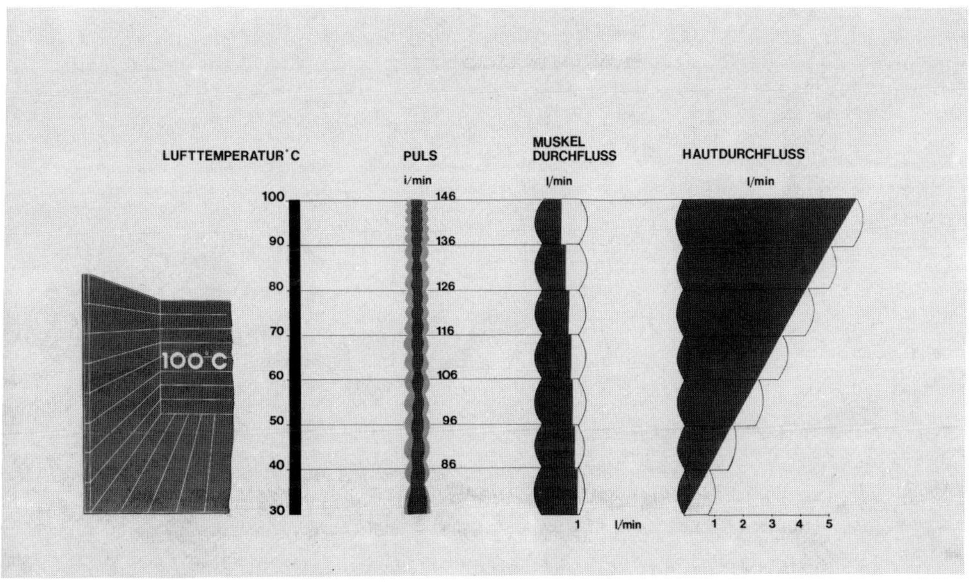

Abb. 12: Der Kreislauf in der Sauna

men so ausschlaggebende Blutdruck gehalten wird, denn der Hautdurchfluß erfordert dies. Die frühe Erkennung der Arteriosklerose ist klinisch auf einfachem Wege nicht möglich, spätestens in der 2. Lebenshälfte wird der bewegungsarme und übergewichtige Mensch zur Risikoperson. Das ist dann der Typ, für den nun die regelmäßige Sauna empfohlen werden soll. Doch gerade für diesen eignet sich die Sauna nicht. In den Gefäßen kann bei Cholesterinämie, also auch bei der passageren von der Nahrungsaufnahme hervorgerufenen, die Ablagerung von Cholesterin, provoziert durch Flüssigkeitsverlust und Blutdruckanstieg durch großmolekularen Transfer, begünstigt werden.

Gegen den häufigen Gebrauch der Sauna außerhalb der Sportmedizin bestehen daher schwerwiegende Bedenken. Die Sauna ist kein Mittel gegen die Bewegungsarmut, da die durch sie erzielte Stoffwechselsteigerung auf Tag und Woche umgelegt fast null ist, sie ist kein Mittel zur Förderung der Durchblutung der Muskulatur, da das erhöhte Herzminutenvolumen durch die Haut geschickt wird, sie ist kein Mittel zur Entspannung, da die Formatio redicularis erregt wird und schließlich ist sie auch kein Mittel gegen Gefäßerkrankungen. Die alte finnische Sauna mit der Feuerung auf Steinen bietet jedoch die Möglichkeit der therapeutischen Nutzung des homogenen Wärmestrahlungsfeldes bei sinkender Lufttemperatur.

IX. Früherkennung der Pathogenität durch meridiane Elektrodermatographie

Es ist bekannt, daß es in den Institutionen an qualifizierten Forschern fehlt, doch die Türen bleiben ihnen verschlossen.

Über den den einzelnen Organen durch nervöse Verbindungen zugeordneten Dermatomen lassen sich entlang von Meridianen durch eine Rollelektrode und Ableitung zur geerdeten Hand nach Anlegen einer Gleichspannung von + 1,5 V sehr differente Bilder durch technische Vervollkommnung nach LUEDER registrieren.

Die Haut dient der Thermoregulation, funktioniert als Sinnesorgan für die Tast-, Druck- und Temperaturempfindung und hat als solches besondere Beziehungen zur Temperaturstrahlung und elektromagnetischen Feldern verschiedener Frequenzen, sie ist in die nervösen und humoralen Regulationen des Organismus einbezogen.

Körpersegmente haben eine unterschiedliche Kapazität für elektrisch geladene Teilchen; in erkrankten Segmenten kann die Zahl der Ionen um Potenzen ansteigen. Zwischen den verschieden stark aufgeladenen Segmenten kommt es zu Spannungsdifferenzen, die als Störungsfelder wirken. Ionenfluß und Polarisation der Grenzflächen sind aber auch von den atmosphärischen Bedingungen abhängig.

Es ist bekannt, daß die Dielektrizitätskonstante und die Leitfähigkeit des menschlichen Körpers im Verhältnis zur Umgebung eine wesentlich höhere ist, so daß es zu einer Verdichtung der elektrischen Feldlinien innerhalb des Körpers kommt (FERSTL).

In Räumen fehlt das natürliche elektrische Feld, so daß es u. a. zum Absinken des Kaliums und zur Retinierung von Natrium im Serum kommt.

Vielfach können Enzyme ihre biologische Wirksamkeit nur mit Hilfe von Metallionen, wie Mg++ und K+, entfalten.

Für die Leitfähigkeit der Haut sind die Aktivitäten des inneren Milieus maßgebend.

Die Haut orientiert sich in ihren Stoffwechsel-Aktivitäten an äußeren atmosphärischen Bedingungen, lokalen Gegebenheiten und Organtätigkeiten.

Das vergleichende meridiane EDG registriert also humorale Differenzen der Seiten und der Dermatome. Schon BERGSMANN wies die Seitendifferenz der Leukozyten, des Serum-Natriums und -Kaliums und der Jod-Verbrauchswerte bei Kranken nach.

Sicherlich werden bei atmosphärischen Unstetigkeiten und bei Exposition der Haut Erregungsimpulse der Formatio reticularis mitgeteilt und die Impulsfrequenzen im efferenten Sympathikus läßt Störungsfelder deutlicher hervortreten, aber im Strahlungsgleichgewicht und bei atmosphärischer Ruhe spiegelt sich doch in erster Linie die humorale Tätigkeit des zugeordneten Organs an der Decke des Dermatoms wider.

Während also bei Exposition die atmosphärischen Einflüsse die Hautleitfähigkeit verändern, Ionenfluß und temperaturabhängige Potentialdifferenzen registriert werden, so zeigen die Bilder nach Ausschaltung dieser das humorale Eigenleben der Organe über segmentale Differenzen der Ionen- und dann auch Enzymaktivitäten.

Der Milieubefund durch meridiane Elektrodermatographie ist auf Enzym- und Stoffwechselbasis.

Am Anfang und Ende der Medizin steht die Diagnose, doch die weite Strecke bis zur Diagnose wurde bei chronischen Erkrankungen bisher nicht erfaßt.

Die bisher üblichen Prozeduren der ärztlichen Praxis und der Klinik war auf eine kleine Anzahl kranker Menschen zugeschnitten. Auch in der Gesundenuntersuchung ist man auf bestimmte Krankheitsbilder aus.

Von der großen Anzahl gesunder Menschen oder solcher, die annehmen, noch gesund zu sein, können jedoch die nicht herausgefiltert werden, die in lokalen Bereichen Veränderungen des inneren Milieus im Beginn zeigen.

Screening oder Filteruntersuchungen müssen so einfach sein, daß sie auch von medizinischem Hilfspersonal durchgeführt werden können.

Solche Untersuchungen müssen annehmbar, einfach, wirtschaftlich und genügend zuverlässig sein. Die Resultate sollen möglichst keine falsch-negativen und falsch-positiven Befunde liefern. Die Krankheit muß vor der Irreversibilität und Unheilbarkeit erfaßt werden und dies erfordert auch eine beliebige Wiederholbarkeit der Untersuchungsmethode.

Ein erfolgreiches Screening der Bevölkerung wird aber bald zu einer Reduktion chronischer Erkrankungen führen, da kurative Maßnahmen gesetzt werden können. Die Effizienz solcher Maßnahmen muß dann durch Kontrolluntersuchungen überprüfbar sein. Beim Anlegen einer Gleichspannung von + 1,5 V von einer Rollelektrode zu einer mit Erde verbundenen Handelektrode wird die Haut depolarisiert und werden die Potentialdifferenzen abgebaut; die durch wechselnde Widerstände sich ergebende Stromstärke wird registriert, dabei gilt auch der bioelektrische Grundsatz, daß ein aktiveres Areal sich gegenüber einem weniger aktiven elektronegativ verhält.

Der Ionenfluß zwischen der Atmosphäre und dem Körper verteilt sich unregelmäßig, so daß sich aktivere Areale gegenüber weniger aktiven unterscheiden. Im weiteren ist die Durchlässigkeit der Zellmembran für die kleinen, positiv geladenen Kalium- und Natriumionen größer, während die negativen Ionen die Membran nicht passieren können; es kommt zu einem Gleichgewicht, wenn durch elektrostatische Kräfte die Kationen an der Außenfläche von den Anionen im Inneren festgehalten werden. So ermöglicht die meridiane EDG über die segmental differente Hautleitfähigkeit eine vergleichende Registrierung jener Merkmale, die in Summe diese Hautleitfähigkeit verändern, und das sind innere Vorgänge und Umwelteinwirkungen.

Die inneren Organe korrespondieren nerval mit den ihnen zugeordneten Dermatomen und beeinflussen dort die Permeabilität der Zellmembranen, die Ionenkonzentration, die Enzymaktivität und den Zellstoffwechsel, so daß gleichsam Spiegelbilder der eigenen Zelltätigkeiten entstehen und dies bereits zu einem Zeitpunkt, da sonstige Zeichen einer Organpathologie noch fehlen. Solche Prodrome sind auch wieder rückbildungsfähig. Jedenfalls sollte man auf solche frühe Zeichen achten, damit eine naturnahe Präventivbehandlung durchgeführt wird.

Man wird zu einer Zusammenfassung der experimentellen Ergebnisse und Erfahrungen in generalisierten Regeln kommen und mit Hilfe der Ordnungsschemata kann und wird die abstrakte Sprache der Bilder entcodifiziert werden. Es wird sich zeigen, welche Bedeutung das gefundene Prinzip in der gesamten Medizin bekommen wird.

Unter den konstanten Bedingungen im Tepidarium werden vor allem die thermischen Umweltreize ausgeschaltet.

Durch Inspektion, Messung, Palpation, Perkussion und Auskultation wird die Größe, die Form, die Konsistenz, die Farbe, die Rhythmik, die Druck- und Schmerzhaftigkeit eines Organes bestimmt.

SCHUBART hat daraus einen anthropometrischen Untersuchungsgang methodisch entwickelt, so daß dadurch selbst kleine Veränderungen im Ernährungs- oder Entzündungszustand eines Organes ermittelt werden können.

Die Projektion von Reaktionen innerer Organe auf die Haut ist ein in der Medizin geübtes Hilfsmittel.

Die Diagnostizierbarkeit von Funktionsstörungen und Schichtungen war bisher die Grenze der Objektivierung von Prozessen; diese mußten also schon eine gewisse Größe und damit auch Chronizität erreicht haben.

Vieles geht in der Medizin schief, weil ein Prozeß noch nicht diagnostizierbar ist, die Befunde unzulänglich sind und die Interpretation falsch ist.

Die elektrodermographische Untersuchungsmethode ist so subtil, daß auch schon das Prodromalstadium erfaßt werden kann.

Die Haut grenzt nicht nur den Organismus gegen die Umwelt ab, sondern es bestehen auch äußerst zahlreiche und weitverzweigte Wechselbeziehungen zwischen der Haut und der Umwelt einerseits und dem Gesamtorganismus andererseits. Die Bedeutung der Haut als Funktions- und Reaktionsorgan mit engen und vielfältigen gegenseitigen Beziehungen zum Gesamtorganismus ist eine schon alte Erkenntnis.

Nach der gallenischen Auffassung betrachtete man die Haut als Spiegelbild krankhafter Zustände im Körperinnern.

Abgesehen von den eigentümlichen Fermenten der Haut – Hautlipasen (WOHLGEMUTH und YAMASAKI) – finden sich in der Epidermis Fermente des Eiweißstoffwechsels Nuklease und ein tryptisches Ferment (KLOPSTOCK und BUSCHKE), ferner Diastase und ein glykolytisches Ferment (WOHLGEMUTH und NAKAMURA) und auch Phenolasen und Katalasen.

Die Stellung der Haut im Immunsystem wird noch weiter geklärt werden müssen.

Mit 16% Anteil am Gesamtgewicht ist die Haut schwerer als die Leber. Als flächenhaftes Organ ist die Haut prädestiniert, an den äußeren atmosphärischen und inneren bioelektrischen Aktivitäten teilzunehmen. Zunächst aber dient sie der zentral integrierten und der lokal spinalen Wärmeregulation als Erfolgsorgan; so weist also die Haut Temperaturdifferenzen und -schwankungen durchaus im physiologischen Bereich bis zu 10 Grad auf. Eine Steigerung der Temperatur um 10 Grad bewirkt aber eine Beschleunigung der chemischen Reaktionsgeschwindigkeiten um das 2–3fache. Nach RAPOPORT findet man auch bei Enzymreaktionen bei 10 Grad Temperaturerhöhung eine Steigerung der Reaktionsgeschwindigkeit um etwa das 2fache. Kein Organ und noch dazu von solcher Gewichtigkeit unterliegt solchen Schwankungen des Zellstoffwechsels als die Haut. Enzymaktivitäten sind immer ein Ausdruck der Änderung der Permeabilität der Zellgrenzschichten, die auch wieder von der Wasserstoffionenkonzentration abhängt. Wenn man die Wärmeregulation im Strahlungsgleichgewicht ruhigstellt oder durch kalte Flächen belastet, dann bekommt man die differenten Bilder eines Ruhe- bzw. Belastungselektrodermatogramms.

Dieser dynamische Test durch Abkühlung wird auch in der Thermographie benützt, um das Wärmebild und damit das Farbmuster in diesem Moment festzuhalten. Die Plattenthermographie wird nun schon zur Auffindung von Skelettmetastasen eingesetzt.

Eine andere Wechselbeziehung zwischen dem Organismus und der Atmosphäre ist der Austausch der Sauerstoffionen, wobei die Konzentrationen maßgebend sind. Schließlich bestehen Wechselbeziehungen zwischen dem Organismus und der Einwirkung elektromagnetischer Felder besonders hoher und ultrahoher Frequenzen und besonders niedriger Intensität. Auch hier wird es von der Dosierung abhängen, ob Störungen oder Regulierungen von Prozessen der Lebenstätigkeit eintreten. Die Aufnahme der kleinen Quanten des EMF in biologischen Objekten ist mit der Verschiebung von Ionen verbunden (PRESSMANN).

Ziel der Forschung wird es auch sein, durch das dynmische EDG mehr Licht in diese Wechselbeziehungen zu bringen. Es besteht gar kein Zweifel, daß wir mit der klinischen Diagnose für eine kurative oder auch nur regressive Therapie zu spät kommen. Wir müssen Methoden entwickeln, die es uns ermöglichen, in Ruhe oder in Belastung frühe Krankheitszeichen zu sehen, um durch moderne naturnahe Heilmethoden eine vollständige Rückbildung dieser Krankheitszeichen zu erreichen.

Früherkennung der Pathogenität durch meridiane Elektrodermographie ist ein Forschungsgebiet, das weiter auszubauen ist.

Hyperenzymänie und auch Mangel an Fermenten begleiten regelmäßig Organerkrankungen und können auch selbst an den Prozessen beteiligt sein. Durch Änderungen der Permeabilität der Zellgrenzflächen treten mehr oder weniger Enzyme aus den Zellen in die Blutbahn über und spiegeln dort das Enzymmuster des betreffenden Organs wider. Jedes Organ hat ein Enzymmuster, d. h. eine eigene Konzentrationsverteilung der einzelnen Enzyme, so daß es also mit Hilfe der Analyse der im Blut auftretenden Enzymmuster identifiziert werden kann. Bei der chemischen Analyse bedient man sich sogenannter Leitenzyme. Diese Methode zur Früherkennung und Verlaufsbeobachtung erlangt immer größere Bedeutung, da doch in der Früherkennung und dann in einer zeitgemäßen Behandlung die Chance liegt, der chronischen Erkrankung zuvorzukommen. Die Enzymaktivität initiiert den Intermediärstoffwechsel der Zellen und bestimmt auch das Zeitmaß, in dem sich die einzelnen Prozesse in der Zelle abspielen. Die Zellaktivität und das ganze komplizierte Getriebe des Ionentransportes und der Elektrolytverschiebungen sind eng verknüpft mit der Enzymaktivität, so daß also quantitative Abhängigkeiten gegeben sind. Außerdem spielen kolloid-chemische Veränderungen aufgrund von Verschiebungen von Elektrolyten und pH-Werten eine erhebliche Rolle nicht nur in bezug auf die Enzymaktivität, sondern auch auf die elektrische Leitfähigkeit. Die elektrische Leitfähigkeit enthält also eine beachtliche Menge an Information über die Organpathologie, den Zustand der Organe und deren perzeptive Prozesse, so daß wir auf diesem Wege zu einer kognitiven Information gelangen. Der große potentielle Nutzen dieses weiten Informationsbereiches liegt auch bei der Gesundenuntersuchung, da ein rascher Überblick über die Organtätigkeiten erhalten werden kann. Die quantitative Analyse der elektrischen Leitfähigkeit von den zugeordneten Dermatomen zur ableitenden Elektrode vermag jedenfalls sehr deutlich den Untersucher aufmerksam zu machen, wo die Prozesse der Zellsysteme eubiotisch verlaufen und wo nicht. Sicher wird es noch erforderlich sein, noch weitere standardisierte Situationen und Muster zu erfassen, um besser zwischen vegetativen Störungen und organischen Erkrankungen differenzieren zu können, denn die Enzymaktivität ist sehr subtil und ändert sich sehr rasch unter äußeren Einflüssen, falls das Enzymmuster nur vegetativ ist. So zum Beispiel sinkt die Enzymaktivität über allen Dermatomen unter der Einwirkung des Lärms startender Flugzeuge auf ein Minimum. Es ist bekannt, daß die Enzyme die empfindlichsten Reaktionspartner der von ihnen gesteuerten Vorgänge sind und selbst sehr empfindlich gegen Bedingungen sind, die eben für die Innenwelt des menschlichen Organismus nicht erträglich sind. Andererseits aber normalisiert sich die Enzymaktivität bald, wenn es sich nur um funktionelle Störungen handelt unter adäquaten Einwirkungen. Die methodische Entwicklung solcher Einwirkungen führte dann auch zur Akupunktur. Bioklimatische Einwirkungen haben den Vorteil, daß sie routinemäßig anwendbar sind und nicht nur die Ordnung im Enzymmuster wiederherstellen. Doch die Akupunktur zeigt, daß es besser ist, funktionelle Störungen mechanisch und physikalisch zu behandeln als chemisch. Die Beziehungen zwischen Enzymaktivitäten und Nadelung korrespondierender Punkte zeigen jedenfalls auch, daß innere Organe sich auf der Haut projizieren, denn nur so werden die Effekte für uns erklärbar. Es wird also die jeweilige Pathogenität eines Organes auf das korrespondierende Dermatom projiziert, von wo es dann durch technische Raffinesse zur bildlichen Darstellung gebracht werden kann. Damit keine zusätzlichen Widerstände hervorgerufen werden, verwendet man möglichst geringe Stromstärken, um die elektrische Erregbarkeit der Dermatome entlang eines Meridianes zu vergleichen. Die Projektion der Pathogenität eines Organes auf die Haut ist eine Hypothese, aber es wäre unerklärbar, wenn gerade die Haut gegenüber inneren Prozessen, die auch an das Blut ihr Enzymmuster abgeben, blind wäre, ist doch die Haut schon ohne technische Hilfsmittel eine gute Informationsquelle. Die abgenommenen und registrierten Bilder zeigen sehr charakteristische Veränderungen und Formen in Korrelation mit den an das Blut abgegebenen Enzymmustern, so daß also Aussagen möglich sind. Immer wiederkehrende Variabilitäten und solche Minima und Maxima im Laufe eines Meridians zeigen am zugeordneten Dermatom sehr deutlich eine Pathogenese an. Umwelteinflüsse werden ausgeschaltet, wenn das EDG in einem Tepidarium erhoben wird. Die ruhige und äquidistante Linienführung im normalen EDG unterscheidet sich so sehr von der unregelmäßigen und bizarren Linienführung im pathologischen EDG, daß hier eigentlich gar kein Zweifel besteht. Nur die Ionenaktivität selbst ist so sehr von Prozessen abhängig; eine von Dermatom zu Dermatom und dann noch innerhalb der Dermatome so sehr wechselnde Aktivität kann nicht auf den Sympathikus zurückgeführt werden. Die elektrisch zur Darstellung gebrachte Aktivität widerspiegelt klinische Zustände der Organe, die diese substantiellen Aktivitäten verursachen. Dies ist der große Nutzen für die Diagnostik, daß eine Pathogenität früh und einfach erkannt werden kann. Die Gesundenuntersuchungen haben eine große Dunkelziffer und selbst klinische Durchuntersuchungen decken nicht alles auf, ganz abgesehen davon, daß 6 Monate nachher nichts mehr davon aktuell ist.

Da bei Abnahme freier Ionen oder Zunahme von Eiweißkörpern im Interzellularraum die Leitfähigkeit abnimmt, lassen sich durch die meridiane Elektrodermatographie schon sehr früh Veränderungen auch der Organe orten.

Im Vorfeld organischer Erkrankungen und solcher Katastrophen sind Veränderungen im inneren Milieu und im Substratstoffwechsel in lokalen Bereichen.

Die Hypothese eines gemeinsamen primitiven Wirkungsfeldes von Zelle, Nerv und Gefäß könnte uns in der Diagnostik sehr viel weiter helfen.

Die Verlegung des Begriffes der Gesundheit in die subjektive Sphäre, wie es in der Interpretation dieses Begriffes durch die WHO geschehen ist, und die Diagnose o. B. in der klinischen Medizin lassen zu viel ungeklärt.

RIKLI deklarierte die Gesundheit als das Gleichgewicht der Strömung und der Strahlung zwischen den inneren Organen und der Peripherie, wodurch die Gesundheit in eine objektive Erkenntnis kommt.

Auch in der chinesischen Medizin wartet man nicht auf den organischen Befund, sondern versucht diesen durch die Akupunktur abzufangen. Es wäre schon außerordentlich viel, wenn wir wenigstens das von den chinesischen Ärzten lernen könnten. Wieviel unermeßliches Leiden könnte verhindert werden, wenn statt der aufwendigen und stereotypen Ruinendiagnostik, die sich für die Dokumentation und deren Verarbeitung hervorragend eignet, dem Kranken aber nicht hilft, eine öftere Kontrolle des inneren Milieus und des Substratstoffwechsels vor der organischen Manifestation treten könnte.

Besonders befähigte Ärzte können durch Abtasten mit den Fingerspitzen entlang eines Meridianes diagnostizieren, sie spüren eine Sensation bei differenten Potentialen.

Die meridiane Elektrodermatographie ermöglicht routinemäßig eine globale Darstellung von Regulationsstörungen der Organe in einem linken und einem rechten Diagramm mit segmentaler Ortung in der Ordinate und Minima und Maxima in der Abszisse eines direkt aufgezeichneten Diagrammes.

Nach den bisherigen Erfahrungen ist diese Methode geeignet, einen globalen Einblick in das innere Milieu zu geben, eine Eubiotik oder Dyskrasie aufzuzeigen, Hinweise auf eine frühe Pathogenität zu geben und bei atmosphärischen Unstetigkeiten die Wetterfühligkeit zu objektiveren. Die Hautleitfähigkeit korreliert anscheinend mit dem Ionenfluß und steigt mit der Anzahl offener Ionenkanäle. Die Wetterfühligkeit, die vom Kopfschmerz bis zur Embolie und zum Infarkt reicht, wird auch durch elektromagnetische Felder verschiedener Frequenzen geringer Intensität, also aus großer Entfernung und die uns dann nur informatorisch erreichen, durch die Raum-Zeit-Summation zum Ereignis. Es werden dadurch nicht nur Steuerungsvorgänge im autonomen Nervensystem, sondern auch Veränderungen des inneren (humoralen) Systems ausgelöst. Da diese Veränderungen aber meist nur in lokalen Bereichen auftreten, sind sie hämochemisch schwer zu erfassen. Durch die meridiane Elektrodermatographie wird es nun ermöglicht, solche humoralen Veränderungen schon sehr früh zu orten und geeignete Gegenmaßnahmen zu ergreifen.

X. Der Weg zu einer modernen Medizin

Der Wagen der Heiligen Inquisition erwartet Sie, Herr GALILEI.

(Aus Leben des GALILEI von Bertold BRECHT)

Der Mensch stirbt heute und hier nicht in der Wiege, nicht heroisch im Fieber, nicht biblisch und nicht physiologisch, er stirbt degenerativ am unnatürlichen Alltag.

In der Bundesrepublik Deutschland haben nach statistischen Arbeiten 10 Millionen eine Hypertonie, davon 3,8 Millionen eine hypertensive Herzkrankheit, die dann auch zur Ursache des Herzversagens wird. Die Zahl der Hypertoniker wird in Österreich auf 1 Million geschätzt. Die jährliche Zuwachsrate an Hypertonie beträgt 1% (GATHMANN, PESENDORFER, UHLIR). Epidemiologisch handelt es sich bei der essentiellen Hypertonie um die häufigste Krankheit unserer Zeit. Sie ist aber auch die häufigste Ursache degenerativer Herz- und Gefäßkrankheiten. Durch eine lebenslange Medikation versucht man die Hypertonie unter Kontrolle zu bringen. Ganz allgemein verhält sich der Mensch gegenüber der in Zukunft liegenden Gefahr abwartend, ein ähnliches Verhalten zeigen Ärzte und öffentliche Gesundheitsorganisationen (WYNDER). Durch diese Einstellung werden brennende Probleme auf die lange Bank geschoben. Dies ist hier um so leichter, da es weder eine Laboratoriumsdiagnose der Arteriosklerose noch eine solche drohender Komplikationen gibt (LEIPERT). Um die medizinischen Probleme von hier und heute zu lösen, müssen wir versuchen, die menschlichen Verhaltensweisen zu beeinflussen und zu modifizieren (WYNDER).

Eine wirksame Änderung der Eßgebräuche, falls es eine solche überhaupt gibt, stößt bei der Bevölkerung eines ganzen Landes auf unvorstellbare Schwierigkeiten, sie kann nur auf einen viel kleineren Personenkreis abzielen. Also von dieser Seite ist keine Lösung der anstehenden Probleme zu erwarten, ja nicht einmal von der körperlichen Bewegung. Der Hauptförderer des Sportes aus präventivmedizinischen Gründen, der in den USA lebende Professor W. RAAB, hat kürzlich zu dieser Frage Stellung genommen: Es existiert bisher – wenn überhaupt – nur ein minimaler Beweis für eine signifikante antiatherogene Wirkung der körperlichen Bewegung. Auch von dieser Seite kann nur mitgeholfen werden.

Die Weltgesundheitsorganisation hatte aus diesen Gründen den Bluthochdruck als Motto für den Weltgesundheitstag am 7. April 1978 gewählt: „Nieder mit dem Bluthochdruck".

Frau Bundesminister FIRNBERG hat an den Präsidenten der Ärztekammer für Kärnten einen offenen Brief gerichtet, in dem sie eine intensivere ärztliche Versorgung der Bevölkerung fordert, „ um das Recht auf Gesundheit für jeden Staatsbürger zu garantieren". Darauf antwortete Präsident SACHER; Der Mensch ist nun einmal ein Lebewesen, zu dem Krankheit und Tod gehören.

Das Recht auf Gesundheit findet auch im Allgemeinen Sozialversicherungsgesetz (ASVG 1955) seinen Niederschlag. In diesem Gesetz heißt es, daß die Krankenbehandlung ausreichend und zweckmäßig sein muß und dadurch die Gesundheit nach Möglichkeit wiederhergestellt werden soll. SACHER jedoch bestreitet das Recht auf Gesundheit, es ist nun einmal Tatsache, daß Menschen immer krank werden müssen, so meint er. Hier ist also der Arzt vom chemischen Experimentismus so frustriert, daß er Fatalist geworden ist, und solche gibt es wahrscheinlich viele. Ganz anders jedoch ist die Auffassung des Gesetzgebers und der Frau Bundesminister FIRNBERG. Selbstverständlich kann die Gesundheit an sich nicht garantiert werden, aber das Recht auf Gesundheit ist ebenso ein Recht wie das auf Arbeit.

Die Krankenbehandlung ist im Gesetz auch nur durch das Notwendige beschränkt aber keineswegs auf eine Art.

Wenn also heute eine weit bessere Behandlung des Hochdruckes gefunden wurde als die lebenslange Medikation, so will es der Gesetzgeber, daß diese Leistung auch erbracht wird.

In der Bundesrepublik wurde ein Gesetz zur Förderung energiesparender Investitionen geschaffen, die Strahlungsklimatisierung ist eine energiesparende Investition.

In Österreich hingegen wird durch das Wohnungsverbesserungsgesetz die Umstellung auf Zentral- und Etagenheizung gefördert, wodurch jährlich ein Energiemehrbedarf bis zu 58% entsteht.

Jedenfalls hat die Weltgesundheitsorganisation nicht funktioniert, denn ihre Vertreter haben kein Wort von der Verhinderung und Behandlung der Hypertonie durch Strahlungsklimatisierung gesprochen.

Durch Routine und Maschine
werden Menschen zur Ruine,
Hilfe kann gegeben werden,
doch lassen sie sie leidvoll sterben.

Es ist eine tragische Entwicklung in der Medizin, daß mehr die Chemie und nicht methodisch die biotropen Faktoren der Natur zur Therapie chronischer Erkrankungen eingesetzt werden. In der Medizin geht man auch immermehr den Weg in Richtung des spektakulären Erfolges im einzelnen Fall, den Weg der Großartigkeit und des Gigantismus, während das Natürliche, das Einfache und das Zielstrebige immermehr zu kurz kommen. Der Mensch stirbt heute an vermeidbaren Erkrankungen oder doch früh, aber die operative und apparative Lebensverlängerung feiert berechtigte Triumphe. Es wird sehr schwer sein hier eine Kurskorrektur vorzunehmen, denn der Mensch selbst läßt sich so schwer für ein präventives Verhalten motivieren und ist dann bereit alles zu geben, um zuletzt Tage zu gewinnen.

HUFELAND hat die Pockenschutzimpfung eingeführt, SEMMELWEIS das Händewaschen, FLEMING das Penicillin, dadurch wurde Geschichte in der Medizin gemacht, Lösung geboren. Unsere Problemkrankheiten sind Hypertonie, Arteriosklerose, Bronchitis, Gelenkserkrankungen und Krebs, von dem wollen wir hier nicht reden. Gegen diese Krankheiten werden Lösungen angeboten, aufgegriffen müssen sie von anderen werden. PARACELSUS war für eine Epoche gut, doch die Alchemisten müssen umkehren, denn heute ist wieder HIPPOKRATES modern.

Das US-Department of Health, Education and Welfare veröffentlichte vor kurzem eine Übersicht über den Vergleich der Lebenserwartung der weißen Bevölkerung in den USA im Jahre 1900 und im Jahre 1975. Danach kann ein Mann, der 60 Jahre ist, erwarten, daß er etwa 77 wird, im Jahr 1900 waren es 75 Jahre; eine Frau hingegen hat heute in diesem Alter eine um 6 Jahre höhere Lebenserwartung als 1900. Bei der höheren Lebenserwartung der Frau dürften auch soziale Aspekte hineinspielen. Für den Mann jedenfalls ist das Resultat enttäuschend, und es zeigt, daß die allmähliche Zunahme der Lebenserwartung im Kindesalter hauptsächlich durch Minderung der Kindersterblichkeit erreicht wurde. An der Lebenserwartung des Mannes hat sich in diesem Jahrhundert fast nichts geändert.

Multivarianzanalysen von Daten, die in empirischen, experimentellen und prospektiven Untersuchungen gewonnen wurden, haben zur Identifikation verschiedener Risikofaktoren geführt:

1. Hereditäre Gefäßbelastung
2. Alter
3. Alimentäre Belastung durch Überernährung, raffinierte Kohlenhydrate und gesättigte Fettsäuren

4. Bewegungsarmut und Mangel der Oxydation und Thermogenese
5. Noxen (Abgase, Nikotin, schädigende Alkohole)
6. Stoffwechselerkrankungen
7. Primär essentielle Hyperlipoproteinämien
8. Streß über die Psyche, die Sinnesorgane und das Vegetativum.

MORRIS und Mitarbeiter haben in ihrer Studie über 687 Männer als die besten Prädiktoren für ischämische Herzerkrankungen die Hypertonie und Hypercholesterinämie bezeichnet. Wir selbst jedoch haben unsere Verhaltensweisen durch Urbanisierung, Industrialisierung, Bürokratisierung, Motorisierung und Informatisierung geändert. Die Hygiene hat in der Vergangenheit sehr große Probleme gelöst und steht heute vor ganz anderen. Die Grenzen der Belastbarkeit sind erreicht und überschritten. Ist nun der Mensch in seinem Streben, immer mehr zu erreichen, einen falschen Weg gegangen, ist der krankmachende Streß das Schicksal des Menschen von heute, gibt es allgemein gültige Modelle zur Herabsetzung des Risikos? Die Forschung kann heute eine klare Antwort geben. In der Zukunft wird es in der Hand des einzelnen liegen, ob er mit einem sehr hohen oder mit einem sehr herabgesetzten Risiko leben will. Die Risikofaktoren unter 3., 4. und 5. können bewältigt werden. Die dargelegten Befunde enthalten auch die Hinweise zu einer adäquaten Bewältigung des Risikofaktors Streß. Es gibt kein streßfreies Daseins, das hat es auch niemals gegeben. Das Auto und die Autodichte haben jedoch die Risikofaktoren unter 3., 4., 5. und 8. in die Bevölkerung getragen, das Nützliche wird hier zur Nutzlosigkeit, die Überlust zur Überlast, eine Einordnung zur Unordnung, der Wert zum Unwert und ein Zusammenhang zum Zusammenbruch. Natürliche erträgliche Belastungen führen zu Evolution und Adaptation, unnatürliche jedoch zu Degeneration.

In dem vergangenen Jahrzehnt hat sich die Häufigkeit der koronaren Erkrankungen in der westlichen Welt verdoppelt, so liegt zum Beispiel in Westdeutschland die Infarkthäufigkeit bei 400000 pro Jahr, die Sterblichkeit am Herzinfarkt hat sich von 1952–1974 verfünffacht (SCHETTLER).

Der Mensch steht also vor einer neuen Situation.

Im Laufe der Geschichte ist der Mensch vom Jäger zum Autofahrer geworden; gerade in den letzten 20 Jahren hat er sich motorisiert. Dadurch erfolgt nun eine Belastung des Stoffwechsels. Der Metabolismus tendiert mehr zur Fettdeponie als zur Thermogenese, es fehlt die Stoffwechselsteigerung durch Aktivität, es bleibt ein Überschuß an Kohlehydraten oder Fetten, die Nahrung ist zu süß und zu fett.

Die homöostatisch kontrollierten Werte, also auch das Cholesterin, könnten sich unter einer täglich geübten und wirksamen Entspannung äquilibrieren, doch die überwiegend strahlende Entwärmung des Körpers verhindert eine Entspannung. In Verbindung mit den inkriminierten Eßgewohnheiten, der Motorisierung und der strahlenden Entwärmung erhält der Mangel an wirksamer Entspannung eine pathognomonische Signifikanz. Durch Summation und Speicherung sensorisch und informatorisch zugeleiteter Signale im ZNS werden neue bedingte, psychovegetative Reaktionen eingespielt, die der Verarbeitung des Daseins, des Erlebnisgutes, des Konsums und der Belastung durch die veränderte Umwelt entsprechen. Der Tonus der glatten Gefäßmuskulatur nimmt über vasokonstriktorisch zugeleitete Sympathikusimpulse zu, und es steigt der Blutdruck.

Wahrscheinlich fehlen auch infolge wiederholter Traumen, Schocks und anderer Unverträglichkeiten die Esterasen zum Abbau der Transmitterstoffe, es kommt zum verzögerten Abbau dieser.

Es muß auf dem Wege zu einer modernen Medizin liegen, hier eine Abhilfe zu schaffen.

Es genügt ganz einfach nicht mehr zu sagen, die Menschen sollen sich entspannen, es müssen die Möglichkeiten geschaffen werden.

Es genügt auch nicht, die Kurorte nach einem Reizklima zu klassifizieren, nur die Lufttemperatur und die relative Feuchtigkeit abzulesen, die Personen vor der Wetterfühligkeit und der Schwüle zu warnen, den größten Teil eines Kuraufenthaltes im äußeren Komfort der Räume zu verbringen. Das Bad allein macht es auch nicht.

Wir müssen den Weg der angewandten Bioklimatologie gehen. Man kann sich auch das Wetter nicht aussuchen, es müssen Einrichtungen vorhanden sein, die bei jedem Wetter eine Klimatherapie ermöglichen. Es kommt auch auf die richtigen Verhaltensweisen und auf das Wissen an, um heiße Tage und wenn die kritische Äquivalenttemperatur überschritten ist, noch immer richtig zu nützen.

Der Lauf der Sonne erstreckt sich über einen ganzen Tag, es werden also die verschiedenen Bereiche der Äquivalenttemperatur durchlaufen, man kann sie am frühen Morgen empfangen, ihr nacheilen, wenn sie untergeht, man muß aber in den kühlen Schatten gehen, wenn sie hoch steht. Eine bewohnbare Lufthütte, ein Bauernhaus, ein naher Wald, ein Leben ohne

Zwang und eine Adjustierung, die den Körper vom Dampfdruck befreit, das alles dient dem Kreislauf und den Gefäßen weit mehr als ein komfortables Kurhaus, das keine strahlungsklimatisierten Einrichtungen hat.

Der große Irrtum, von dem unsere kranke Menschheit beherrscht wird, ist der, daß im Stadium der Heilbarkeit experimentiert und sehr viel versäumt wird. Es wäre doch besser im Stadium der Heilbarkeit, die Zeit, und dies ist oft eine sehr lange Zeit, zu nützen, hier auch zu investieren, und dann wird das Ziel der Medizin auf jeden Fall viel öfter erreicht werden, daß der Mensch nicht qualvoll, sondern aus den Gründen seines Alters stirbt. Dies ist jedoch nur möglich, wenn die Medizin natürlich und naturwissenschaftlich ist und nicht vom Ehrgeiz betrieben ist. Da wurde unlängst ein Film über Hirnoperationen mehrmals im Fernsehen gezeigt. In mehrstündigen Operationen werden bösartige Tumoren mit Laser entfernt. Man bekommt den Eindruck, daß der Operateur den Krebs besiegt. Wie schaut dies aber dann in der Praxis aus. Also so: Eine Bäuerin mit etwa 55 Jahren aus dem Heimatort des Verfassers leidet an starken Kopfschmerzen, sie kommt auf die Klinik nach Graz, wird untersucht, eine Hirnoperation wird ihr nahegelegt. Sie äußert ausdrücklich den Wunsch nicht operiert zu werden, dann gibt auch die Tochter die Zustimmung, und diese zahlt nun für die Operation im Vorhinein S 50 000, 3 Tage nach der Operation stirbt die Bäuerin.

Wie überhaupt durch das Fernsehen bald diese und bald jene Meldung durch die Welt geschickt wird, die Hoffnungen erweckt aber doch nur dem Ruhme dient.

Anderseits aber wieder wird den alten Menschen geraten, in die Sauna zu gehen oder Bäder bei 38° C zu nehmen. Auch über das Tepidarium und die Strahlungsklimatisierung wurde in Wissen aktuell ein Beitrag gebracht. Der Moderator Ernst HILGER verglich dies einmal mit einer Sauna und einmal mit einer Klimakammer, jedenfalls war die Sache leider nicht verstanden. Es ist doch schon absurd, nur an das zu glauben, was von der Lehrkanzel und Klinik kommt, und das ist doch heute die Regel, und alles andere zu leugnen.

In der Medizin wurden große Erfolge errungen, jeder weiß dies, täglich wird Leben auf dem Operationstisch gerettet, die Säuglings- und Kindersterblichkeit ist auf ein Minimum gesunken, die Substitutionstherapie könnte man sich gar nicht mehr wegdenken. Aber und trotz allem, diese Probleme konnte man lösen und andere treten um so mehr hervor. Die

Wirklichkeit, wie sie in jeder Familie heute erlebt wird, ist eine Tragödie. Das Leben ist ein Warten auf die Katastrophe.

An der Spitze der Morbidität und Mortalität stehen die Gefäßerkrankungen, die eine sehr verschiedene aber doch auch sehr lange Latenzzeit haben.

Auf die Frage, ob die asymptomatische Form der koronaren Herzkrankheit, wenn durch die Angiographie eindeutige Stenosierungen nachweisbar sind, mit koronarwirksamen Substanzen behandelt werden soll, antwortete HOCHREIN:

Es gibt kein geeignetes koronar- oder myokardwirksames Medikament, das einen echten Wert in der Behandlung einer asymptomatischen Koronarinsuffizenz besitzt.

Wir müssen also, um diese Katastrophen, die jetzt immer früher einsetzen, zu verhindern und zu besseren Ergebnissen zu kommen, jene Heilmethoden anwenden, die in der Latenzzeit praktikabel und wirksam sind. Die Gefäßerkrankungen entziehen sich sehr lange der Erkennbarkeit, es ist zu spät, wenn man auf die Diagnose wartet. Der Grundsatz, daß zuerst die Diagnose zu stellen ist, kann hier keine Gültigkeit haben, wenn naturnahe und natürliche Heilmethoden eingesetzt werden.

Bei methodischem Gebrauch des natürlichen Strahlungsklimas, eines kleinen Tepidariums in der Wohnung oder auch nur eines Klimaschildes zur konvektiven Entwärmung in einem Strahlungsgleichgewicht in der zweiten Hälfte des Lebens, müssen die Gefäßerkrankungen auf ein Maß zurückzudrängen sein, das praktisch einer Lösung gleichkommt, vorausgesetzt, daß sich der Mensch vernünftig ernährt.

Gefäßerkrankungen korrelieren nicht nur mit Risikofaktoren, sondern noch viel mehr mit Versäumnissen.

Während der Verfasser zur Abfassung der letzten Kapitel kommt, erscheinen in der „Österreichischen Ärztezeitung" 11/1978 von führenden Klinikern Arbeiten über die arteriellen Verschlußkrankheiten. Diese Arbeiten sind, obwohl sie für uns nichts Neues bringen, doch richtungsgebend.

ALEXANDER, Professor an der Medizinischen Hochschule Hannover, begründet die Tatsache, daß die arteriellen Verschlußkrankheiten oft lange unerkannt bleiben und wir die Frühdiagnose verfehlen:

Eine Einengung der arteriellen Hauptstrombahn mindert die Ruhedurchblutung erst dann, wenn sie weit mehr als die Hälfte des Gefäßquer-

schnittes einnimmt; die Auswirkungen werden abgefangen durch:
a) die Senkung der peripheren, poststenotischen Strömungswiderstände,
b) das kollaterale Gefäßwachstum,
c) die erhöhte Sauerstoffextraktion im minderperfundierten Gewebe.

HEISS, Professor an der Neurologischen Universitätsklinik Wien, sieht nach dem 55. Lebensjahr nur eine geringe Abnahme der Gesamtdurchblutung des Gehirnes von einer Norm von 50 ml/100 g/min, eine Rehabilitation bei einer Abnahme auf etwa 40 ml/100 g/min, eine Ivaliditát bei einer Abnahme auf 37–33 ml/100 g/min und den Tod während des Beobachtungszeitraumes bei 30 ml/100 g/min, 12–15% aller Todesfälle sind darauf zurückzuführen, die Zahl der dadurch invalid und pflegebedürftig Gewordenen ist groß; durch Messung der gesamten und regionalen Hirndurchblutung mit Hilfe der Xenon-Clearance-Methode ist erwiesen, daß die allermeisten sogenannten vasoaktiven Stoffe, wenn überhaupt, nur eine geringe hirndurchblutungsfördernde Wirkung haben: Strophanthin steigert die Hirndurchblutung. REISNER, Vorstand der Neurologischen Univ.-Klinik Wien, schreibt, daß thromboembolische zerebrale Komplikationen bei Frauen, die regelmäßig Ovulationshemmer nehmen, leider keine allzu seltenen Zwischenfälle sind; sogenannten vasoaktiven Substanzen wurde seinerzeit ein viel größerer therapeutischer Effekt angepriesen, als er ihnen tatsächlich zukommt; zentral dämpfende Mittel zur Senkung des Hochdruckes sind kontraindiziert.

Bei derart klaren Stellungsnahmen, die einem Fakultätsgutachten gleichkommen, müssen das Warten auf eine Diagnose durch apparative Verfahren anstatt der unmittelbaren Krankenuntersuchung, die verspätete Therapie und der chemische Experimentismus als Fahrlässigkeit angesehen werden.

Im Sektionsgut von RESCH und BAKER 1964 waren nur 20% der 65jährigen und 5% der 80jährigen ohne Arteriosklerose der Hirngefäße; die Statistik sieht aber noch schlechter aus, wenn auch die anderen Organe auf Arteriosklerose untersucht werden.

Bei dieser minimalen Chance im Alter frei von Arteriosklerose zu bleiben, müßten Gegenmaßnahmen schon viel früher und obligatorisch einsetzen.

Irrtümlich werden heute die Abnahme der Leistung der Sinne und das Ansteigen des Blutdruckes den physiologischen Aspekten des Alterns zugeordnet. Alterssichtigkeit ab etwa 40–50 Jahren, schlechteres Gehör für höhere Frequenzen und ein Blutdruck in Ruhe über 140/80 sind jedoch bereits pathophysiologisch. Der Verfasser war schon 66 und die Seh- und Gehörleistung ist ganz normal, er braucht überhaupt keine Brille, der Blutdruck ist 130/80. Nach einer Enzephalitis war der Blutdruck bei 200/100 und er hat sich durch das Strahlungsgleichgewicht wieder normalisiert.

Man muß also schon unterscheiden zwischen einem physiologischen Altern, das in der Zelle selbst begründet ist, und einem pathophysiologischen Altern, das klima-, umwelt-, verhaltens- und krankheitsbedingt ist.

Menschen, die in Pörtschach leben, erkranken kaum an den zerebralen Gefäßen, aber häufiger und sehr schwer an Angina pectoris; Menschen, die in Wien leben, erkranken häufiger an den zerebralen Gefäßen, doch gibt es besonders viele alte und auch sehr alte Frauen, die noch gut erhalten sind; Menschen, die in Steinhaus am Semmering leben, sterben seit den letzten 20 Jahren meist an Krebs.

Die großen regionalen Differenzen in der Verteilung der Gefäßerkrankungen sind weniger auf die Ernährung und mehr auf andere Ursachen zurückzuführen.

Die Therapie der Wahl der zerebralen und kardialen artieriellen Verschlußkrankheiten mit Insuffizienzen ist ein täglich längerer Aufenthalt im Tepidarium und die intravenöse Gabe von standardisierten pflanzlichen Präparaten aus Strophanthus und Roßkastanie, wie es unsere Erfahrungen bei Patienten im Altersheim Lainz zeigten. Die Abstrahlungstemperatur im Tepidarium ist so zu wählen, daß die Senkung eines Hochdruckes nur langsam erfolgt.

Die vorverlegte, naturnahe und methodisch geübte Therapie ist der Ausweg aus einer Situation, die durch Nachlässigkeit, falsche Hoffnungen und das Warten auf die Diagnose entsteht. Bei Bewohnern der Küsten, Inseln und der Berge, von Gegenden also, die strahlungsklimatisch begünstigt sind, stellt sich das Problem gar nicht.

Die Anforderungen an das Gefäßsystem des modernen Menschen werden immer größer; dies ist eine Entwicklung, die sich nicht aufhalten läßt. Aber es lassen sich Gegenmaßnahmen ergreifen. Gegen jede andere Art der Bedrohung werden solche auf politischer und militärischer Ebene ergriffen, gegen die gesundheitliche Bedrohung, die doch ein epidemiologisches Ausmaß hat, wird nichts getan.

Die zunehmenden Herz- und Gefäßerkrankungen führen zu menschlichen Katastrophen, unermeßlichen Leiden, Siechtum, trostloser Einsamkeit und Entwertung des Lebens. Kein Parlament hat sich bisher damit beschäftigt.

„Je früher wir uns mit den Gegebenheiten leidenschaftslos auseinandersetzen, je früher wir die heutige und die kommende Situation analysieren, um so leichter wird es gelingen, die Entwicklung, die uns zu entgleiten droht, wieder in den Griff zu bekommen", so der Präsident der Wiener Ärzteschaft Prim. Doz. Dr. Hermann NEUGEBAUER. Das sind Worte, die Taten jedoch sprechen gegen diese Auffassung. NEUGEBAUER hat alle Arbeiten, die der Autor zur Publikation in der Österr. Ärztezeitung eingereicht hat, zurückgewiesen.

Der Verfasser hat auch Universitätsprofessoren angeschrieben, um sie daran zu interessieren, aber er erhielt niemals eine Antwort, auch hier bestehen anscheinend unüberbrückbare Barrieren. Es ist absurd, wenn im Finalstadium bei einzelnen Menschen eine Lebensverlängerung um jeden Preis und meist gar nicht zum Glück des Patienten versucht wird, anderseits naturnahe Frühbehandlung nur deshalb abgelehnt wird, weil sie nicht im Lehrbuch steht. Die Zeit, in der GALILEI lebte, ist noch lange nicht überwunden. Auch das stereotypen Klagen über die vielen Risikofaktoren bringt uns nicht weiter. Wir müssen aufhören zu glauben und zu hoffen, wir müssen uns von der Suggestion befreien und auf den Boden einer naturwissenschaftlich betriebenen Medizin zurückkehren.

Wenn das leidvolle und auch frühe Sterben in mehr als der Hälfte der Fälle auf Herz- und Gefäßerkrankungen zurückgeführt wird, immer jüngere Jahrgänge von der koronaren Erkrankung befallen werden, seit 1955 die Lebenserwartung stagniert und in der 2. Lebenshälfte schon wieder rückläufig ist, und dies alles trotz eines maximalen medikamentösen Einsatzes, trotz vieler sozialer Verbesserungen für den alten Menschen – dann ist es nicht Schicksal, sondern eine Folge bereits erkannter Fehler. Letztlich ist das Wann und Wie des Sterbens ein Maßstab für den Standort der Medizin und nicht die Operationstechnik bei einem infiltrierenden Hirntumor. Das Handeln in der Medizin wird immer mehr von dem persönlichen Erfolg bestimmt, eine gelungene Operation, auch wenn sie dem Patienten nur mehr Tage des Lebens bringt, zählt weit mehr als eine Erkenntnis, wie sich schwere Erkrankungen verhindern lassen. Gerade das Sterben an schweren Erkrankungen macht die Medizin so ungeheuer teuer und im Grunde auch asozial. Früher starben sehr viele Menschen innerhalb von Tagen an einer Lungenentzündung, weil die Mittel für eine Therapie fehlten, heute sterben die Menschen nach vielen Jahren schwerer

Krankheit und morgen werden diese Menschen, wenn nichts geschieht, noch mehr Ärzte und noch mehr Medikamente brauchen. Schon heute zeichnet sich das Ende der Finanzierbarkeit ab und morgen wird die Lebenserwartung davon abhängen, wieviel Geld einer hat. Doch auch diese Lebenserwartung ist nur eine leidvolle. Es ist staunenswert, mit welcher Zähigkeit und Verbissenheit, ja, mit welchem Fanatismus an der Fiktion festgehalten wird, daß das Problem der Atherosklerose chemisch lösbar ist; es ist ein apokalyptischer Glaube, der zuletzt den meisten Menschen zum Verhängnis wird. Die medikamentöse Behandlung wird nicht überflüssig werden, denn sie ist oft genug lebensrettend, doch die Lösung des Problems wird nicht von dieser Seite kommen, denn eine Sklerose bleibt und kann nicht einmal auf diesem Weg erweitert werden. Für eine kurative Therapie kommt die Diagnose immer zu spät. Die antiatherogene Behandlung muß daher schon viel früher einsetzen, sie muß vorverlegt werden, sie muß methodisch erfolgen, wenn Risikofaktoren als solche erkannt worden sind und eine degenerative Gefäßerkrankung angedroht ist. In unserer Medizin wird bei solchen Prozessen immer nur das Irreversible sichtbar gemacht, die Therapie kann dann auch nur mehr symptomatisch sein. Hier hat schon bei Gefahr und noch früher die methodisch atmosphärische und häusliche Klimatotherapie eine Aufgabe zu erfüllen.

Das Vorfeld organischer Erkrankungen ist der unsichtbare Teil des Eisberges, noch nicht zuständig für die klinische Medizin, und doch fällt hier schon die Entscheidung, die Destruktion beginnt hier.

Wir können es gar nicht schätzen und abschätzen, wie oft unser Abwehrsystem einschreiten muß, um eine sonst ernste oder vitale Gefahr zu bannen; dem Abwehrsystem verdanken wir unsere Existenz immer wieder von neuem. Die immunologischen Vorgänge entstanden größtenteils phylogenetisch, aus dem Bestreben des Organismus heraus, sich vor fremden und schädigenden Substanzen zu schützen; nach der genauen Feststellung der Art des Defektes und der Mangelzustände im Immunsystem durch Laboruntersuchungen, die derzeit noch spezialisierten Forschungszentren vorbehalten sind, können Antikörpermengen substituiert werden. Neben dem spezifischen Abwehrsystem, das T- und B-Zellen aktiviert, besteht ein unspezifisches teils zelluläres und teils humorales Abwehrsystem. Der zelluläre Teil wird von den phagozytischen Zellen gestellt, der humorale Teil ist in verschiedenen Serumaktivitäten vertreten. Als Träger dieser Abwehr wird seit ASCHOFF das sogenannte retikuloendotheliale System (RES) angesehen.

Wenn heute jeder 3. Mensch unserer Zivilisation an Krebs erkrankt, so ist dies die Folge einer schweren Schädigung des Abwehrsystems.

PISCHINGER führt in seiner Arbeit in der „Österr. Ärztezeitung", 32. Jg. (1977) 22, auch aus, daß SINGER durch die konservative Systembehandlung von 59 vorwiegend inoperablen metastasierenden Geschwülsten 30 mit Erfolg behandelt hat. Jedenfalls wird damit die entscheidende Bedeutung des Abwehrsystems ganz allgemein und in diesen besonderen Fällen bewiesen. Die Wirkung eines intakten Abwehrsystems muß aber noch viel eindrucksvoller sein, denn hier war es nicht mehr intakt. Das gemeinsame Wirkungsfeld der primitiven humoralen Regulationen ist nach PISCHINGER die extrazelluläre Flüssigkeit, mittels serumjodometrischen Methoden gemessen. Humoralen Veränderungen in lokalen Bereichen gegenüber sind wir noch blind, wir müssen uns hier erst kognitive Methoden erarbeiten. Doch ist dies der Schlüssel vieler Initialstadien und des Verständnisses unserer Heilmethoden, denn das Vorfeld organischer Erkrankungen ist die Domäne natürlicher und naturnaher Therapie. Es gibt keinen besseren Stimulator für das Abwehrsystem als die Natur in einer methodischen Anwendung.

Die in das Prodromalstadium vorverlegte, methodische Klimatotherapie wird auch Krankheiten, die sonst später einen chronischen Verlauf nehmen, abortiv beenden. Dies ist also die Alternative zum lebenslangen chemischen Experimentismus mit Siechtum.

Die antibiotische Prophylaxe und Therapie kommen durch die Probleme der Allergie, Resistenz, des Erregerwechsels und der Umformung immer mehr in Schwierigkeiten, das Abwehrsystem kommt dadurch gar nicht in Tätigkeit.

Cortisone werden nicht nur bei allergischen Reaktionen, sondern auch bei chronischen Entzündungen mit offensichtlicher Abwehrschwäche gegeben, und so probiert man halt in gefährlicher Weise.

Alle Bedenken, die da und dort geäußert werden, werden niedergewalzt, und wenn einer da nicht mitmacht, ist er der Außenseiter. Wenn man schon chemisch experimentiert, dann ist es doch notwendig, vorher das Abwehrsystem zu prüfen.

Die Determination der Lymphozyten zum Abwehr-Lymphozyten durch Passage und Prägung im Thymus, die Rolle des lymphatischen Apparates des Darmes bei der Produktion von Immunglobulinen durch die B-Lymphozyten, den späteren Plasmazellen, in den PEYERschen Plaques, die Aktivitäten der phagozytischen Zellen der polymorphkernigen

Leukozyten und der Monozyten im peripheren Blut und schließlich die spezifisch-immunologischen Serumaktivitäten, das sind die Akte, deren diagnostische Erfassung eine Voraussetzung zu einer Beurteilung des Abwehrsystems, des Prozesses und der Indikation ist. Doch nichts von all dem. Es wird einfach verordnet, es werden alle Nebenwirkungen und Risiken in Kauf genommen, denn es ist doch alles Schulmedizin und deshalb auch immer vertretbar. Und es wird auch vertreten. Das alles und noch vieles andere sind auch gar keine Probleme für die Vertreter des Gesundheitswesens.

Früher hat man fieberhafte Erkrankungen mit einem exakt sitzenden Kreuzwickel behandelt, heute gibt man auf jeden Fall Antibiotika. Einen richtigen Kreuzwickel kann heute niemand mehr machen, so jedenfalls geht er nicht, wie man es im Fernsehen gezeigt hat. Bei Lungenentzündung muß man Antibiotika geben, aber heute wird auch eine Grippe so behandelt als ob es eine Lungenentzündung wäre. Niemand kann nachher sagen, ob eine Indikation vorhanden war.

Die interdisziplinäre Zusammenarbeit des modernen Naturheiltherapeuten mit dem Immunologen wird jenes Maß an therapeutischer Perfektion bei immunogenen Krankheiten ermöglichen, das wir zum Beispiel in der Chirurgie so sehr bewundern.

Durch hygienische, organisatorische und gesetzliche Maßnahmen wurden die großen Infektionskrankheiten überwunden; vor 40 Jahren noch war das Fieber das häufigste Krankheitszeichen, heute haben sich die Probleme verlagert, und anscheinend ist auch unser Abwehrsystem durch die Lebensbedingungen öfter ungünstig beeinflußt oder schon geschädigt. An jedem 3. Menschen wird ein Krebs diagnostiziert, es leben und sterben aber sicher alte Menschen, bei denen der Krebs noch nicht diagnostiziert wurde. Jeder fünfte leidet an Rheuma, die Bronchitis soll sich alle 5 Jahre verdoppeln. Die Lebenserwartung des Mannes hat sich in diesem Jahrhundert kaum erhöht und beginnt wahrscheinlich wieder zu sinken. Es besteht überhaupt kein Grund, darauf oder auf irgendetwas stolz zu sein. Der Gesundheitszustand der älteren Menschen ist sehr schlecht und es werden keine Hilfen gegeben, um das Kranksein im Alter abzuwehren. Die Gesundenuntersuchungen, so notwendig sie auch sind, haben gegen Krebs nicht einmal einen halben Erfolg, da die Dunkelziffer zu hoch bleibt, und gegen die Atherosklerose keinen, da sie im symptomlosen Stadium nicht früh genug zu erkennen ist.

Rudolf VIRCHOW beherrscht noch heute das klinische Denken; nach ihm residiert das Leben in den zelligen Teilen; hier wird also die Krankheit gesucht und nicht in den Säften. Er grenzte die Zellularpathologie von der älteren Neuralpathologie und der noch älteren Humoralpathologie ab. Der organische Befund hat nach ihm Beweiskraft und nur dieser. Aus dieser Ruinendiagnostik folgt die Indikation und auch Skepsis.

RICKER hat nun in der Relationsphysiologie und -pathologie den Versuch unternommen, einer dynamischen Krankheitslehre Rechnung zu tragen, und knüpfte an die Experimente HALLERs und die Theorie John BROWNs an.

Nach BROWN ist das Leben ein durch Reize erzwungener und erhaltener Zustand.

RICKER stellte dann eine Funktionseinheit (das Innervierte) her. Im Zusammenspiel von Nerv, terminaler Strombahn (auch Telerrheithron) und dem Innervierten sah er unzählige Relationen, die ihn zur Einteilung der Reizungsstärken in 3 Gruppen und zum Stufengesetz führten. Im Stufengesetz sind die Veränderungen auseinandergehalten, mit denen die Blutstrombahn die verschiedenen Reizungsstärken beantwortet.

Die große Bedeutung RICKERs Relationspathologie liegt in der iatrologischen Anwendung des Stufengesetzes durch RIESE. Die Schwäche dieser Pathologie ist das Festhalten an der universalen Reizlehre von ARNDT-SCHULZ. Sehr viele Anwendungen der Reiztherapie finden aber hier eine wissenschaftliche Erklärung und Methode.

Aber erst die modifizierte Humoralpathologie PISCHINGERs lenkt die Aufmerksamkeit auf das gemeinsame Wirkungsfeld der extrazellulären Flüssigkeit. Dies ist deshalb bemerkenswert, da der Umwelt, die nun selbst suspekt wird, im inneren Milieu ein direkter Antipode entgegengestellt wird. Veränderungen des Substrat-Stoffwechsels in lokalen Bereichen persistieren unter ungünstigen äußeren Bedingungen. Die angewandte Bioklimatologie hat das Ziel, diese Dyskrasie zu beseitigen, wann und wo auch immer sie entsteht. Die humorale Steuerung der Lebensprozesse ist ursprünglich und existenziell, dieses System steht unter der direkten Einwirkung der natürlichen und heute gegebenen Umwelt auf transkutanem und transepithelialem Weg. Die Störungen in diesem System liegen noch vor dem organischen Befund und werden durch natürliche und naturnahe Heilmethoden beseitigt, bei einem hohem Risiko ist es eine Fahrlässigkeit, es auf einen organischen Befund ankommen zu lassen.

Der in der Lebensführung viel weisere Chinese übt zur Beseitigung solcher Störungen die Akupunktur, es ist eine individualistische und mehr auf funktionelle Störungen ausgerichtete Methode, die bei einer routinemäßigen Anwendung viel an Glanz verliert. In China steht die Akupunktur durchwegs am Anfang jeder Therapie, das mag einen Teil der 90–95% betragenden Heilerfolge in China ausmachen (BISCHKO).

In unserer herrlichen und aufgeschlossenen Alpenwelt, in unserer Wald- und Seenlandschaft, in unseren sonnendurchfluteten Tälern, in den Thermalbädern, in den Seebädern, an den Küsten und auf den Inseln sollten wir das Klima methodisch nützen, um das humorale System zu regulieren, bevor noch irreversible organische Schäden erkennbar werden. Die methodische Anwendung naturnaher Heilkunde daheim und ohne zeitliche Beschränkung ist auch beim organischen Befund noch reversibel dort wirksam, wo wir heute bereits gewohnt sind, zu einer symptomatischen Behandlung überzugehen. Allerdings muß die Klimatechnik von der Konditionierung der Luft zur Strahlungsklimatisierung übergehen, wenn ohnedies die Luft kühl ist.

Es wäre schon viel geschehen, strahlungsklimatisierte Liegeplätze fabrikmäßig hergestellt, Tepidarien in Bädern installiert, auch ein Klimasanatorium errichtet, atmosphärische Kuren ermöglicht, wenn die Erkenntnisse in der Lehrmeinung schon integriert wären. Doch der Weg von der Erkenntnis zur Lehrmeinung ist der längste und demütigend.

Der Arzt der gesamten Heilkunde – und dies ist und bleibt jeder Arzt – ist ein Diagnostiker, PLATON hingegen interpretierte die Heilkunde als Wissen von dem gesunden Menschen. Die großen und fieberhaften Infektionskrankheiten zwangen zur Diagnose vor jeder Therapie, bei den degenerativen Erkrankungen ist jedoch eine andere Sachlage gegeben.

Sowohl die subjektive Feststellung „ich bin krank" als auch die objektive „du bist krank" oder „ich bin nicht krank" und „du bist nicht krank" irren allzuoft.

Bei einem 60jährigen Mann wurde klinisch ein vollkommen normaler kardiologischer Befund erhoben, 3 Tage später erlag er genau um Mitternacht einem Herzanfall.

Eine 45jährige Frau, die sich bis dahin vollkommen gesund fühlte, wurde wegen einer Venenentzündung klinisch untersucht und behandelt, nach 3 Tagen starb sie an einer Embolie, die Obduktion ergab eine verkrebste Leber.

Den Renommierfällen der Frühdiagnose stehen solche tragischen Ausgänge gegenüber.

Bei den degenerativen Erkrankungen, und zu denen zählt bis auf weiteres auch der Krebs, geht eben zu oft alles schief. Der Diagnostiker hat keine Chance, den Wettlauf mit der Krankheit zu gewinnen, da er die Tragödie als solche oft erst im 3. Akt oder später erkennt, auch wenn die Hilfsmittel immer moderner werden. Es kann nicht jeder alle 6 Monate einem medizinischen Full-check unterzogen werden. Es soll nun nicht der Eindruck erweckt werden, daß eine Therapie gegen den initialen Krebs gefunden wäre. Eine Therapie des inneren Milieus durch naturnahe Heilmethoden hat aber für alle degenerativen Erkrankungen eine Bedeutung. Der Schritt von der Therapie nach der Diagnose zur prospektiven Therapie muß gemacht werden. Solange wir nichts besseres wissen, bleibt gegen den Krebs nur der Weg Höhere Hygiene – Frühere Diagnose – Sicherere Operation – Bessere Nachbehandlung.

Der „Lancet" vom 21. 9. 1974 enthält 3 retrospektive epidemiologische Studien über eine mögliche Verknüpfung zwischen der Anwendung von Rauwolfia-Alkaloiden und Mammakarzinomen. Nach anderen Forschungsergebnissen ist Aminophenazon eine bedingt karzinogene Substanz.

Der Schutz der Organzellen, des inneren Milieus und des Abwehrsystems ist gegenüber der synthetisch medikamentösen Behandlung, die auch oft nur symptomatisch oder vorübergehend wirkt, bei naturnahen Heilmethoden immer gegeben, es gibt keine Nebenwirkungen. Naturnahe Heilmethoden sind selbstverständlich auch in der Pharmazie zu finden, doch zählen diese und andere nicht zur angewandten Bioklimatologie, sie haben auch ihre Darsteller und Vertreter.

Es könnte jemand sagen, und sicher werden sich dafür welche finden, daß die Zahl der Probanden nicht repräsentativ ist. Dem ist zu antworten, daß die Ergebnisse in strahlungsklimatisierten Einrichtungen überprüfbar und reproduzierbar sind. Es wird hier kein Erfolgsbericht abgegeben, sondern es wird über physiologische Regulationen unter ganz bestimmten Bedingungen berichtet.

Die konvektive Entwärmung des Körpers in einer ausgeglichenen langwelligen Strahlungsbilanz – sei sie natürlich und auf indirektem Wege durch Sonneneinstrahlung, sei sie in einer adiabatischen Kammer, sei sie durch Reflexion der vom Körper ausgehenden Wärmestrahlung, sei sie durch Abgabe einer ringsum gespeicherten Wärme (ungefähr in einem Wellenbereich von 10 Mikron) sei sie durch eine Wandheizung oder besser Umschließungsheizung bei abgesenkter Lufttemperatur – senkt das Tonusniveau der glatten Muskulatur und den peripheren Gefäßwiderstand, nutzt voll die arterioläre Peristaltik und steigert den Durchblutungseffekt in den Austauschgebieten, so daß also auch der Ruhe-Basiswert des diastolischen und systolischen Blutdruckes erreicht wird oder der Druck auf ein viel niedrigeres Niveau zurückkehrt. Darüber hinaus ist dieses System der Bestrahlung ein integriertes physikalisches Prinzip in der Natur zur Förderung der Lebensprozesse.

Die konvektive Entwärmung in einem Strahlungsklima und noch besser in einem Strahlungsgleichgewicht und der Gradient der Thermogenese sind für die Prävention der Atherogenese von überragender Bedeutung.

Die Fettdeponie wird nach dem mechanisch-kalorischen Äquivalent durch Bewegung, durch kälteinduzierte Thermogenese und oxydativen Luxusbetrieb, durch Enzymaktivitäten, durch Äquilibrierung und Entspannung verhindert. Gewiß es ist einfacher aber auch schon sehr primitiv ein Medikament zu verschreiben, und das nicht nur hier.

Das Exerzierfeld des chemischen Experimentismus ist auch die Bronchitis. Bei beginnenden Infektionen der Atemwege sind sofort Antibiotika zu geben; wir verschreiben gewöhnlich vorsorglich einen Vorrat von Tetrazyklinen und empfehlen dem Patienten deren sofortige Einnahme, wenn sich eine akute Infektion der Atemwege oder eitriges Sputum bemerkbar machen, so die Ausführungen von BURROWS über chronische Bronchitis.

Auch ULMER, Hochschullehrer an der Ruhr-Universität, empfiehlt eine Antibiotika-Langzeittherapie mit Tetrazyklin als Soforttherapie beim geringsten Aufflackern des Infektes und Glukokortikosteroide bei leichten Infektionen der Patienten mit Atemwegsobstruktion.

Es wird dabei übersehen, daß der eigene Abwehrmechanismus für das Angehen der bakteriellen Infektion entscheidend ist. Solche Lehrmeinungen also werden durch die ausgezeichnete Zeitschrift „Das Medizinische Prisma" an die Ärzte weitergegeben und von diesen dann auch vollzogen. Diese dogmatische und nach dem Vordermann ausgerichtete Medizin bringt jedoch Unheil. Der Verfasser erlebte dann das Schicksal jener, die eben auch durch diesen chemischen Experimentismus dann auf alle chemischen Reize mit einem Strömungswiderstand reagieren. Der vermeintliche Lebensretter bringt sie also in die Gefahr, von der er sie befreien möchte.

Das Asthma bronchiale und die vielen grippalen Infektionen der Atemwege können gar keine Indikation für Antibiotika und Dauermedikation sein, wegen der Nebenwirkungen muß eine derartige Medikation immer zuerst wissenschaftlich bei jedem Patienten begründet werden.

Es ist das Recht der Vertreter der pharmazeutischen Industrie, die Ärzte zu informieren und ihre Produkte zu verkaufen, sie haben keine Schuld, diese liegt bei den Verantwortlichen im Gesundheitswesen. Hier wird nichts unternommen, um jene hygienischen und therapeutischen Möglichkeiten durchzusetzen, die die Bevölkerung von dieser Volksgeißel befreien könnten. Bronchitis in allen Altersstufen und während der Heizperiode zählt heute zu den häufigsten Erkrankungen, sie ist zunächst ein Umweltproblem, die spastische Emphysembronchitis ist jedoch meistens die Folge einer unzweckmäßigen Behandlung.

Da die Milbe, der Produzent des Hausstauballergens, bei einer Temperatur von 25°C und 85%iger Feuchtigkeit optimal gedeiht, ist auch der feuchtwarme Raum keine allgemein richtige Lösung. Bronchialhygiene durch Klardampfinhalationen, ätherische Dämpfe, Strahlungsgleichgewicht zur Entspannung der glatten Bronchialmuskulatur, Nutzung des Strahlungsklimas bei Schönwetterperioden und langzeitliche Klimatotherapie, das sind die Lösungen. Es fehlt die Station für Aerotherapie.

Es ist eine für den Menschen tragische Entwicklung der Medizin, daß sich das durchsetzt, was am meisten finanziellen Gewinn bringt. Wenn man die Dinge sich selbst entwickeln läßt, dann entstehen so Industrien, von wo aus alles beherrscht wird. Eine O. P. ist ein Verkaufsartikel. Durch das System mit dem Krankenschein hat sich die Medikamentenabgabe so durchgesetzt, daß nun Heilmethoden, die mit einer Dienstleistung verbunden sind und Zeit brauchen, nur mehr von „Außenseitern" durchgeführt werden. Was können da 20 Veröffentlichungen über naturnahe Heilmethoden bewirken, wenn in dem gleichen Zeitraum von 20 Jahren eine gar nicht abschätzbare Zahl von Veröffentlichungen und Informationen für die chemische Therapie wirbt. Der praktische Arzt befindet sich überdies in einem Notstand, wenn die Kranken im Wartezimmer oft Stunden warten und er zu dringenden Hausbesuchen gerufen wird. Was kann er denn anderes tun als aufgrund der Diagnose Rezepte verschreiben, Injektionen geben und vielleicht noch physikalisch behandeln. Es ist auch sehr problematisch, wenn an einzelnen Personen für eine kurze Lebensverlängerung, und oft gar nicht zum Glück für den Leidenden, die sensationellsten Operationen von einem Team der Spezialisten durchgeführt werden, der Spitalserhalter hier alles finanziert und anderseits der Schwerkranke daheim oft nicht einmal das Nötigste hat. Dort wird eben höchste Anerkennung erworben und da wäre es ein Opfer.

Das Streben nach Gewinn, Anerkennung, Macht und Ruhm motiviert so sehr die Entscheidung und beeinflußt die weitere Entwicklung, daß die Wirkung von Heilmethoden – die nicht sensationell sind, weil sie doch natürlich oder naturnahe sind, die aber bei methodischer Anwendung eine grundlegende Änderung in der Pathogenese von Volkskrankheiten herbeiführen, das Heer der Medizinalinvaliden auflösen und viel spätere, teuerere Einsätze überflüssig machen – emotionell geleugnet wird. Gewiß, es fehlt heute noch an strahlungsklimatisierten Einrichtungen, aber man gibt ja nicht einmal die Möglichkeit der Entwicklung und man fängt auch gar nicht dort an, wo es schon längst möglich gewesen wäre, z.B. bei isolierten Moorpackungen, die Tage liegen bleiben, gegen chronische Entzündungen. Doch die medikamentöse Behandlung chronischer Erkrankungen hat sich festgefahren. Das epidemiologische Ausmaß der Atherosklerose, der Bronchitis und der chronischen Entzündungen erfordert eine Revision des Denkens. Der chemische Experimentismus ist heute schon ein Glaubensbekenntnis geworden, zu dessen Verteidigung fast alle antreten. Die Leistungen der pharmazeutischen Industrie sind so überzeugend, daß jedes Medikament, auch wenn es bald wieder vom Markt verschwindet, einen Vertrauensvorschuß erhält. Doch noch überzeugender ist die Kostenexplosion. Es ist doch gerade schon ein Unsinn, sich hier auf die gestiegenen Personalkosten auszureden. Der chronisch Kranke überfordert alle und alles. Es stimmt auch nicht, daß die Zahl der alten Menschen so sehr zugenommen hätte. Wie eine Statistik von Senatspräsident Dr. ADAM aus München in der „Österr. Ärztezeitung", 33. Jg., Heft 7, 1978, zeigt, hat die Lebenserwartung der 60jährigen Männer in den USA seit 1900 nur um 2 Jahre zugenommen. Es ist auch die Häufigkeit der bösartigen Erkrankungen nicht eine Folge des Älterwerdens. Wir müssen doch endlich einmal einsehen, daß der Mensch heute Belastungen ausgesetzt ist, denen er organisch nicht mehr gewachsen ist. Man muß doch auch erkennen, daß man hier nicht Chemie entgegensetzen kann. Die Aufforderung, Medikamente sparsamer zu verschreiben, kann die Situation nicht bessern, es müssen ganz einfach wirksamere Heilmethoden ermöglicht und angeboten werden. Wir müssen einen modernen Weg gehen und nicht den, der sich gegen bestimmte Krankheiten bewährt hat, verallgemeinern. In den Institutionen des Gesundheitswesens ist man eingefroren. Einige Hinweise auf eine gesunde Ernährung und die Popularisierung der Sauna als Mittel gegen Bewegungsarmut sind der Beitrag des Gesundheitsministeriums gegen die Herz- und Gefäßkrankheiten. Werner HEUSS, Direktor des Institutes für Arterioskleroseforschung in Münster, weist darauf hin, daß in den Industrieländern jeder zweite an diagnostizierter Atherosklerose stirbt. Das ist aber meistens kein Sterben, sondern ein Siechtum. So düster das Bild der Atherosklerose heute ist, so beginnt doch schon Licht das Dunkel zu durchdringen. Die Atherosklerose ist vor allem dort ein unbewältigtes Problem, wo der Mensch exkommuniziert wurde. Dort, wo der Mensch seinen natürlichen Lebensraum und seine natürlichen Lebensbedingungen verloren hat, stellen sich auch die viel untersuchten und diskutierten Fragen der Ernährung. Jeder mögliche Faktor in der Ernährung wird, sobald er eine Größe erreicht hat, zum Risikofaktor, so zuletzt auch die Butter. Sperrt man den Verkehr hier, quillt er dort über. In bevorzugten ländlichen Gebieten geht der Mann rüstig in die Alterspension, in der Großstadt als Greis.

Die Gewichtshomöostase ist normal so eingestellt, daß ein Mehr oder Weniger durch die Thermogenese und durch die Auswertung ausgeglichen wird. Die Äquilibrierung der Energiebilanz ist bei einem natürlichen Leben gegeben.

In den Industrieländern hat jeder Fünfte eine Hyperlipidämie, und den Ergebnissen der Framingham-Studie folgend steht das Serumcholesterin an der Spitze der Risikofaktoren für die ischämischen Herzerkrankungen.

Bei einer jährlichen Infarkthäufigkeit von etwa 0,5–1,0% der Bevölkerung können diätetische Maßnahmen kaum etwas ändern, es sind ja nicht nur die Dicken, sondern auch die Gehetzten gefährdet.

Die anstehenden Probleme lassen sich lösen, aber nicht mit der linken Hand.

Auf keinen Fall lassen sich die Probleme einfach durch Anpassung der Kalorien an den Verbrauch lösen, wie es heute so oft empfohlen wird. Das Leistungsniveau des modernen Menschen braucht ein entsprechendes Energieangebot.

Die Prävalenz klimatischer Faktoren ist gegeben, und nur von dieser Seite, wenn auch nicht immer allein, sind Lösungen zu erwarten.

Hier sei Lewis THOMAS zitiert: Sobald wir erst einmal genug gelernt haben werden, um zu erkennen, was tatsächlich bei der Herzerkrankung „schief“ geht, werden wir auch in der Lage sein, Mittel und Wege zur Verhütung oder Umkehr des Prozesses zu finden.

XI. Notwendige Initiativen im Gesundheitswesen

Was EMPEDOKLES von der Welt sagt:
Eine gerundete Kugel, der wirbelnden Kreisbahn sich freuend.
MARCUS AURELIUS ANTONIUS (Philosophisches Tagebuch)

Anm.: EMPEDOKLES, griechischer Staatsmann, Wundertäter und Naturphilosoph, um 492 bis um 430 v. Chr.

Trotz des Fortschrittes in der Medizin in den letzten Jahrzehnten, man denke nur an die Antibiotika, die operative Virtuosität, die Dialyse, die Strahlentechnik, die Intensivstationen, die Ausstattung der Rettung, also trotz der Großartigkeit moderner Medizin, stagniert seit 20 Jahren die Lebenserwartung. Die Säuglingssterblichkeit wurde fast schon auf ein Minimum gedrückt, die großen Infektionskrankheiten haben ihren Schrecke verloren, die Kinderlähmung ist fast verschwunden, der Diabetes wird heute beherrscht, und doch dies alles reicht nicht aus, um die Zuwachsraten der Gefäßerkrankungen zu kompensieren. Es stiegen nicht nur die Inzidenzraten im Alter, es werden immer jüngere Jahrgänge davon befallen. 1948 starben in der Bundesrepublik Deutschland 2800 Personen an Herzinfarkt, 1975 waren es 136000 (JÜRGEN). An der prozentuellen Mortalität nach einem Herzinfarkt hat sich nicht viel geändert. BÜRGER registrierte eine 50%ige Mortalität, davon 35% am 1. Tag, HARTL gibt für das Jahr 1971 in Österreich 17000 Herzinfarkte mit 9000 Todesfällen an. Nach BAHRDT starben im Jahr 1904 25% an arteriosklerotischen Veränderungen, heute sind es 50%. Alle diese Zahlen deuten auf eine äußerst ungünstige Entwicklung. Weder medikamentös noch chirurgisch läßt sich eine Umkehr dieser Entwicklung erreichen, es muß eine 3. Dimension ins Spiel gebracht werden. Es steht außer Zweifel, daß die Motorisierung das Leben tief verändert hat, und zwar nicht nur das des Autofahrers, und diese Veränderungen haben das Maß der Belastbarkeit voll gemacht. Wir stehen nun vor dem größten selbstverschuldeten Problem friedlicher Zeiten, das jedoch als solches nicht erkannt wird, da der Gesunde die Gefährlichkeit nicht sieht. Die Atherosklerose ist heute nicht mehr das, was sie war – eine Alterskrankheit, die kein politisches Interesse erregte – sie ist heute mit ihren frühen Anfängen und dem epidemiologischen Ausmaß parlamentsreif geworden. Die Möglichkeiten des Hygienikers sind erschöpft, die Frage ist aufgeworfen, die Vorschläge liegen auf dem Tisch.

Bei der derzeitigen Fehlentwicklung in der Medizin durch Zentralisierung im Spital, durch Wiederholungen, durch nicht gewollte Leidensverlängerung, durch Prestigeoperationen, durch Zuspätdiagnose und durch therapeutische Versäumnisse würde im Jahre 2000 unser gesamtes Sozialprodukt resultatlos für die Kranken aufgehen. Dem chemischen Experimentismus wird alles zum Opfer fallen. Jeder kann sich in seiner Praxis oder im Altersheim Lainz und anderswo überzeugen, wie die Hypertonie trotz oder wegen der Medikation chronifiziert.

Prof. Dr. FELLINGER sprach im Fernsehen von wunderbaren Erfolgen in der Medizin, doch im Altersheim sind 3 von 4 siech und sterben innerhalb eines Jahres, von diesen wird keiner auf den Gedanken kommen, daß es in der Medizin einen Fortschritt oder gar etwas Wunderbares gäbe. Bei diesen wurde durch das Gesundheitswesen alles versäumt, weil die Planungen der Naturheilkunde nicht verwirklicht wurden. Doch die Daheimgebliebenen haben es auch nicht leichter.

In jeder anderen Wissenschaft wären die Bücher schon längst den Erkenntnissen angepaßt worden, hier jedoch übernimmt einer vom anderen den Irrtum. Diese Beharrlichkeit, diese Unbelehrbarkeit, dieses fahrlässige Denken werden für die Menschen zum Unglück. Dies ist eine ganz deutliche Anklage, denn es ist schon Böswilligkeit, Forschungsergebnisse so zu ignorieren. Die passive Rolle, die der Patient in der Schulmedizin spielen muß – dieses Nichtwissen um den chemischen Experimentismus, die potentielle Gefahr, die sich dann gar nicht abschätzen und früh genug erkennen läßt, diese abverlangte Gläubigkeit, dieser Beweisnotstand, in dem sich der Patient befindet, die Mächtigkeit eines Apparates oder einer Institution, die Hoffnungen, die da erweckt und nicht erfüllt werden, der Informationsmangel hinsichtlich besserer und wirkungsvollerer Heilmethoden, dieses Verschweigen und zuletzt die eigene Hilflosigkeit trotz oder als Folge dieser Schulmedizin, wer kann es schon sagen – lassen diese in einem Zwielicht erscheinen. Dort ist der Segen der Schulmedizin und hier das unheilvolle Dunkel. Man wird sich aber ausreden.

In der WHO will man auch ethnisch gewachsene Medizin anerkennen. Diese primitive und frühe Heilkräuter-Medizin ist natürlich und lebendig, dadurch aber auch viel schwerer erklärbar als die analysierte Chemie. Quellwasser und steriles Wasser, beides ist H_2O und doch welch ein Unterschied. Zitronensaft und Ascorbinsäure, beide sind Vitamin C, doch welch ein Unterschied. Es kommt darauf an, den Reichtum an quantitativ sehr geringen Wirkstoffen in der Pflanze, die auch ein atmosphärisches Geschöpft ist, zu erhalten. Dies, die richtige Pflanze zu wählen und dann auch noch zur richtigen Zeit zu verordnen, ist eine Wissenschaft oder zumindest ein Wissen. Die Beherrschung von 30–35 Kräutern ist bereits eine Lebensaufgabe. Die Heilkräutertherapie richtet sich gegen die Dyskrasie, gegen die humoralen Störungen im inneren Milieu, sie reguliert und regt den Organismus zu kompensatorischen Leistungen an, wenn organisches Material bereits zugrunde gegangen ist. In dieser Therapie sind diagnostische Unbestimmbarkeiten einkalkuliert, sie braucht ja auch gar nicht zu warten bis alles feststeht. Eine solche Medizin wird schließlich weit effektiver sein als eine, die solange o. B. ist bis der organische Befund da ist. In der Physik wirft die Unschärferelation von HEISENBERG die Frage nach der Möglichkeit einer empirischen Erforschung der interatomaren Welt auf; auch in der Medizin gibt es Grenzen solcher Erkennbarkeit, besonders auf apparativem Weg.

Man sollte über die Errichtung einer Frischkräuterbank nachdenken, denn es wäre eine außerordentliche Bereicherung des pharmazeutischen Programmes, wenn sie folgende Liste hätte: Salbei (Salvia officinalis), Melisse (Melissa officinalis), Eberraute (Artemisia abrotanum), Pfefferminze (Mentha pip.), Beinwell (Symphytum officinale), Echter Steinklee (Melilotus officinalis Lam.), Wermut (Artemisia absinthum), Herzgespann (Leonurus cardiaca), Heilziest (Betonica off. oder Stachys off. Trev.), Schwarze Malve (Althaea niger oder Althaea rosea Cav, ssp.nigra, schwarze Stockrose), Kapuzinerkresse (Tropaeolum majus L.), Königskerze (Verbascum thapsus L.), Engelwurz (Angelica archangelica L.), Lavendel (Lavandula off.), Ysop (Hyssopus off.L.), Thymian (Thymus off.), Spitzwegerich (Plantago lanceolata L.), Feldstiefmütterchen (Viola tricolor L.), Weinraute (Ruta graveolens L.), Ringelblume (Calendula off.L.) und dann noch Schöllkraut, Mohn, Kamille, Quendel, Majoran, Citronelle, Heidekraut, Löwenzahn, Eisenkraut, Brennessel, Klette, Schafgarbe, Arnika u. a.

Von einer solchen Frischkräuterbank müßte auch reichlich Gebrauch gemacht werden; man kann also schon viel früher gegen die Krankheit tätig werden als es jetzt geschieht. Im irreversiblen Stadium kann man die gesamte medizinische Kapazität einsetzen und wird doch ergebnislos bleiben, zwei oder drei Akte früher kann jedoch das ganze Unheil vermieden werden.

Solches gilt wahrscheinlich auch für den Krebs. Dagegen muß ein Maßnahmenpaket zusammengestellt werden, in dem jene Mittel enthalten sind, die erfahrungsgemäß Wirkung gezeigt haben. Durch Gesundheitsvereine könnte die Bevölkerung motiviert werden, eine derartige Wahrscheinlichkeitsprophylaxe durchzuführen und durchzuhalten.

In der Waerland-Bewegung der Steiermark propagiert man die Spargel-Kur durch Monate gegen Krebs, sie wurde von VENSEL eingeführt. Die 42tägige Saftfastenkur nach BREUSS in Bludenz besteht aus Randen, Karotten, Sellerie und Rettich.

Nobelpreisträger Prof. Albert SZENT-GYÖRGYI hat in einem Gespräch mit LUEDER angeregt, die Wirkung höherer Dosen Vitamin C in einem Elektroklima bei Krebs zu untersuchen. Die Wirkung hoher Dosen Vitamin C wird auch von anderer Seite bestätigt.

Gleich nach dem Krieg haben wir auf der Klinik in Graz bei Prof. GREIF Hühnerembryonenextrakt injiziert.

Es haben aber auch die Naturheiler viele Erfahrungen gesammelt, über die Paul UCCUSIC in seinem Buch „Naturheiler" berichtet, so auch über das, was er von der amerikanischen Ernährungsberaterin Betty MORALES gehört hat:

Im Gebiet des Karakorum in 2400m Seehöhe werden die Menschen 80–90 Jahre alt und sie leiden nicht an degenerativen Erkrankungen; sie essen auch viel Marillenkerne, in denen Amygdalin – auch als Vitamin B17 bezeichnet – enthalten ist. Dies soll auch u. a. verantwortlich für das Fehlen von Krebs sein.

Die Wirkung von Amygdalin, auch aus den Bittermandeln gewonnen, soll durch die Wurzel des gelben Enzians (Gentiana lutea L.) noch verstärkt werden.

Die Mistel, ein bereits vielfach verwendetes Mittel gegen Krebs, hat ein Programm gespeichert, mit dem Ordnungen wiederhergestellt werden.

Aufgrund dieser Erfahrungen und mit diesen Mitteln kann nun ein Paket und eine Packung für die Wahrscheinlichkeitsprophylaxe gemacht werden. Die Motivation für die Durchführung einer solchen Prophylaxe muß alle Schichten der Bevölkerung erfassen.

Es werden Milliarden für Medikation ausgegeben, sie hat nur einen beschränkten Wirkungsgrad, ein Teil ist nutzlos, ein Teil schadet, ein Teil wird weggeworfen und nur ein Teil ist wertvoll und notwendig.

Die Milliarden für eine natürliche Krebsprophylaxe brächten sehr viel Heil.

Der Verfasser wird jedoch den derzeit Verantwortlichen zu bedeutungslos sein, aber vielleicht findet sich einer, der dazu berufen ist, solches in die Wege zu leiten.

Naturheilerische Kunde scheitert meistens am Dilettantismus, an der Ungenauigkeit, an der Disziplinlosigkeit und am Mangel an schulischer Ausbildung, nur methodische Anwendungen können zu einem Erfolg führen.

Alle jene Faktoren, die Leben und auch höheres Leben entwickelt haben, müssen bei methodischer Anwendung und zur richtigen Zeit auch Leben schützen und bewahren, die Gesundheit liegt in der Natur, die Krankheit wird erst in sie hineingetragen. Zu diesen Faktoren gehören besonders jene Pflanzen, die unter schwierigen Bedingungen gedeihen. Das erklärte Ziel der Medizin ist der 100jährige mit guten Organen und nicht 50jährige mit künstlichen. Jede Methode hat ihre Mißerfolge, und es ist ein makaberes Spiel, aus den Mißerfolgen der Naturheiltherapie ihr selbst den Strick zu drehen.

Der Verfasser mußte von Ärzten immer wieder hören, daß es solche Blutdrucksenkungen in einem strahlungsklimatisierten Raum nicht geben kann, aber keiner hat es überprüft. Wenn aber der Blutdruck so sinkt, dann müssen andere Faktoren hineinspielen, so wird argumentiert. Es kann also nicht sein, weil es nicht sein darf, weil dann alle, die diesen chemischen Experimentismus betreiben, des Irrtums überführt wären. Das allerdings ist eine neue Art der Inquisition. Es muß ein rationaler Konsens auf der Basis der Ethik und der Wirtschaftlichkeit auf Grund naturwissenschaftlicher Erkenntnisse am Menschen gefunden werden. In der Gesundheitspolitik muß man schon mehr als nur Gefolgschaft einer etablierten Meinung leisten. Die Medizin ist permanent der größte Feldzug aller Zeiten, aber es ist ein verlorener Feldzug, wenn man auf die besten Waffen verzichtet.

Der Glaube hat Millionen in das Unglück gestürzt. Es geht ja auch gar nicht gegen die Schulmedizin, sondern gegen den Mißbrauch der Schulmedizin.

Im neuen Wiener AKH wird voraussichtlich der Tagessatz etwa S 5000,– betragen, wobei aber das Spitalsbett an sich bei chronischen Erkrankungen wirkungslos bleibt. Dieses wird jedoch effizient, wenn es strahlungsklimatisiert ist. Mit Hilfe einer Halbschale eines Klimaschildes kann ein Bett strahlungsklimatisiert werden. Wenn die erforderliche Stromversorgung mit Kleinspannung in der Installation berücksichtigt ist, können solche Geräte ohne Transformator angesteckt werden. 12 Intensivstationen sind u. a. eingeplant, solche jedoch zur halbstationären Intensivbehandlung noch nicht. Die Entwicklung geht in Richtung einer Risikomedizin, und so versäumt man denn auch alles, was hier nicht in die Denkschablone paßt.

Auf internen und geriatrischen Abteilungen, in Alters- und Pflegeheimen hat sich in den letzten 30 Jahren sehr viel geändert, damals waren Krebskranke vereinzelt, heute prägen sie das Bild, der schwerkranke Patient hat die noch Gehfähigen verdrängt, Inkontinenz und Dekubitus belasten die Atmosphäre. Nachdem man also den degenerativen Erkrankungen nichts entgegensetzt, versucht man es mit der Leidensverlängerung. Es ist gelungen, Mittel zu finden, um den Tod oder die Erlösung von einem schweren, aussichtslosen Leiden, wie man es eben auffaßt, hinauszuschieben. Darauf konzentriert sich also das Interesse, um Tage zu gewinnen, Tage voll von seelischen und körperlichen Qualen. Hier wird also totale Medizin an einer kleinen Gruppe der vielen Leidenden demonstriert, dieser Einsatz kommt jedoch zu spät. Menschlich und gesundheitspolitisch bringt dies nichts.

Jeder hat sein Drama abzuspielen,
das Sterben ist des Daseins größtes Drama,
wenn der Mensch
am Ende seines Lebens steht, er Abschied
nimmt und weiß, daß kein Zurück die Tage
wiedergeben kann, dann weicht das Niedrige
vor der Größe des Augenblickes, mit-
gerissen fühlen wir uns und mitgenommen
wird ein Stück von uns, kein Zweifel,
das Leben war und nie mehr fühlst du's wieder.

Das Sterben soll ein religiöser Akt sein und kein medizinischer. Die Ruhe vor dem Tod ist das Letzte, was wir geben können. Man muß jedoch sehr unterscheiden zwischen der notwendigen Pflege bis zuletzt und der Leidensverlängerung mit allen Mitteln in aussichtsloser Lage.

Das Sterben, nicht das Leben facht die Geister
an, Vergänglichkeit ermahnt zur Eile.

Die aussichtslose Leidensverlängerung mit allen Mitteln ist ein grausamer Akt aus dem Bestreben heraus, zu dokumentieren, wie human plötzlich eine Gesellschaft in einem Jahrhundert geworden ist, das angefüllt von politisch inszenierten Grausamkeiten ist. Hingegen ist eine ethisch vertretbare Leidenshilfe durch Medikation ein notwendiger Akt der Menschlichkeit. Es ist auch eine Härte, Menschen zu hospitalisieren und am Ende ihres Lebens aus der gewohnten Umgebung zu entfernen, weil sie täglich eine Injektion brauchen. Hier sollte auch eine geschulte Arzthilfe die Injektion geben können. Auch das Sterben ist ein Weg aus einer schweren chronischen Krankheit, ein Weg, der gelehrt und gelernt sein soll.

Die medizinische Kapazität ist begrenzt und der chronisch Kranke in eine passive Rolle gedrängt.

Der Epidemiologe W. KANNEL, Leiter der berühmten Framingham Studie, hat beim Weltkardiologenkongreß 1974 in Buenos Aires seine Zuhörer mit den Worten provoziert: ,,Wir müssen so weit kommen, daß wir jeden Herzinfarkt als ärztliches Versagen in unseren präventiven Aufgaben anerkennen." HALHUBER, Direktor der Klinik für Herz- und Kreislaufkrankheiten Höhenried, spricht hier von einer Utopie. Sie ist jedoch realisierbar, allerdings nicht wörtlich, wenn wir nicht an den Risikofaktoren und am chemischen Experimentismus hängenbleiben, sondern uns aufschließen, um für neue Wege bereit zu sein. Wenn ILLICH in ,,Nemesis der Medizin" meint, daß sich die etablierte Medizin zu einer Gefahr für die Gesundheit entwickelt hat, dann soll man auch dies nicht emotional abwehren, sondern beweisen, daß es nicht so ist.

Unsere Generation hat große Enttäuschungen erlebt, sie fürchtet neue.

Ist nicht gerade die Zerstörung, die
Vernichtung, die den Weg der Zukunft ebnen?

Wenn in der Bundesrepublik 400000 Menschen jährlich oder 1% der Bevölkerung einen Herzinfarkt bekommen, dann ist dies eine Zerstörung im epidemiologischen Ausmaß. 1940 wurden, so schreibt der Chirurg Prof. Dr. H. DENCK, kaum Bronchuskarzinome operiert, heute hingegen sehr viele. Damals hatten 6 von 100 die Chance ihre Krebserkrankung zu überleben, heute trotz moderner Diagnostik, Strahlentherapie, Chemotherapie und perfekter Operationstechnik sind es um sage und schreibe 2 mehr.

Aber in der Gesundheitspolitik lebt man noch im Zeitalter der Pestilenzen und sonnt sich im Schein falscher Statistik. Denn die Operierten sterben auch, so DENK, an nicht erkannten Metastasen, statistisch werden sie aber ganz woanders eingeordnet. Es fehlen also die Unterlagen, um eine Statistik aufbauen zu können. Die 5-Jahresheilung, auf die die Statistik aufgebaut wird, ist ein Wunsch, und wer will das schlechtere Ergebnis haben, aber keine Realität, die sich beweisen läßt. Ein Wahrheitsgehalt dieser Statistiken kann gar nicht gegeben sein, die Wirklichkeit ist jedenfalls furchtbar, grauenhaft und entsetzlich, und zwischen Szylla und Charybdis, zwischen Krebs und Infarkt taumeln wir dem Tode entgegen. Die Feststellung der Todesursache war vor 30 Jahren genauso problematisch wie heute.

Das medizinische Kastenwesen, das den Doktor der gesamten Heilkunde an die unterste Stufe dieser hierarchischen Gesellschaft und den Professor der Chirurgie an die oberste stellt, die dokumentierende Ruinendiagnostik, der chemische Experimentismus, der sonstige Dilettantismus, die aussichtslose Leidensverlängerung, ut aliquid fiat, die Hospitalisierung chronisch Kranker, die Versammlung siecher Menschen, das alles und dann noch die vielen menschlichen Schwächen, also auch die scheußliche Abtreiberei potentiell geliebter Kinder aus gewinnsüchtigen Gründen, haben zu einer dramatischen Medizin geführt. In der Chirurgie wurde die Utopie von gestern die Realität von heute, in der gesamten Heilkunde aber liefen wir in die Leere. Der Doktor der gesamten Heilkunde verbraucht seine Zeit zum Verschreiben von Originalpackungen und unterwegs. Wir sind weit entfernt von einer ökologischen und effektiven Medizin. Der Verfasser will nicht in das Thema „Selbstmedikation" hineinreden, aber es ist doch absurd, wenn man Tabak und gefährliche alkoholische Getränke in jeder Menge erhält, aber anderseits die Einrichtung einer kleinen Hausapotheke scheitert, weil man einen Organextrakt als sofortige Kreislaufhilfe oder ein Nitroglyzerin gegen einen drohenden Herzinfarkt nur auf Rezept erhält. Als der Verfasser bei der Frau Bundesminister von der Notwendigkeit einer beschränkten Liberalisierung sprach, erhielt er zur Antwort, daß sie diese nicht wolle. Auch in einer Pharma-Matinee sprach man sich gegen eine gesetzliche Änderung aus. Erfahrungsgemäß kommt der chronisch Kranke mit einer Wunschliste zum Arzt und 2 Stunden braucht man dann, um dies zu verschreiben, viele fündige Untersuchungen können dann nicht mehr gemacht werden. Dieses System kostet also ärztliche Zeit, Wartezeiten und viel Geld, es ist symptomatisch.

Weder durch Selbstmedikation noch auch durch Verschreibung sind die Probleme lösbar, selbst die Risikofaktoren sind nur überwachbar und schwer veränderbar. Diese haben einen gemeinsamen Nenner, wie HALHUBER sagt, der Mensch kann sich an eine veränderte Umwelt und an veränderte Verhaltensweisen nicht anpassen, er ist dauernd in Spannung und diese Spannung ist der gemeinsame Nenner. Wir Ärzte stehen nun mitten in dieser Herausforderung, und hier in erster und nicht in letzter Linie der praktische Arzt.

Er ist es, der zuerst konsultiert wird, wenn der Sympathikus bald dieses oder jenes Organ peitscht und sein Tonus dauernd überhöht ist. Der Sympathikus wird, wenn er sich nicht beruhigt, zum Initiator vieler Gefäßerkrankungen. Es ist so wie auf der Autobahn, wenn der Wagen immer mit Vollgas gefahren wird, er geht eben kaputt. In der Werkstätte stellt man jedoch die beträchtlichen Schäden fest, das Fahren mit Vollgas ist schon Vergangenheit. Der Sympathikus steht im Nenner des Bruches, und Korrekturen des Nenners sind weit effektiver als solche im Zähler der Risikofaktoren. Die Beruhigung des vegetativen Nervensystems läßt sich auch deshalb durch Medikation nicht erreichen, weil es immer wieder übererregt wird. Hier also am Beginn vieler Leiden setzt schon durch den praktischen Arzt eine Fehlbehandlung mit Nebenwirkungen auf den Zellstoffwechsel ein. Obwohl man in der kardiologischen Rehabilitation davon weiß, ist man noch nicht bereit, Konsequenzen zu ziehen. Auf dem Wege zur organischen Erkrankung steht dann meistens noch die Diagnose Neurose. Auch beim Verfasser wurde eine Enzephalitis lange Zeit für eine Neurose gehalten. Das eben ist die Kehrseite der Psychoanalyse, daß verdrängte Traumen, und wer hat keine solchen Engramme, aber dann die Neurose selbst als Ursache jedes ungeklärten Krankheitsbildes aufgefaßt wird. Nun ist aber der Patient zunächst als Neurotiker abgestempelt, eine Diagnose ist gefunden, die Zeit vergeht, zuletzt dokumentiert die Ruinendiagnostik die Zerstörung. Für jeden motorischen Menschen bricht eine Welt zusammen, wenn er zum Pflegling wird, ein Sinn am Leben läßt sich nicht mehr finden. Der Neurologe REISNER sprach zum Verfasser in dieser Situation von der Einsamkeit in der Wüste. In dieser Wüste formierten sich neue geistige Strukturen, die sich nun zum Inhalt eines Buches formen. Dies ist die bestmögliche Personalisation (Selbstverwirklichung) und Resozialisation (Mitmenschwerdung) des Behinderten, so definiert HALHUBER die Rehabiliation. Der Weg aus der chronischen Erkrankung muß auch geistig bewältigt werden.

Der Verfasser hat die Erfahrung gemacht, daß nicht nur bei ihm, sondern auch bei den nächsten Verwandten und Bekannten in entscheidenden Situationen auch auf der Klinik und auch von Vorständen Fehldiagnosen gestellt wurden; Krebs, Tuberkulose und ein ebenso letaler Bauchdeckenabszeß nach einer Operation wären die richtigen Diagnosen gewesen. Warum also sieht man auf den praktischen Arzt so herab, wenn er auf sich allein gestellt mehr Verantwortung tragen muß als jeder andere.

Die Hauptlast der Forschung wird heute von der pharmazeutischen Industrie getragen und geht, wie es eben zu erwarten ist, in Richtung Medikation. Die Exekutive ist fest in der Hand doktrinärer Schulmediziner, für die die Medizin ein festgefügtes und wohlgebautes Gebäude ist, an dem nicht gerüttelt werden darf. Andersdenkende werden abgewiesen, da die vorgelegten Beweise nicht genügen und die Mittel für groß angelegte Studien außerhalb der Schulmedizin niemals aufgebracht werden können. Es besteht daher auch keine Aussicht auf ein umfassendes Reformwerk. Überdies liegen aber die Fehler nicht nur im System, sie liegen auch in der Unvollkommenheit des Menschen und seiner Gesellschaft. Trotzdem müssen wir die Dinge sehen, wie sie sind. In großen Höhen ist dies schwer, denn da engt sich das Gesichtsfeld ein, dies auch in übertragener Bedeutung. Es war nötig, die Not aufzuzeigen.

Not und Elend wächst, ein Chaos wird
in der Natur und keine Hoffnung mehr
in dieser Welt des Sterbens Halt uns gibt,
wo können wir in dieser Welt des Schwankens
einen festen Halt nur finden, einen
Angelpunkt, wenn alles rhythmisch sich
bewegt und dann der Rhythmus ew'ger Gesetze
Menschen Unverstand, Gefühlen unter-
worfen ist? Die Welt hat keinen Fixpunkt,
wenn der Geist die Ordnung nicht erkennt.

Lösungen müssen also mit der Natur und nicht gegen die Natur gefunden werden. Wahrscheinlich haben wir den Punkt, von dem eine Umkehr noch möglich gewesen wäre, schon überschritten. Wir können es noch nicht beurteilen. Mit dem Schlagwort einer politischen Verantwortung, die mit einer Pensionierung quittiert wird, ist es nicht getan, es liegt mehr denn je daran, sich in der Ethik zu erfüllen und ärztlich zu dienen.

Ist's nicht ein Werden, also nicht
ein Sein, ein ungeheures Schauspiel werden –
der Entwicklung, spannend, zeitenraubend
für einen Einsamen, der dies betrachtet?

Der Befall der Menschen durch Arteriosklerose ist so allgemein und mit dem Alter schritthaltend, daß man mit Prophylaxe und Therapie vor der Symptomatologie beginnen muß. Wenn sie etwa zu 50% in der Statistik aufscheint, dann ist damit nicht gesagt, daß die anderen 50% frei von Arteriosklerose sind. Befall und Todesursache liegen zeitlich so weit auseinander, daß hier sehr viel Zeit zum Handeln ist. Das, was nicht erkennbar ist, kann auch nicht statistisch erhoben werden, dort versagt die Statistik.

Die Erfahrung zeigt, daß der Verlauf der Atherosklerose durchaus unter Kontrolle gehalten werden kann.

Ein natürliches Klima läßt sich nicht nachbilden, der Akkord vieler wechselnder Faktoren und die Variabilitäten sind unmachbar, doch gerade die Wärmestrahlungsfelder, auf die es so sehr ankommt, die lassen sich technisch noch besser produzieren als es die Natur kann. In der Chemie ist man schon sehr weit gegangen, um auf die Prozesse der Lebenstätigkeit in der einen oder anderen Richtung Einfluß zu nehmen. In der Technologie steht die Zerstörung der Lebenstätigkeit und des Lebens ganz im Vordergrund. Wahrscheinlich ist die Zeit noch zu kurz und die Entwicklung der Technologie noch von den Kriegen her motiviert, um diese in den humanen Dienst zu stellen. Gewiß gibt es eine Industrie, die sich der Technik bedient, um die Güter des täglichen Lebens zu produzieren, aber der Wert der Technologie für eine hirnadäquate Gestaltung der Umwelt wurde noch nicht erkannt. Noch wird sie dort gefördert, wo sie die Lebensqualität bedroht, und dort ignoriert, wo sie ganz entscheidend zur Verbesserung der Lebensqualität beitragen könnte. Von Lebensqualität wird sehr viel gesprochen, kommt man jedoch mit recht handfesten und begründeten Vorschlägen, dann wird man nicht verstanden. Es liegt am Unvermögen des Menschen, so rasch in eine andere Richtung zu denken als in jene, die er lernte.

Es ist ein Unglück, daß der praktische Arzt mit der medikamtösen Behandlung, denn nur diese ist einsatzbereit, der Gefäße warten muß bis die Krankheit offensichtlich oder klinisch festgestellt ist. Es gibt auch einen anfangs symptomlos verlaufenden chronischen Bronchialkatarrh, der schon behandelt gehört. Der Patient kommt zuerst zum praktischen Arzt, von ihm erwartet er, daß er ihn vor einem Schaden, der nicht mehr gut zu machen ist, bewahrt. Doch meist kommt es anders, die Befunde zeigen nichts oder noch nichts. So kann es ihm, und vielen geht es auch so, ergehen wie Dr. N., der 50 Jahre und selbst Arzt war.

Dr. N. verspürt einen plötzlich aufgetretenen Druck wie einen Knödel am Herzen, so geht er auf die kardiologische Abteilung des Krankenhauses Lainz, wo man die Veränderung im EKG als Folge einer Myokarditis nach Scharlach in der Kindheit deutet und ihn nach Hause schickt; in den frühen Morgenstunden stirbt er an diesem Herzinfarkt.

Das Warten auf die sichere Diagnose ist bei möglichen Gefäßerkrankungen leichtsinnig und fahrlässig. In diesen Fällen gehört der Patient in ein Tepidarium.

BUNDESKANZLERAMT

Kabinett des Bundeskanzlers

Legationsrat
Dr. Thomas NOWOTNY

Wien, am 30. Mai 1973

.Sehr geehrter Herr Doktor Ledwina !

Sie haben den Herrn Bundeskanzler auf das Wesen Ihrer Erfindung und auf die medizinischen Vorteile von nach Ihren Vorschlägen klimatisierten Räumen hingewiesen und der Herr Bundeskanzler, der Ihre Publikationen freilich nur überfliegen konnte, hat Ihre Gedanken grundsätzlich interessant gefunden. Die wohl entscheidenden Fragen in diesem Zusammenhang - ob eine solche Klimabehandlung nur in einigen akuten Fällen oder aus gesundheitspolitischen Gründen generell für einen großen Teil von Menschen indiziert wäre und wie die Konstruktion einer größeren Zahl von solchen Klimaräumen technisch und vor allem wirtschaftlich zu lösen wäre - vermag der Herr Bundeskanzler, der ja ein Laie auf diesem Gebiet ist, nicht zu entscheiden.

Mit besten Grüßen

Herrn
Dr. Wilhelm LEDWINA

Dommayergasse 1o
113o W i e n

Abb. 13

REPUBLIK ÖSTERREICH
BUNDESMINISTERIUM
FÜR GESUNDHEIT UND UMWELTSCHUTZ

1010 Wien, den 1974 07 17
Stubenring 1
Telephon 57 56 55

Zl.: 655.306/1-305/74
Herrn
Dr. Wilhelm Ledwina

Dommayerg.10
1130 Wien

Sehr geehrter Herr Doktor,

das Bundesministerium für Gesundheit und Umweltschutz dankt für Ihr an die Frau Bundesminister gerichtetes Schreiben vom 22. April 1974, sowie für Ihre Veröffentlichungen betreffend Qualität des Wohnraumklimas. Ihre Veröffentlichungen enthalten interessante Feststellungen und Anregungen zur Gestaltung des Wohnbereiches und zur Verbesserung der Wohnqualität. Aus diesem Grunde wurden sie den beiden zuständigen Sektionen 2 (Volksgesundheit) und 3 (Umwelthygiene) zur Kenntnis gebracht. Beide Sektionen des ho. Ressorts werden in der Zukunft bemüht sein, die von Ihnen vorgeschlagenen Empfehlungen bei der Behandlung von Problemen der Wohnhygiene und Wohnbehaglichkeit in die Tat umzusetzen.

Beiliegend werden Ihnen Ihre Veröffentlichungen, von denen Ablichtungen angefertigt wurden, zurückerstattet.

Hochachtungsvoll

Dr. Herb J. Pindur

Abb. 14

nem vollklimatisierten Raum aufhalten, das ist dokumentiert. Der Dilettantismus auf dem Gebiet Klima mit nutzlosen Geräten und Produkten schadet nicht nur den Menschen, sondern auch der Sache. Für hochgradig verschmutzte Ballungsgebiete müssen eben auch noch bessere Lösungen gefunden werden. Dort, wo gute Frischluft herangeschafft werden kann, ist diese immer noch die beste Lösung.

Es wird, wenn in den Medien über Klima gesprochen wird, meist nur Meinung geäußert und diese dann über die Wissenschaft gestellt, doch auch in den Kreisen der Wissenschaft wird Wichtiges übersehen. GALILEI: Das Elend der Vielen ist alt wie das Gebirge und wird von Kanzel und Katheter herab für unzerstörbar erklärt wie das Gebirge. Eine Menschheit, zu unwissend, ihre eigenen Kräfte voll zu entfalten, wird nicht fähig sein, die Kräfte der Natur zu entfalten. Das einzige Ziel der Wissenschaft besteht darin, die Mühseligkeit der menschlichen Existenz zu erleichtern. Der Verfasser wurde von Frau Bundesminister Dr. LEODOLTER zu einem fachlichen Gespräch eingeladen, doch als er sie über die kombinierte Klimatotherapie informieren wollte, hatte sie keine Zeit mehr. Die Urteile fällen die, die nicht einmal wissen, um was es sich handelt. Letztlich scheitert dann alles am Urteil der Experten.

Auf der einen Seite wird der chemische Experimentismus ins Maßlose gesteigert, auf der anderen Seite macht sich jeder seine eigene Naturheiltherapie oder sein eigenes Klima. Der Zustand kann nur als chaotisch bezeichnet werden. Auf der einen Seite ein Überfluß und auf der anderen fehlt alles, um die Klimatotherapie methodisch durchzuführen. Weil es an allem fehlt, wird auch der Forscher lächerlich gemacht.

Der chemische Experimentismus spielt eine gigantische Summe ein, aus der die Forscherteams, die Entwicklungskosten und eine Information mit Broschüren auf Kunstdruck, Druckwerken und zahllosen klinischen Arbeiten bezahlt werden, es ist ein weltweites Imperium, in dessen Dienst die medizinischen Zeitschriften stehen. Diese Größe muß imponieren.

Dies Buch ist ein Einmannwerk, das von niemandem gefördert wurde. Dem Autor lag es daran, den Menschen zu sagen, daß es einen Weg aus der chronischen Erkrankung gibt, einen Weg, der schon früh begangen werden muß und bei späterem Beginn sehr lange dauert.

Die methodische Nutzung biotroper Faktoren, die bei der Formierung der Lebensprozesse so maßgebend beteiligt waren und auch heute noch regulativ in die Prozesse der Lebenstätigkeit eingreifen, wird bewußt dem chemischen Experimentismus, bei dem dem Organismus ein fertiger, meist organfremder Stoff mit viel unüberlegtem Risiko einverleibt wird, entgegengesetzt. Die klinische Behandlung steht unter Zeitdruck; der häuslichen Behandlung steht die Zeit zur Verfügung, in den Kurorten bestehen die natürlichen Voraussetzungen, um Kranken zu dienen. Doch noch vergeht die Zeit ungenützt, noch warten die Kranken in Räumen, die eine Heilung verhindern, sie warten auf schönes Wetter, in den jetzt oft so verregneten Sommermonaten in den Alpen. Die Wintermonate sind für die Kranken wegen der ungünstigen Heizungen noch schlechter. Weil das warme Wasser in den Rohren fließt, deshalb sei die Luft so trocken..., diese Antwort gab ein Experte bei einer Sendung im Fernsehen. Das Tief ist erreicht, jetzt kann es nur mehr besser werden.

Eine tiefgreifende Reform im Gesundheitswesen mit gravierenden Verbesserungen in der Umwelt, in der Hygiene und in den natürlichen therapeutischen Einrichtungen muß die 1. Dringlichkeitsstufe bekommen. Eine Verbesserung der Lebensqualität kann nur mehr in gesundheitlichen Werten bestehen und nicht in noch mehr gewöhnlichem Konsum. Das nur mehr begrenzte Wirtschaftswachstum erfordert nunmehr einen Stufenplan. Dazu ist aber eine interdisziplinäre Kooperation einschließlich jener erforderlich, die Modelle bereits erarbeitet und zukunftsorientierte Lösungen gefunden haben. In einer Informationsflut, die doch wegen der bereits getätigten Investitionen meist nur ein Establishment betoniert, gehen Veröffentlichungen unter. Einerseits beklagt man gerade im medizinischen Bereich die Kostenexplosion, anderseits bleibt alles liegen, was sich nicht in Denkschablonen einordnen läßt. Ein höflicher Brief mit dem Dank für die interessante Mitteilung ist alles, was von höchsten Stellen zu bekommen ist. Der chronisch Kranke ist der Motor der ganzen Kostenexplosion, er sprengt alle Grenzen, füllt die Wartezimmer der Ärzte, beschäftigt jedes neue Ambulatorium, belegt jedes neue Spitalsbett und hat einen unbegrenzten Bedarf an Medikamenten. Die vermeidbare chronische Erkrankung muß vermieden werden, nur unter diesem Motto muß eine Reform im Gesundheitswesen stehen. Man kommt aber um keinen Schritt weiter, wenn man Ratschläge gibt, die schon tausendmal gegeben wurden, wenn man mit Hausmittelchen, so gut sie auch sein mögen, hausiert. Es bedarf einer großen Anstrengung, auch höchster Stellen, um Reformen durchzuführen. Selbst Firmen, die einschlägig beschäftigt sind, beharren lieber.

Der chronisch Kranke klammert sich trotz jeder neuen Enttäuschung an jedes neue Mittel, das er auf ein Rezept erhält, und das wird ausgenützt.

Der Schwerpunkt der Behandlung chronischer Erkrankungen muß vom Spital in die Wohnung verlegt werden, dazu ist aber auch eine Einrichtung erforderlich. Diese strahlungsklimatisierten Einrichtungen, also ein kleines Tepidarium in der Wohnung, müssen in das Programm des Bundesministeriums für Gesundheitswesen aufgenommen, gefördert und popularisiert werden. 5–6 % aller Krankenhauspatienten werden im Spital mit krankmachenden Keimen infiziert, der Schaden dadurch dürfte in Österreich über 2 Milliarden Schilling pro Jahr ausmachen, dies errechnete Univ.Prof. FLAMM, Vorstand des Hygieneinstitutes der Universität Wien, in einer Studie.

Die Technologie ermöglicht durch elektrisch leitbar gemachte Anstriche und Kunststoffe, durch elektrisch heizbare Isolierplatten und durch verlegbare und beständige Kunststoffrohre große Flächen homogen zu beheizen. Tepidarien und strahlungsklimatisierte Räume können jederzeit installiert werden. Fenster-Kollektoren ermöglichen die Nutzung der Sonnenenergie und verhindern die strahlende Entwärmung. Die Techniker warten doch nur auf einen Auftrag von oben, damit mehr zu machen als nur Fußboden- und Deckenheizungen. Aber die Lehrmeinung versperrt jeden Weg in die Zukunft. Längst ist es erwiesen, daß jede passive thermische Belastung, und so auch die Sauna nur ungünstige Auswirkungen auf den Kreislauf hat. Der Wasserverlust durch das Schwitzen schränkt die Harnmenge erheblich ein, stellt an die Nierenfunktion hohe Anforderungen und disponiert zur Konkrementbildung. Die Stoffwechselsteigerung ist minimal und doch wird die Sauna als gutes Gegenmittel gegen Bewegungsarmut von der Frau Bundesminister Prim. Dr. I. LEODOLTER empfohlen, und sie will durch Aufklärung und Information zur Popularisierung der Sauna beitragen (Enquete am 29. 8. 1975). Das Interesse war so groß, daß die Ärztekammer für Wien, der Senat für ärztliche Fortbildung und das österr. Institut für Sportmedizin sofort ihre Bereitschaft bekundet haben, diese Enquete gemeinsam mit uns zu veranstalten, so die Frau Bundesminister in der Begrüßungsansprache. Und dann wurde geredet. Dabei war es den Teilnehmern nicht einmal klar, daß die finnische Sauna durch die große Wärmespeicherung andere Möglichkeiten hat als die bei uns fabrizierte Sauna. Im Prinzip hat sich an dieser Methode nichts geändert (LEODOLTER). So oberflächlich also werden Fragenkomplexe behandelt, die die österr. Gesundheitsverwaltung beschäftigen. Zum Thema Strahlungsklimatisierung war jedoch noch keine Zeit vorhanden. Von der Art der Entwärmung im Wohnbereich hängt es aber in einem hohen Maße ab, ob der Mensch sein Leben bis zu seinem genetischen und physiologischen Ende leben kann oder ob er dies vorzeitig und chronisch krank beenden muß. Homogene Wärmestrahlungsfelder haben die Prozesse der Lebenstätigkeit formiert; heute sind diese von ihnen abhängig. Wir müssen zu einem neuen Stil des Wohnens kommen, dies ist jedoch nur möglich, wenn die Institutionen, die berufen sind, die Richtlinien herauszugeben, sich überhaupt erst mit diesen Fragen ernstlich beschäftigen. Der passive Widerstand dieser Institutionen ist anscheinend unüberwindbar.

Zweifelsohne gibt es eine Grenze der Finanzierbarkeit, vielleicht ist diese schon erreicht. Wir dürfen nicht einzelne heraussuchen, um an denen die Möglichkeiten apparativer, medikamentöser und operativer Lebensverlängerung zu prüfen, hier alles und wieder alles zu versuchen, und anderen nur die notwendige Hilfe geben. Die medizinischen Möglichkeiten sind heute bereits nahezu unbegrenzt expandierbar, wenn es nur um die Frage der Erhaltung eines Scheinlebens geht und die finanziellen Mittel bereitgestellt werden. Es soll keiner an Tetanus, an einem Defekt im Abwehrsystem, an einer Reizleitungsstörung, an einem Septumdefekt, an einem noch nicht metastasierenden Knochentumor oder an einer Atemlähmung deshalb sterben müssen, weil eine derartige Behandlung eine Million Schilling kostet. Die Humanisierung der Medizin erfordert die Bereitstellung der Mittel vom Staat, sie erfordert aber auch eine Medizinalökonomie. Darüber muß emotionslos und sachlich diskutiert werden. Der wichtigste und konkrete Schritt in der Frage um das Mögliche, Notwendige und Zielführende ist die Therapia domestica mit Hilfe naturnaher Heilmethoden. Der Versicherungsträger und der subventionierende Staat müssen dadurch so entlastet werden, daß von ihnen dort Leistungen und viel höhere Leistungen erbracht werden, wo die Grenzen häuslicher Behandlungen erreicht sind. Mit Hilfe naturnaher Heilmethoden durch längere und auch lange Zeit kann oft viel mehr erreicht werden als durch einen limitierten und doch so teueren Spitalsaufenthalt. Aber man muß den Menschen auch das Rüstzeug für eine Heimbehandlung geben. Es ist für alle viel zu einfach geworden; in der Verordnung – 3mal täglich eine – glaubt man für eine häusliche Behandlung alles getan zu haben und es verkümmert jede Initiative. Hier muß man eine unheilvolle Entwicklung sehen; die symptomatische Behandlung überzeugt und betrügt zugleich. Auf diesem Weg ist keine Verbesserung des Gesundheitszustandes der Bevölkerung zu erreichen. Die Politiker also werden nun zu entscheiden haben, welche Mittel und wo sie dann eingesetzt werden, dazu ist auch ein Prioritätenkatalog notwendig. Sie werden sich dieser Aufgabe nun nicht mehr entziehen können. Neben dem Spital und dem niedergelassenen Arzt, neben den Ambulatorien und Bädern, neben der Operation und dem Medikament muß die häusliche Behandlung mit naturnahen Heilmethoden treten, hier muß gefördert werden, Minderbemittelten muß dazu geholfen werden, Aufklärung und Motivation sind nötig.

Man darf sich nicht der Hoffnung hingeben, daß Atherosklerose, Krebs, Rheuma, Bronchitis und Gelenkserkrankungen bereits den epidemiologischen Gipfel erreicht haben.

Die Statistik kann doch nur das erfassen, was diagnostiziert ist, und es sterben viele, die einen Krebs haben, der nicht diagnostiziert wurde, es sterben auch viele mit mehreren Erkrankungen, von denen aber nur eine statistisch erfaßt wird. Die Multimorbidität kommt in der angenommenen Todesursache überhaupt nicht zum Ausdruck.

Es gibt heute viele Erkrankungen, deren Behandlung den 10- oder 100fachen Aufwand von früher erfordert, wodurch der Verlauf vielleicht protrahiert wird. Es ist sehr schwer feststellbar oder überhaupt nicht, wie der Verlauf gewesen wäre, wenn nicht alles Mögliche gemacht worden wäre. PFAUNDLER führt in seinem Buch „Krankheiten des Kindesalters“ aus, daß bei chronischer Leukämie anscheinend symptomfreie Intervalle auftreten. STACHER spricht heute von möglichen Heilungen auf seiner Abteilung, die mit einem Aufwand von 70 Millionen Schilling errichtet wurde. Die Kranken leiden sehr, doch wer kann beweisen, ob diese modernsten Behandlungen oder die einfachsten mit Hilfe der Natur effektiver sind*)?

Die Kosten werden also weiter steigen, doch die Effektivität wird weit hinter den Erwartungen zurückbleiben, wenn nur chemisch experimentiert wird.

Da doch fast jeder heute in die Tragödie einbezogen wird und die tragische Rolle spielt, ist es eine enorme politische Verantwortung, es so zu belassen wie es ist. Das stolze Gehabe „Ich bin die Medizin“ ist ein Wahn.

Die finanziellen Mittel sind vorhanden, um ein modernes und natürlicheres, ein effektiveres Gesundheitswesen aufzubauen, denn das meiste

---

*) Vom II. Internationalen Symposium über die Behandlung akuter Leukämien 1977 in Rom berichtet MITTERMEYER in den Mitteilungen der Ärztekammer für Wien, Juli/Aug. 1978, daß die Ergebnisse der zytostatischen und auch der Immunotherapie zu einer allgemeinen Enttäuschung geführt haben.

Geld geht am Wege verloren, das muß nicht sein. Jetzt, da durch die Konsumgesellschaft die Natur bedroht und zerstört wird, und der Mensch selbst immermehr zu Schaden kommt, muß dem Gesundheitswesen die Priorität eingeräumt werden. BEACONSFIELD soll doch gehört werden:

Die Verbesserung des Gesundheitszustandes des Volkes ist diejenige Aufgabe, welche allen anderen Aufgaben voranzugehen hat, und in erster Linie die Aufmerksamkeit des Staatsmannes und Politikers jeder Partei in Anspruch nehmen muß.

XII. Der Arzt in der Entscheidung

... daß er die Kenntnis durch alle Fortschritte, welche die Kunst im Laufe der Zeit macht, erweitern wird.
... dies gelobt der Arzt

Längst ist man in der Medizin der Überzeugung, daß sich der Arzt die Entscheidungsfreiheit zurückholen muß. Heute steht er unter Zugzwang, die Umwelt des Arztes ist von Leiden und Krankheit erfüllt, die Maßstäbe sind viel strenger geworden. Der organische Befund bestimmt das Handeln. Die medizinische Kapazität ist beschränkt, ein gerechter Ausgleich zwischen dem was notwendig wäre und dem was möglich ist, ist gar nicht mehr möglich, das Notwendige übersteigt immer das Mögliche. Unausgeschöpft und rational auch unausschöpfbar ist nur das Potential der Natur:

„Ein gewaltig Lebendiges ist die Natur...
Und alles ist Frucht
Und alles ist Samen"
SCHILLER

Heute wird das Doppelgesicht des Fortschrittes immer geprägter, die Begehrlichkeit ist grenzenlos, dort, wo Not beseitigt wurde, entsteht neue Not. Einen weiteren Fortschritt kann es nur mit der Natur und niemals mehr gegen die Natur geben. Die frühe und vorverlegte Naturheiltherapie, die methodische Anwendung aller in der Natur liegenden Heilvorkommen und vor allem die Vervollkommnung dieser Methoden sind die Alternativen zu noch mehr Spitalbetten, noch mehr Chemie, noch mehr Belastungen. In den letzten 25 Jahren hat die Krebsmorbidität jährlich um etwa 2% zugenommen, dies entspricht der Zunahme der chemischen Belastung des Menschen. Doch das Ausmaß der Schädigung wird erst in 20 und mehr Jahren erkennbar, denn die Latenzzeit ist sehr lange. Die Chronizität der Erkrankungen ist auch eine Folge des chemisch geschwächten Abwehrsystems. Naturnahe Heilmethoden schützen die Integrität und Immunität der Zelle. Es genügt jedoch nicht, vieles mit vielem zu behandeln, auch in der Naturheilkunde gilt die Forderung, daß Wirkungen reproduzierbar sind und Indikationen vorliegen. Es muß Aufgabe der Gesundheitspolitik sein, Ärzte und Patienten für die methodische Anwendung naturnaher Heilmethoden zu motivieren und den Rückstand aufzuholen, der nicht zuletzt durch Abwertung und Verdrängung entstanden ist. In Institutionen ist oft die Eigenschaft vertreten, das zu hemmen, was sie fördern sollten. Der institutionalisierte Widerstand war immer noch der schwerste Gegner des Fortschrittes.

Es besteht eine Kluft zwischen dem vorhandenen und dem lehrmäßig übermittelten Wissen. Daraus ergeben sich Fragen, die nicht nur die Gesundheit, sondern auch das Recht betreffen. In der Medizin arbeitet man heute mit hochwirksamen und zugleich toxisch wirkenden Mitteln. Es ist erwiesen, daß auch Herzglykoside die Niere schädigen.

Univ.-Prof. Dr. W. WEISSEL, Vorstand der 3. Med. Abt. des Wilhelminenspitals der Stadt Wien, führt in der „Österr. Ärztezeitung", 33. Jg., Heft 6/1978, aus:

„Die neuentdeckten Zusammenhänge zwischen der Therapie mit Herzglykosiden und Nierenleiden befassen keineswegs nur die Nephrologen, sondern müssen allen Ärzten, insbesonders den geriatrisch tätigen vertraut gemacht werden. Wir erleben nur allzu häufig den Kranken mit schwerer feuchter oder trockener Herzinsuffizienz trotz üblichen Digitalis-Dosen und intermittierender diuretischer Therapie. Die alten Leute sterben plötzlich während vorsichtiger Fortsetzung der Medikation. Wenn man dann die Befunde überblickt, so findet man einen beträchtlich erhöhten Digoxinspiegel (Radioimmun-Assay). Der Pathologe zeigt uns grob makroskopisch veränderte Nieren. Wahrscheinlich hat es sich um eine Digitalisintoxikation gehandelt." Soweit also der Bericht von WEISSEL.

Wir werden uns sicher auch mit dem Einfluß der Psychopharmaka auf die Nierenfunktion befassen müssen.

Überdies ist ja auch schon bekannt, daß die Möglichkeiten der Rekompensation von kardialer Seite her beschränkt sind. Einerseits werden die gewagtesten und auch teuersten Operationen durchgeführt, um das Leben um einige Monate zu verlängern, anderseits aber werden nicht einmal die einfachsten Mittel angewendet, um mit den sparsamsten Dosen hochwirksamer Medikamente zum Ziel zu gelangen.

Diese absurde Situation ist dadurch entstanden, daß die Schulmedizin nicht der letzte Stand und rückständig ist.

Es ist auch von rechtlicher Seite her sehr bedenklich, Behandlungen zu unterlassen, die eine viel größere Aussicht auf Erfolg haben. Schließlich geht es bei der Behandlung von Insuffizienzen des Herzens und der Niere auch um vitale Interessen.

Jedenfalls ist es ein schwerer Fehler, wenn kardial Dekompensierte vor der Digitalisierung nicht durch das Strahlungsgleichgewicht entspannt werden.

Ein Klimawechsel für 3 Wochen, ein Kuraufenthalt mit verrauchten

Gemeinschaftsräumen, eine Badekur mit allen Unvollkommenheiten, ein Urlaub am Meer ohne Schatten, nicht isolierte Moorpackungen, eine Tasse Kräutertee, nebelförmige Inhalationen, Sauna, ungeübte Wickel, das sind noch keine Heilmethoden. Gerade durch diesen Dilettantismus wurde der Bioklimatologie unerhört geschadet, da damit keine Resultate bei chronischen Erkrankungen zu erreichen sind. Das ist eben der Vorteil der medikamentösen Therapie mit – 3mal 1 täglich – hier braucht man sich nur einen Namen zu merken, alles ist bereits durchexerziert.

Eine Heilmethode muß entwickelt, offengelegt, erklärt, bewiesen, reproduzierbar und indiziert sein. Diese Katharsis ist notwendig, denn wir kommen keinen Schritt weiter, wenn alles unter Klimaheilkunde und Naturheiltherapie verkauft wird. Kompromisse können da nicht eingegangen werden. Ein klimatologischer Heilplan ist aufzustellen, ist zu verordnen und ist durchzuführen. BÖHLER hat dies in der Technik der Knochenbruchbehandlung gezeigt, daß nur in aller Strenge und Konsequenz Fehler auszuschließen sind. Der Verfasser war im Unfallkrankenhaus in Graz bei Prof. PFAB. PFAB übernahm die Leitung im Reserve-Lazarett und übergab an EHALT, er ist Schüler von BÖHLER. Zum Erstaunen aller ließ EHALT sämtliche Gipse entfernen und ungepolsterte anlegen. Die Böhler-Methode wurde dogmatisch exerziert. Auch in der Medizin läßt sich anscheinend ein Dogma wieder nur durch ein Dogma ersetzen und nicht durch Liberalismus. Chronische Erkrankungen sind tief verwurzelt und es müssen allgemein gültige Richtlinien aufgestellt werden, was als Heilmethode gelten kann und was nicht. Es sind föhnartige Inhalationen abzuurteilen. Es genügt auch nicht, Moor als natürliches Heilvorkommen anzuerkennen, und es genügt auch nicht, wenn große Thermen kommissioniert werden und das Tepidarium fehlt. Im Leben und in der Krankheit entscheiden die Fehler; die chronische Erkrankung ist fast immer das Resultat von Fehlern, die Hilflosigkeit in der Therapie aber ist bereits Fahrlässigkeit, wenn wirksame Heilmethoden dem Patienten nicht nahegelegt werden. Es ist, und das muß hier mit aller Deutlichkeit gesagt werden, eine Fahrlässigkeit, wenn das Herz durch Digitalis gezwungen wird, einen erhöhten Widerstand zu überwinden, da es möglich ist, den Widerstand im Strahlungsgleichgewicht deutlich zu senken. Das Herz erschöpft sich ohne Senkung des peripheren Widerstandes viel früher.

Es ist nicht der Auftrag des Forschers und Wissenschaftlers, Forschungsergebnisse dann zur praktischen Durchführung zu bringen, er kann nur aufzeigen, auf welchem Weg anstehende Probleme zu lösen sind. Die Schere zwischen der Zahl chronisch Kranker und den Ausgaben für Kranke wird immer größer, aber die große Flut ist noch gar nicht erreicht, die Zahl der chronisch Kranken und die Ausgaben für Kranke werden weiter steigen. Kann man nun in dieser Situation auf moderne naturnahe Heilmethoden, die naturwissenschaftlich begründet sind, einfach verzichten, kann man diesbezügliche Forschungsergebnisse einfach vom Tisch wischen, darf man diesen gegenüber einfach und ohne zu prüfen den Wert heruntersetzen, soll man vor der Notwendigkeit technischer Entwicklung zurückscheuen? Und dies alles um den Preis der Selbstaufgabe? Hier muß nun der Arzt entscheiden, und zwar der Arzt mit politischem Auftrag. Er muß nun entscheiden, ob das Programm der Strahlungsklimatisierung aufgenommen, gefördert und popularisiert werden soll. Heinz BOTTENBERG, Arzt in Frankfurt am Main, schreibt über die Bewertung einer Naturheilmethode folgendes: Nicht derjenige, der gelegentlich einmal einen Wickel, einen Rohkosttag, einen Kneippschen Guß oder ähnliches aus dem Rüstzeug der Naturheilmethode verordnet, kann Anspruch auf ein kompetentes Urteil über seinen Wert oder Unwert erheben – dies wäre ein verhängnisvoller Irrtum – sondern nur derjenige ist hierzu imstande, der diese Dinge theoretisch und praktisch erlernt, auch einen gewissen Teil davon möglichst am eigenen Leib erfahren hat und sich im übrigen bemüht, die naturheilerischen Arbeitsmethoden in aller notwendigen Konsequenz zu verwirklichen; es erscheint notwendig, dies zu betonen. Es besteht doch heute mehr denn je die Gefahr, daß aus Unkenntnis der Sache oder etwa aus Abneigung gegen die aufzubringende Arbeitsleistung einzelne naturheilerischen Verfahrensweisen isoliert und für das Ganze ersetzt werden.

Methodische naturnahe Heilverfahren sind nicht nur naturwissenschaftlich begründet, jedenfalls mehr begründet als so manches schulische Verfahren, sie sind auch ethisch verpflichtend. Jeder, der nach Gesundheit strebt und den Glauben an die Allmacht der Chemie verloren hat, soll in der Regel den Tag schon mit einem Heiltee beginnen. Erfahrungsgemäß trinken alte Menschen ohnedies zu wenig und trocknen aus. Das Durchspülen des Körpers mit einem halben Liter Frühstückskräutertee, der in jedem Reformhaus zu haben ist, und zwar eine halbe Stunde vor dem üblichen Frühstück, ist sehr gut. Von Heilkräutern wird viel zu wenig Gebrauch gemacht, allerdings sollten sie auch vollkommen rein wachsen (MESSÉGUÉ).

Die Heilpflanze sei hier nur am Rande vermerkt, ihre Zuständigkeit liegt bei anderen Autoren, doch es wäre ein Fehler, sie hier nicht zu erwähnen, und dies auch aus einem anderen Grunde. Spricht man von einem möglichst reinen Kräutertee, dann ist man gleich der Außenseiter, der mit bemitleidender Geringschätzigkeit von den offiziellen Vertretern der Schule abgetan wird. Nennt man jedoch die Marke, unter der dieser Tee denaturiert in den Handel gebracht wird, dann gehört man zu ihnen. Und so wird es auch mit den strahlungsklimatisierten Einrichtungen sein. Solange man in umständlichen, hirnbelastenden Worten erklären muß, was das für ein Ding sei und was dies alles könne, hört jener wieder nicht zu, sobald aber ein potenter Erzeuger lautstark die Marke und den Namen auf diese Sache legt, wird Marke, Name und Indikation assoziiert. Die Naturheiltherapie ist aber auch ein so schwer erklärbarer Vorgang, so unerhört komplex, so schwer aufschließbar, daß eben auch nur der mitdenkt, der damit arbeitet. Wenn der Autor die hier beschriebenen Methoden verständlich machen konnte und einen Anstoß zum Nachdenken gab, und wenn darüber hinaus da und dort ein Anfang gemacht wird, wenn doch nicht dies alles nur Literatur bleibt, wenn also Menschen geholfen werden kann, dann hat es sich gelohnt. Für den Autor selbst geht es um nichts mehr als um das. Der Autor weiß, daß bei denen, die oben sind und alle Möglichkeiten in der Hand haben, kein Verständnis zu erreichen ist, zu oft sind Vorstellungen vergeblich geblieben. Seit dem Vortrag auf dem Kongreß für Geriatrie sind es mehr als 20 Jahre her und andere Vorträge waren vorher und nachher; die vorderen Sitzreihen waren immer leer. Heute und hier wendet sich der Autor, und dies mit Hilfe seines Verlegers, an eine viel größere interessierte Leserschaft, wahrscheinlich wird der eine und der andere aus dieser Anonymität hervortreten und sich entscheiden. Denn es ist, und das steht außer Zweifel, eine Entscheidung notwendig.

UCCUSIC brachte im ,,Kurier", Österreichs größte Tageszeitung, 21 Folgen über Naturheiler, denen jetzt auch das Buch folgte. Chefredakteur Karl LÖBL schrieb: Nicht ohne Süffisanz fragte mich dieser Tage ein Arzt, ob wir noch lange Zeit über Naturheilmethoden berichten werden – denn er wolle bald wieder den Kurier lesen können.

Dort also stehen wir heute; es wird noch ein langer Weg sein. Jeder Arzt sieht mit seinen Augen, er muß mit den Mitteln arbeiten, die er gelernt hat und ihm zur Verfügung stehen. Es ist ein Alltag der Nöte und Zwänge und auch nur mit Routine zu bewältigen. Alles geht dabei scheinbar so einfach. Die Versicherung zahlt es. Wer ins schulische Horn bläst, der kann sich habilitieren und kommt zu Titeln, Position, Ehre und Orden. Wer aber andere Wege zeigt, wer sich dieser Kaste nicht unterordnet, wer aus dieser Loge flüchtet, wer gar reformieren will, der wird in eine

Außenseiterrolle gedrängt, totgeschwiegen, abgetan. So fügt sich eins ins andere. Der kranke leidende Mensch ist doch nur ein Fall, über den dann in euphorischer Kongreßmanie berichtet wird. In der Unfallchirurgie zeigt sich, was doch noch möglich ist, wenn der Arzt wieder Ordnung in die Zerstörung bringt. Dieses Verständnis für Ordnung in den Regulationen muß aber auch bei der Behandlung chronischer und degenerativer Erkrankungen vorhanden sein, sonst geht es nicht.

Der Arzt verlängert heute das Sterben und er wagt das Kühnste, er wird immer mehr absolut und besessen, chemisch wissenschaftlich zu arbeiten. Doch am Ursprung dieser millionenhaften Tragödie, da fehlt er und da fehlen auch die wirksamen Methoden, weil es für eine Diagnose noch nicht reicht.

Ordinationen verwandeln sich in besuchte Klagestuben, Krankenhäuser in Siechenhäuser, Pflegeheime in Sterbeheime und auf den geriatrischen Abteilungen hängen die Menschen, die nicht mehr leben und noch nicht sterben können, an Infusionen.

Das persönliche Erlebnis wird oft zum entscheidenden Ereignis des Lebens. Der Autor hatte als Mittelschüler eine schwere exsudative Pleuritis, die durch eine 6wöchige Liegekur in einer strahlungsklimatisierten Liegehalle ausgeheilt wurde. Der Vater des Autors leitete nach dem Tode von Arnold RIKLI bis zum Verkauf durch die zerstrittenen Söhne dessen Naturheilanstalt und errichtete später auf einem Besitz im Semmeringgebiet eine Liegehalle aus Holz und Glas. Bei Strahlungswetter war diese Halle strahlungsklimatisiert. Mit 45 Jahren erkrankte der Autor an einer infektiösen Enzephalitis mit spastischer Lähmung. Anfänglich wurde die Erkrankung als solche gar nicht diagnostiziert. Nach einer überdies mißglückten Operation folgten Jahre der Hilflosigkeit mit schweren Depressionen. Die Sonne schien nicht hell, sondern dunkel und düster, eine Last lag auf dem Körper, die Nächte waren schlaflos und der Körper magerte ab, es schien keine Hilfe zu geben. Täglich eine kleine Handvoll Tabletten brachte nichts, es stellten sich sogenannte Nebenwirkungen ein, die in Wahrheit zusätzliche Schädigung bedeuteten. So wurden die Medikamente abgesetzt. Erst durch das Strahlungsgleichgewicht erfolgte von Jahr zu Jahr eine Besserung und schließlich wurde ein guter körperlicher und ausgeglichener psychischer Zustand erreicht, der jede zumutbare Tätigkeit ermöglicht. Arm, sehr arm ist der Arzt, der sich über natürliche und naturnahe Heilmethoden nicht informieren lassen will. Es gibt Rehabilitationszentren, dort geschieht schon einiges in dieser Richtung, doch es fehlt noch an Einrichtungen und an der Methodik. Vielen chronisch Kranken bleibt der Weg zur Rehabilitation versperrt, weil wir nicht auf dem richtigen Wege sind; es geht nur mit der Natur.

Wenn man sich das Programm des 32. Österr. Ärztekongresses 1978 (Van Swieten-Tagung) ansieht, so wird bei den Hauptthemen „Der Schmerz", „Die Hypertonie" und „Funktionelle Erkrankungen" für die medikamentöse Behandlung gesprochen. Unter Therapie versteht man jedoch „dem kranken Menschen dienen" und nicht der pharmazeutischen Industrie. Bei so viel Propaganda für die Medikation müssen die Zuhörer der suggestiven Wirkung unterliegen. Das Unglück für diese kranken Menschen besteht darin, daß sie dann abhängig gemacht werden. Die Zeit für eine biologische Medizin ist anscheinend noch nicht reif, die Enttäuschung noch nicht groß genug.

Es gibt einen Orchideenzüchter, der die Orchideen methodisch mit Trockenschock behandelt, sie blühen schöner und das ganze Jahr. Er meint, ein solches Verhalten sei in der Natur begründet. Der Mensch lebt heute unter Überfluß und Übermut, er findet kaum zu Lösungen, obwohl er weiß, was droht. Morgen jedoch wird alles anders sein, er wird Lösungen finden und solche auch annehmen.

In manchen Orten stirbt nicht jeder fünfte oder vierte Mensch an Krebs, sondern jeder dritte oder zweite. In kleinen Orten, wo jeder jeden kennt, braucht man keine Statistik, um dies zu erkennen, durch die Statistik wird die Wahrheit nur verschleiert. Für die Zunahme der bösartigen Erkrankungen kann auch nach PISCHINGER nur die Belastung des Abwehrsystems durch die Chemie in der Nahrung, in den Getränken und in der Luft verantwortlich sein.

Wäre es also nicht viel besser, biologischen Anbau, biologisch gezüchtete Heilkräuter, biologische Medizin und biologische Lebensbedingungen zu fördern als privat und öffentlich die Ursachen dieser Misere?

Man wird einmal zu Maßnahmen gezwungen sein, die weit über das hinausgehen, was heute für möglich gehalten wird.

Wenn es aber trotz der Passivität und der symptomatischen Euphorie Berufener weitergehen sollte und die natürlichen und naturnahen Heilmittel zur methodischen Anwendung kommen werden, um Kranken spürbar zu helfen und schwere Erkrankungen zu verhindern, dann hat sich dieser Kampf – und es war und ist ein Kampf – gelohnt, dann war es wert, gelebt und geopfert zu haben. Auch meiner lieben Frau danke ich, denn sie war die beste Mitarbeiterin.

Wenn einer ein guter Arzt und damit auch ein Künstler sein will, der muß schon etwas zu dem zulegen, was er an der Hochschule gelernt hat. In den Lehrjahren bleibt die Welt immer noch klein, sie weitet sich erst in der Konfrontation mit dem Leben und dessen Nöten. Die Überzeugung, daß wir trotz aller Leistungen nicht auf dem richtigen Wege sind, kommt aus der Erfahrung und nicht aus der Lehre. Denn gelehrt wird immer nur, was als Ordnung gilt. Nicht die Naturheilkundigen sind am Irrwege, sondern die Ärzte, die Mittel anwenden, von denen sie nicht viel mehr als Name und Indikation wissen. Publiziert wird der Erfolg, daran sind alle interessiert, und das, was nicht gut ausgeht, wird verschwiegen. Wir könnten doch viel mehr lernen, wenn anstatt der langweiligen Aufstellungen an angeblichen Heilungen und doch nur vorübergehenden Besserungen die Analyse des Weges, der bei so vielen frühzeitig zur Invalidität oder zum Tod geführt hat, publiziert würde werden.

Die Tochter des Verfassers erkrankte mit etwa 30 Jahren und klagte über Sensationen im Gesicht. Die erste Diagnose war Neurose, die zweite allergische Sinusitis, die dritte dentogene Streuungen wegen zahlreicher und fehlerhafter Wurzelfüllungen. Von neurologischer Seite erhielt sie Psychopharmaka, auf der HNO in Lainz Cortison, eine massive eitrige Sinusitis wurde als Schnupfen abgetan, deshalb auch sofort und trotz Einspruches entlassen, schließlich aber mußten nach und nach alle Zähne gezogen werden. Hohe Dosen Antibiotika wurden gegeben, wegen chronischer Osteomyelitis im Ober- und Unterkiefer wurde sie 18mal operiert, zuletzt von Prof. Dr. KÖLE ausgeräumt, und auch dann bestand noch ein subseptischer Zustand mit Kachexie. Jetzt suchte sie um Invalidisierung an und wurde aufgrund des ärztlichen Gutachtens, daß sie für mittelschwere Arbeiten geeignet sei, von der Pensionsversicherungsanstalt der Angestellten abgewiesen; erst beim Schiedsgericht wurde ihr die Rente zugesprochen. Die Prognose war sehr ernst und erst jetzt, also nach Jahren der Krankheit, die auch zum Verlust großer Teile der Kieferknochen führte, wurde durch immunologische Untersuchung ein Mangel an Opsoninen und das Fehlen der Antikörper gegen Staphylokokken festgestellt. Eine immunologische Hochdosisbehandlung durch ein halbes Jahr hat den subseptischen Zustand beseitigt, die Behandlung wird aber wahrscheinlich durch 2 Jahre fortgesetzt. Durch die kombinierte Klimatotherapie ist eine Rehabilitation wahrscheinlich.

Zum Glück heilen viele akute Erkrankungen durch die natürliche Heilpotenz, denn in der Natur liegt das Bestreben, Arten und deren Gesundheit zu erhalten und sich Veränderungen anzupassen. Ruhe, Bettwärme, Diät und schon morgens ein das Grundmilieu regulierender Tee sind die einfachen Hilfen für den Organismus. Wenn nun auch noch eine Medikation durchgeführt wird, dann wird ein Erfolg der Behandlung nur der Medikation zugeschrieben. Dies, die symptomatischen Wirkungen, die Hilfe in der Katastrophe und die Substitutionen überzeugen, doch das Heer der chronisch Kranken ist der Beweis für die Begrenztheit der Medikation. Dr. Gottfried KELLNER, Professor für Histologie und Embryologie in Wien, sagt: So wird der Patient von vornhinein mit massiver Schocktherapie, Immunsuppresiva, Cortison und Penizillin ins chronische Stadium gedrängt; das ist der größte Unfug in der derzeitigen Medizin, denn so schafft man schon 18jährige Krüppel; die Krankenkasse zahlt dann alles, nur das, was früher geholfen hätte, das eben zahlt sie nicht.

Auch zum Tierversuch nimmt er Stellung: Die Prüfung eines neuen Medikamentes am gesunden Tier ist ein solcher „Irrsinn", denn ein gesundes Tier reagiert ganz anders als ein kranker Mensch und die verabreichten Mengen sind grundverschieden; der Blödsinn wird gemacht, weil er gesetzlich verlangt wird.

Es gibt aber auch ethnische Unverträglichkeiten und Nebenwirkungen, die spät und verdeckt sind.

Und nun zur Statistik: Es ist kompletter Irrsinn, wenn Mediziner glauben, sie könnten alles statistisch erfassen; als Arzt hat man Individuen und nicht statistisches Material zu behandeln. Der chemische Experimentismus gründet sich aber auf Statistik, auf bestellte Arbeiten, auf subjektive Einschätzungen, auf kurze Beobachtungszeiten und auf materielle Interessen. Der Streit um Wirkungen, Nebenwirkungen und Karzinogenität wird fortdauern, da diese Fragen in der Zeit einer Generation gar nicht beantwortbar sind. Es ist ein Teufelskreis, aus dem man nur herausfindet, wenn andere Lösungen angenommen werden. Der analytischen Brillanz chemisch-wissenschaftlicher, hochdotierter Arbeiten (nach KELLNER kiloweise) und dem Schwall der Worte stehen hier nun einfache und naturwissenschaftlich begründete Aussagen gegenüber, die zu einer biologischen Medizin führen.

Des Menschen Handeln zieht gefährlich seine
Bahnen, führt in schwerste Schuld, am Anfang
nur getrieben, unwillig, doch dann
verharrend willig, nimmt er jede Tat
auf sich, in Not beginnend, Pflicht erfüllend,
ist's zur selben Stunde Frevel und Verdienst.

Furchtbar und schrecklich ist der Arzt, der gegen die Natur handelt. Die Lehrmeinung, und wer macht hier Meinung, kann doch gar nicht verantworten, was in ihrem Namen geschieht oder nicht geschieht. Der Arzt steht immer wieder vor der Entscheidung. Auf dem Wege in die chronische Erkrankung liegen viele Entscheidungen. Aus der chronischen Erkrankung herauszufinden, ist schwer und sehr schwer, es ist auch oft ein einsamer Weg. Der Arzt jedoch muß wissen, welche Wege es gibt. Der Ratgeber ist verantwortlich für den Rat, den er gibt. Darum laß es dich nicht gereuen, auch beim gemeinen Manne nachzufragen, ob ein Ding zum Heilmittel geeignet sei (HIPPOKRATES).

„O heilige Natur, erhalte uns doch auf dem wahren, von dir vorgezeichneten Weg und bewahre uns vor den Irrwegen und Irrlehren der Schule." Christoph Wilhelm HUFELAND, Universitätsprofessor und Doktor der gesamten Heilkunde, hat hier das letzte Wort.

Eine Medikation mit möglichen schädigenden Nebenwirkungen ist also nur dann indiziert und rechtlich begründet, wenn dem Menschen durch natürliche, naturnahe und biologische Heilmittel und Methoden nicht geholfen werden kann. Diese Auffassung müßte sich eigentlich allgemein durchsetzen.

XIII. Technischer Anhang

Bundesministerium
für Wissenschaft und Forschung
Sektion Forschung

Zl. 251.431 – II/2/74

Herrn
Dr. Wilhelm Ledwina
Dommayergasse 10
1130 Wien

Das Bundesministerium für Wissenschaft und Forschung bedauert, daß es selbst nicht in der Lage ist, Ihre interessanten Arbeiten unterstützen zu können.

1. Das Fenster

In der kalten Jahreszeit ist das Fenster durch einseitig strahlende Entwärmung des Körpers, durch den Einfall der Kaltluft durch die Fugen und manchmal auch durch die hygrische Kälte infolge höherer relativer Feuchtigkeit in Fensternähe ein Problem; dieses Bauelement wird dann zu dem häufigsten Risikofaktor rheumatischer Erkrankungen.

Die Forderung von Prof. Dr. E. BREZINA, daß die Wohnung gegen die störenden, der Arbeit abträglichen und gefährlichen meteorologischen Elemente schützen soll – aber nach Möglichkeit so, daß dieser Schutz nicht durch andere Gesundheitsschädlichkeiten erkauft wird und vor allem, daß sich der Mensch nicht allzusehr von den natürlichen Lebensbedingungen entfernt – kann selbst durch wärmespeichernde Bauweisen und wohlüberlegte Maßnahmen zur wirksamen Fensterlüftung, wie Fixierbarkeit des Fensterflügels in jeder Öffnungsstellung, nicht erfüllt werden. Bei Temperaturen unter dem Gefrierpunkt ist auch in gut beheizten Räumen das Verbundfenster ein kalter Körper, der ganz allgemein die Gesundheit bedroht und Rheumatiker weiter schädigt.

Die Empfindung der Behaglichkeit bzw. Unbehaglichkeit reicht nicht aus, um den Menschen, wie es GRANDJEAN meint, zu veranlassen, die notwendigen Maßnahmen zum Schutze des Wärmehaushaltes zu ergreifen. Im Gegenteil, oft wird eine Abkühlung als behaglich empfunden, und doch ist sie schon allgemein oder in einem lokalen Bereich eine Unterkühlung, ganz besonders gilt dies für die rasche strahlende Entwärmung in einem Raum innerhalb einer Badeanlage, wenn dieser Raum große Fensterfronten hat und die Außentemperatur gegen den Gefrierpunkt absinkt.

Das übliche Zimmerklima ist auch kein adäquates Schonklima für rekonvaleszente Personen, wie es BREZINA annimmt, sondern ein Klima, das Gefahren hat und die Rekonvaleszens gefährdet. Da in Räumen entsprechende Tageslichtquotienten und in Wohnräumen überdies mögliche minimale Besonnungen erhalten werden sollen, haben große und hohe Fenster auch Vorteile, die man nicht aus der Hand geben soll.

Die Deutsche Gesellschaft für Wohnungsmedizin warnt vor den derzeitigen Bestrebungen, die auf eine Konditionierung der Luft in Wohnräumen („Wohnraumklimatisierung“) hinzielen, weil die Gefahr besteht, daß physikalische Einflußgrößen der Raumluft überbewertet und alle anderen die Gesundheit des Menschen beeinflussenden Faktoren des Raumklimas unterbewertet oder vernachlässigt werden.

Der für die Gesundheit des Menschen wichtigste Faktor des ordentlichen Raumklimas ist die homogene Abstrahlungstemperatur der Umschließungsflächen einschließlich der Fenster.

Damit wird aber auch hier ein wesentliches Rechtsproblem aufgeworfen. Jedermann hat grundsätzlich Anspruch auf Schutz seiner Gesundheit. Die Freiheit des Menschen, sich in seinem Wohnbereich vor schädigenden klimatischen Faktoren zu schützen, ist nur sehr begrenzt gegeben. Er kann eventuell die konventionellen Heizungen und damit die Lufttemperatur regulieren, er kann auch mit einer zu betätigenden Fensterlüftung die Luft erneuern, aber die Verantwortung für die Gesundheit haben doch die Bauphysiker und Klimaingenieure übernommen, allerdings ohne darüber aufgeklärt worden zu sein, auf was es ankommt.

Was hygienisch und gesund ist, wird von den verschiedenen Autoren so verschieden interpretiert, daß eben Ordnungen unbedingt nötig sind.

Durch die SIA Nr. 380 ist noch mehr Verwirrung entstanden, denn die schreibt vor, daß sich die Behaglichkeitstemperatur aus dem Mittelwert der Raumlufttemperatur und der Umschließungsflächentemperatur ergibt und der Unterschied zwischen der Raumlufttemperatur und der Mitteltemperaur der Umschließungsflächen 2–3 Grad nicht überschreiten soll. Die Behaglichkeit soll auch erreicht werden, wenn die 2 Temperaturen zusammen ein Total von ca. 37°C ergeben.

Es ergibt sich also das groteske Bild, daß ein Raum mit einer mittleren Umschließungsflächentemperatur von 17°C und einer Raumlufttemperatur von 20° C als behaglich angesehen wird. Solche Raumklimate sind jedoch wegen der strahlenden Entwärmung des Körpers ungünstig für die Gesundheit. Die Oberflächentemperaturen werden aber überdies different sein und ein Minimum an den Fenstern erreichen. Durch solche Empfehlungen wird aber gerade das erreicht, was verhindert werden sollte, nämlich ein hoher Krankenstand der Bevölkerung.

Eine repräsentative Reihenuntersuchung, die das Arbeitsministerium Baden-Württemberg an mehr als 31000 Personen durchführen ließ, brachte das erschreckende Ergebnis, daß nur mehr 17% der Erwachsenen zwischen 55 und 59 Jahren als „gesund" gelten können, bei den 15–19jährigen sind es 56%. Die Krankheitshäufigkeit steigt mit der Einwohnerzahl.

Demgegenüber wurde vom Gesundheitsstadtrat in Wien veröffentlicht, daß sich rund 2/3 der über 60jährigen gesund fühlen. Falls diese Zahlen stimmen, dann ist es nur ein weiterer Beweis, daß auf die Empfindungen

„gesund“ und „behaglich“ überhaupt nichts gegeben werden kann.

Thermische Behaglichkeit kann nicht mehr sein als eine grobe Orientierung, ein hygienisches Raumklima hingegen kann sich nur auf Meßwerte gründen.

Überwiegend strahlende Entwärmung erregt den Sympathikus, einseitig strahlende Entwärmung überfordert die Wärmeregulation, der Strahlungszug zwischen Heizung und kaltem Körper verunsichert die Steuerungsmechanismen.

In diesen raumklimatischen Belastungen müssen wir einen Grund für die Krankheitshäufigkeit sehen, wobei die Dauer des Aufenthaltes in solchen Räumen diese steigert.

Die sogenannte Vollklimatisierung von Wohnräumen mit Fenstern, die man nicht mehr öffnen kann, lehnen wir aus bereits angeführten Gründen ab, es ist doch nur eine Luftkonditionierung, die beschränkt anwendbar ist.

Die Niederstrahlungsklimatisierung von Wohnräumen wird erst realisierbar sein, wenn man sie in den Bau einplant.

Ein Kälteschutzrollo, das überdies auch als Hitzeschild gegen zu intensive Sonneneinstrahlung verwendet werden kann, ist anscheinend eine praktikable Lösung bei konventionellen Heizungen. Die Forderung nach einem hygienischen Wohnraumklima kann zwar durch konventionelle Heizungen niemals erfüllt werden, denn die Bedingungen für ein Strahlungsklima schließen solche Heizungen aus, doch wird durch ein Kälteschutzrollo verhindert, daß sich der Körper einseitig in Richtung der Fenster entwärmt. Im Gegenteil, durch diesen Reflektor wird die Wärmestrahlung des Körpers wieder zurückgeworfen und dadurch begünstigt dann das Fenster den Strahlungshaushalt des Körpers. Der gefährliche Fensterplatz wird dadurch wieder zu einem günstigen. Überdies wird jedoch auch noch verhindert, daß die in der Raumumschließung gespeicherte Wärme als Strahlungswärme durch die Fenster verloren geht; der Transmissionsverlust durch die Scheiben beträgt immerhin 20–35% vom Total. Verglaste Badeanlagen ohne solche transparente Reflexionsfolien sollte es eigentlich nicht mehr geben.

Das einfallende Licht wird so gleichmäßig verteilt, daß diese in der Raumfahrt entwickelte, zwischenseitig metallisierte Verbundfolie gerade bei Panoramascheiben auch als Sonnenschutz dienen. Das Gesichtsfeld soll nämlich blendfrei, die Kontraste nicht größer als 1:3 und der Tageslichtquotient (Innenbeleuchtung als Prozentsatz der Beleuchtungsstärke im Freien) entsprechend den Erfordernissen einstellbar sein; der Rollmechanismus ermöglicht auch dies.

Die Bestrebungen einer mit der Gestaltung des Raumklimas beschäftigten Industrie sollen also mit wenigen Ausnahmen nicht in Richtung der Konservierung, sondern der Natürlichkeit gehen, wobei man sich den Grundsatz zu eigen machen sollte, daß nur eine homogene Strahlungstemperatur von über 20° C ein hygienisches Wohnraumklima ermöglicht; die Lufttemperatur soll dabei niedriger als die homogene Abstrahlungstemperatur sein. Nicht beheizte Flächen können jedoch auch mit Reflexionsfolien belegt sein. Die Erhaltung der Strahlungsenergie in einer Art adiabatischen Kammer ist die wirtschaftlichste Art der Klimatisierung und Beheizung von Räumen im allgemeinen, besonders aber von Gemeinschaftsräumen, in denen die Menschen wesentlich zur Strahlungsklimatisierung beitragen. Die Funktion des Fensters zur Kommunikation mit der Natur soll nicht verkümmern, sondern muß ausgebaut werden.

Wenn morgen wegen Energieknappheit gespart werden soll, wird man auch die adiabatische Art der Klimatisierung durchführen. Prüfung auf Wärmedurchgang eines Fensterelementes mit einer Isolierverglasung ohne und mit „Agero-reflex-rol"-Rouleau durch die Eidg. Materialprüfungs- und Versuchsanstalt: Reduktion (Verbesserung) der mittleren Wärmedurchgangszahl 38,1%.

Die mittlere Wärmedurchgangszahl fällt von 2,99 auf 1,85 kcal/m²h C° und die Heizungsenergie von 177,4 auf 125,4 W.

2. Fensterkollektoren

Die heute gebräuchlichen Doppel- und Zweischeiben-Verbundfenster haben eine so große Wärmedurchlässigkeit, daß es sich bei großen Fenstern kaum noch lohnt, die Außenwände mit den modernen Hartschaumstoffen zu isolieren. In der Tat, wir werfen mit der Wärmeenergie das Geld buchstäblich zum Fenster hinaus.

Diese unsinnige Situation erkennend, hat LUEDER labormäßig Verbundfenster bauen lassen, zwischen deren innerer und äußerer Glasscheibe 8 glasklare Polyesterfolien von nur 6 Mikron Dicke in äquidistanten Abständen voneinander planparallel zu den Glasscheiben gespannt sind.

Wie aus Temperaturmessungen bei abgeblendetem Tageslicht hervorgeht, nehmen diese Mehrfolien-Verbundfenster einen erheblich größeren Teil der zwischen Innen- und Außenraum herrschenden Temperaturdifferenz auf als die Zweischeiben-Verbundfenster. Die Wärmedurchgangszahl ist hiernach von 2,7 auf 0,7 kcal/h m^2 grd zurückgegangen.

Noch wichtiger ist es, daß durch die 8-Folien-Verbundfenster die Einstrahlung des Sonnenlichtes nun viel stärker in den Wärmehaushalt eines Raumes eingeht.

Durch vollkommene Speicherung jener Wärme, die von der Energie des durch die Fenster einfallenden Sonnen- und Himmellichtes herrührt, werden während der ganzen Heizperiode 73% Heizenergie eingespart. Dies ist dem Umstand zu verdanken, daß die Heizung nun ganz wesentlich durch die Energie des in den Raum einfallenden Sonnen- und Himmelslichtes unterstützt wird.

In den Innenräumen der Südfassade sind sogar nur noch 1,7 ... 3,2% jener Kosten aufzuwenden, die man heute bei der ölgefeuerten Zentralheizung zahlen muß, wenn ein Raum mit einer Niedertemperaturstrahlungsheizung und einem die Fassade einnehmenden 8-Folien-Verbundfenster strahlungsklimatisiert ist.

Auf diese Weise also lassen sich ganz große Probleme im Gesundheitswesen und in der Energieversorgung lösen.

LUEDER, H.: Nichtgenutzte Möglichkeiten zur Energieeinsparung bei streßfreier Strahlungsklimatisierung. SIA-Tagung, Energiehaushalt im Hochbau, 1976.

6. Der strahlungsklimatisierte Raum
(nach Dr. W. LEDWINA)

Das Heizsystem ELCODUCT ermöglicht die Realisierung des bis vor kurzem für utopisch gehaltenen strahlungsklimatisierten Raumes mit einer Niedertemperaturstrahlungsheizung des Bodens, der Wände und einer Luftabfuhr zur Absenkung der Raumlufttemperatur gegenüber der homogenen Strahlungstemperatur.

Die Fenster dieses Raumes werden mit einer wärmereflektierenden, aber lichtdurchlässigen Folie entweder über eine Rolle oder durch Zug abgedeckt. Das Problem des strahlungsklimatisierten Raumes besteht nicht mehr in der Art des Heizsystems, sondern in der Adaptierung der Heizung in einem bereits eingerichteten Raum. Es wird sich als vorteilhaft erweisen, einen strahlungsklimatisierten Raum schon vor dem Bau einzuplanen und die Innenarchitektur so zu wählen, daß die Wärmeabstrahlung vom Boden und von den Wänden nicht behindert ist. Als Strahlungsbereiche sind die Niederstrahlungsklimatisierung (Abstrahlungstemperatur 23°C, Lufttemperatur 16°C, bekleidet und bei Tätigkeit) und die Vollstrahlungsklimatisierung (Abstrahlung 38° C, Luft 28° C, unbekleidet in Ruhe) vorgegeben.

Ein Thermofühler regelt die Abstrahlungstemperatur. Ein Thermostat betätigt einen Ventilator, der die zu warme Raumluft absaugt und in die anderen Wohnräume verteilt.

Fakultativ auch mit Reflektor an der Decke.

7. Bau eines Tepidariums in einer Ecke des Wohnraumes mit elektrisch heizbaren Isolierplatten (do it yourself)

Die von LUEDER aus Zug in der Schweiz konstruierten Isolierplatten bestehen aus einer Hartschaumplatte aus Polyurethan oder Polyisozyanurath, die auf einer Seite mit einem Heizmäanderband aus einem mit sehr dünner Aluminiumfolie kaschierten Kraftpapier versehen ist. An seinen beiden Enden ist das Mäanderband quer zur Bandrichtung so gefalzt, daß sein Aluminiumbelag außen ist, von einem der Länge nach mehrfach gefalzten Aluminiumblechstreifen eingefaßt und durch Bostitsch-Nadelklammern in guten Flächenkontakt mit dem Aluminiumblechstreifen gebracht. Die der Stromzuführung dienenden Aluminiumblechstreifen sind in der Hartschaumplatte eingelassen und angeklebt. Sie können nach Verbindung mit dem gleichartigen Blechstreifen der benachbarten elektrisch heizbaren Isolierplatte umgebogen und in die Schaumplatte versenkt werden.

Auf das Heizmäander ist eine Isolierfolie aus Hart-PVC aufgeklebt, die ihrerseits auf der Außenseite eine der Erdabschirmung dienende Aluminiumfolie trägt. Darüber befindet sich schließlich ein etwa 1 mm dicker Überzug aus hartem Edelputz.

Für das Tepidarium wird in einer Ecke der Wohnung ein freier Raum im Ausmaß von 1 × 2 m benötigt.

Mit den elektrisch heizbaren Isolierplatten, die in Breiten von 50 und 100 cm hergestellt werden, werden der Boden und die Wände in einer Höhe von 1,50 m belegt, sie lassen sich auch leicht mit einem geeigneten Kontaktkleber befestigen. Nach elektrischer Verbindung der Stromzuführungsfahnen mittels einer Bostitschzange werden die Fugen zwischen je 2 aneinandergrenzenden Platten mit einem etwa 10 cm breiten Hart-PVC-Streifen wasserdampfdicht überklebt. Dieser Streifen ist ebenso wie bei der Mäanderabdeckung auf der dem Raum zugewandten Seite mit einer dünnen Aluminiumfolie kaschiert und kann daher gleichzeitig zur elektrischen Verbindung der Erdschirme zweier aneinandergrenzenden Platten dienen. Der Berührungsschutz ist gegeben durch

a) die feste, in sich zusammenhängende Edelputzschicht,
b) die geerdete Aluminiumfolie auf der aufgeklebten Hart-PVC
c) einen Fehlerstromschutzschalter.

Die Strahlungstemperatur wird durch das Einstellen des Sollwertes an einem Thermoregler auf den konstanten Wert gehalten.

8. Der strahlungsklimatisierte Liegeplatz

LUEDER hat nun den strahlungsklimatisierten Liegeplatz mit 4 elektrisch heizbaren Isolierplatten von 3 × 50 × 200 cm und einer von 3 × 50 × 85 cm gebaut. Die nicht beheizten Umschließungsflächen werden mit einer industriell hergestellten beidseitig mit Aluminium bedampften, hoch reflektierenden Folie RG 100 ausgelegt. Man liegt auf einem Netz, so daß der Körper auch an den Auflageflächen größtenteils der Wärmestrahlung von 37° C und der abgesenkten Raumluft von 27° C ausgesetzt ist.

LUEDER hat das Gerät an sich erprobt und berichtet, daß er mit 4 Stunden Schlaf auf diesem strahlungsklimatisierten Liegeplatz für die nächtliche Regeneration auskommt.

9. Ionenquelle IQ 472

Den Überschuß von negativen Ionen pro cm^3 Einatmungsluft im therapeutisch wirksamen Ausmaß von 1000, 2000, 3000... atmosphärischen Ionen hat LUEDER als Spannungsabfall eines auf 70 V geladenen Kugelkonduktors von 10 cm Durchmesser gemessen.

Der Vergleich mit einem GERDIENschen Ionenmesser hat die gleiche Größenordnung für die Ionenkonzentration in 0,5 m Abstand von dem auf 1000 V aufgeladenen Ionenemitter ergeben. Der Kugelkonduktor ist dabei auf ein elektrostatisches Voltmeter mit einem Meßbereich von 150 V und einer Erdkapazität von 100 pF aufgesteckt. Die Spannung des auf + 70 V aufgeladenen Konduktors fällt um 1 V ab, wenn sich 60×10^7 einwertige negative Ionen auf dem Konduktor niedergeschlagen haben. Wenn die Spannung in der Minute um 1 V abfällt, schlagen sich pro Sekunde auf dem Kugelkonduktor $n = 10^7$ einwertige Ionen nieder. Da die Beweglichkeit b der einwertigen negativen Ionen in atmosphärischer Luft größenordnungsmäßig 1 cm/s durch V/cm beträgt, ist bei 0,5 m Abstand zwischen dem auf 1000 V geladenen Ionenemitter und dem Kugelkonduktor und bei einer Ionenkonzentration N bei der Konduktorfläche $F = 314\,cm^2$

$n = NbEF = N\ 20\ cm/s\ 314\,cm^2$ oder $N = 1{,}6 \times 10^3 cm^3$.

10. **Der Klardampfinhalator** (nach Dr. W. LEDWINA)

Die gasförmige Inhalation von kontinuierlichen Dämpfen des Moorkonzentrates Peloidin Mikromooröl und ätherischen Dämpfen des natürlichen und naturreinen Präparates Vaporsan im Klardampf mit einem thermisch einstellbaren Dampfdruck ist ein wesentlicher Fortschritt in der Inhalationstechnik.

Der Klardampfinhalator ermöglicht die Inhalation einer durch Rain out vom Aerosol gereinigten Luft, die mit Feuchtigkeit in molekularer Dispersion gesättigt ist, in einer gewünschten oder verordneten Temperatur von 32–42° C; der Dampfdruck beträgt dann 40–55 mm Hg.

Durch einen stufenlosen Regler wird das Inhalat zunächst bis zum Sieden aufgeheizt und die Inhalationstemperatur grob geregelt. Die genaue Einstellung auf die angenehme oder verordnete Temperatur erfolgt durch einen einfachen Mechanismus, der durch das Ausziehen oder Ineinanderschieben der beiden Rohre die Inhalationstemperatur erniedrigt oder erhöht.

Durch frühe Therapie der Bronchitis mit Klardampfinhalationen daheim läßt sich wohl fast immer die chronische Bronchitis vermeiden.

Eine Rehabilitation der Patienten, die an spastischer Emphysembronchitis leiden, ist nur durch eine Langzeitbehandlung mit täglichen Klardampfinhalationen zur physikalischen Bronchialtoilette erreichbar, da die exogenen Ursachen fortwirken und bei grippalen Infekten ein Rückfall droht.

Die individuelle chronische Bronchitis und ihr epidemiologisches Ausmaß sind vermeidbar, wenn in jedem Haushalt ein Gerät vorhanden ist und bei Bedarf benützt wird.

XIV. Dokumentation

Quellen (alt)

CELSUS, Aulus Cornelius: De medicina I, 3
EPARVIER, Jean: Bains d'air
HUFELAND: Ench. Fol 162
MARCUSE, Julien: Bäder und Badewesen in Vergangenheit und Gegenwart
MARKGRAF, Hugo: Badewesen und Badetechnik der Vergangenheit
RIKLI, Arnold: Es werde Licht oder die atmosphärische Cur

Quellen (neu)

ALEXANDER, J. K.: Triangel, 14 (1975) 1.
BANKL, H.: Österr. Ärztezeitung, 27. Jg. (1972) 4.
BARCROFT, H. u. Mitarb.: Pflügers Arch. ges. Physiol. 261 (1955) 199.
BAYLISS, W. M.: J. Physiol. (Lond.) 28 (1902) 220.
BERGSMANN, O.: D. Zschr. f. Akupunktur 1, 2, 3 (1966) und Bio. Med. 2., Jg. 10 (1977) 22.
BIRCHER-BENNER, M.: Neue Deutsche Klinik, Bd. X, S. 109–168.
BISCHKO, J.: D. Zschr. f. Akupunktur 1, 2, 3 (1966).
BRAY, G. A.: J. clin. Invest. 51 (1972) 537.
GALTON, D. J., BRAY, G. A.: J. clin. Endocrin. 27 (1967) 1573.
BURROWS, B.: Das Med. Prisma 4 (1971).
BROWN, G. M. u. Mitarb.: Circulation 9, 813 (1954).
CARLSON, L. D. u. Mitarb.: J. Appl. Physiol. 5 (1953) 672.
DEETJEN, P.: ÄKW-Mitteil., 27. Jg. (1975) 12.
DE RUDDER: Grundriß einer Meteorobiologie, Berlin (1938).
EDHOLM, O. G. u. Mitarb.: J. Physiol. (Lond.) 134 (1956) 612–619.
EDSTRÖM, G.: Acta Physioth. et Rheum. Belgica, Vol. 7 (1952).
FERSTL, A.: Ärztl. Praxis, 13. Jg. (1961) 4.
FROHLICH, E. D.: Das Med. Prisma 6 (1971).
FROLKIS: Zit. in Österr. Ärztezeitung, 29. Jg. (1974) 15, 16.
GRANDJEAN, E.: Wohnungsmedizin 5, 6 (1971).

HENSEL, H.: Temperatur und Leben, Springer Verlag (1955).
HEYDEN, S.: Das Med. Prisma 5 (1968).
HOCHREIN, H.: Therapie der koronaren Herzkrankheit. Verlag Witzstrock, Baden-Baden.
JAHNECKE, J.: Risikofaktor Hypertonie (1974) Boehringer.
KAINDL, F.: Österr. Ärztezeitung, 27. Jg. (1972) 5.
KNEIPP, S.: Meine Wasserkur. München (1939).
KELLNER, G.: D. Zschr. f. Akupunktur 1, 2, 3 (1966).
KÖNIG, H. L.: Pro Med. 2 (1976) u. Bio. Med., 1. Jg. (1976) 11.
KRAMMER, H.: Geriatrie und Praxis. Wien (1960).
LACKNER, J.: Pro Med. 1 (1976).
LEIPERT, Th.: Österr. Ärztezeitung, 27. Jg. (1972) 4.
LEODOLTER, I.: Ärztekammer Wien Mitteilungen 27. Jg. (1975) 11.
LUEDER, H.: Physikalische Med. u. Rehabil., 11. Jg. (1970) 5 und Elektrizitätsverwertung, Zürich 49 (1974) 3.
MARUNA, R. F. L. u. H.: Bio. Med. 11 (1976) und Pro Med. 2 (1976).
MARCHIONINI u. OTTENSTEIN: Zschr.ges. phys. Ther. (1931) 99.
MARESCH, O.: D. Zschr. f. Akupunktur 1, 2, 3 (1966).
MILLER, D. S.: Triangel 13 (1974) 2.
MILLER, D. S. u. Mitarb.: Amer. J. clin. Nutr. 20 (1967) 1212, 1223.
PRESSMANN, A.: Österr. Ärztezeitung, 24. Jg. (1969) 20.
PROKOP, L.: ÄWM, 27. Jg. (1975) 11.
PISCHINGER, A.: Ärztl. Praxis 13, 249 (1961); Zschr. Stomatol. 60 (1963) 294; Zschr. Zellforschung 893–908; Phys. Med. Rehabil. 9, H 1 (1968).
REISNER, H.: Österr. Ärztezeitung, 27. Jg. (1972) 11.
RODDIE, I. u. Mitarb.: J. Physiol. (Lond.) 134 (1956) 444–450.
ROHRACHER, H.: Österr. Akad. Wiss. Anz.ph. (1958) So. 3.
ROSE, G. A., WILLIAMS, R. T.: Brit. J. Nutr. 1961, 15, 1.
SHALKO-TITARENKO, W.: Österr. Ärztezeitung, 27. Jg. (1972) 4.
STIRLING, J. L., STOCK, M. J.: Publ.par M. Apfelbaum, Masson et Cie, Paris 1973, p. 219.
VERZÁR, F.: Das Med. Prisma 2 (1968).
WIDDOWSON, E. M.: Spec. Rep. Ser. med. Res. Coun. (Lond.) 1947, No. 257.
WIMMER: Zit. Ärztl. Praxis, 13. Jg. (1961) 4.
WÖRNER, H.: Umschau 15 (1966) 505.
WYNDER, E. L.: Das Med. Prisma 4 (1972).

Publikationen

KRAMMER, H. u. W. LEDWINA: Inhalationsbehandlung chronischer Bronchitiden. Ärztliche Praxis, IX., 1957, 1.
–: Die Behandlung chron. Bronchitis im Klardampf. Der praktische Arzt, XII., 1958, 137.
–: Die Behandlung der Altersbronchitis mit Klardampf. Aktuelle Geriatrie, Badgastein 1959.
–: Grundlagen zum Aufbau eines Raumklimas: Dokumentation und Information über Sozialmedizin und öffentl. Gesundheitswesen. Bielefeld, II., 1971, 6, S. 423.
–: Grundlagen zum Aufbau eines Raumklimas. Archiv für phys. Therapie, 22., 1970, 4.

LEDWINA, W.: Wirkungsweise und Anwendung von Wärmestrahlungsgleichgewicht und Wärmegleichgewicht. Wissenschaftliche Sitzung der österr. Gesellschaft für phys. Medizin 1956, Wr. Med. Wochenschrift, 107. Jg., 1957, Nr. 25.
–: Anwendung und Wirkungsweise des Strahlungsgleichgewichtes. Internationaler Herbstkurs für Ganzheitsmedizin und Naturheilverfahren, Velden 1956.
–: Das Überwärmungsbad. Klinische Medizin, 9. Jg., 1954, 1.
–: Die Wirkung der Lokalanästhetika über den Mund-, Nasen- und Rachenraum auf verschiedene Schmerzzustände im Alter. Fortbildungskurs für Geriatrie, Badgastein 1956.
–: Behandlungen im künstlichen Klima. Wissenschaftliche Sitzung der Gesellschaft der Ärzte in Wien 1958, Wr. Med. Wochenschrift, 108. Jg., 1958, 9.
–: Wissenschaftliche Sitzung des Moorforschungsinstitutes, Lindau 1957.
–: Zur Therapie chronisch entzündlicher Erkrankungen. Der praktische Arzt, XIV., 1960, 162.
–: Physiologische Regulation durch langwellige und reflektierte Strahlung. Der praktische Arzt, 26., 1972, 304. –
–: Entspannung durch Klimatisierung. Zeitschrift für Physiotherapie, 25., 1973, 6.
–: Raumklima durch Inhalationsschäden. Ärztliche Praxis, 24., 1972, 55.
–: Physikalische Interpretation und Prävention der Hypertonie – Ischämie. Ärztliche Praxis, 25., 1973, 28.

–: Qualität des Wohnraumklimas und Einrichtungen. Ars Medici, 64., 1974, 3.
–: Der Einfluß der Entspannung auf die arterioläre Peristaltik. Ars Medici, 65., 1975, 7.
–: Strahlungsklimatisierung verhindert essentielle Hypertonie. Der Praktische Arzt, 31., 1977, 359.
–: Prävention der Atherogenese durch Strahlungsklima. Ars Medici, 67., 1977, 2.
–: Der Einfluß der thermischen Umwelt auf die Gefäße. Zeitschrift für Physiotherapie, 29., 1977, 343–347.
–: Mit Wärme gegen den Herzinfarkt. Bio. Med. 12/1979.

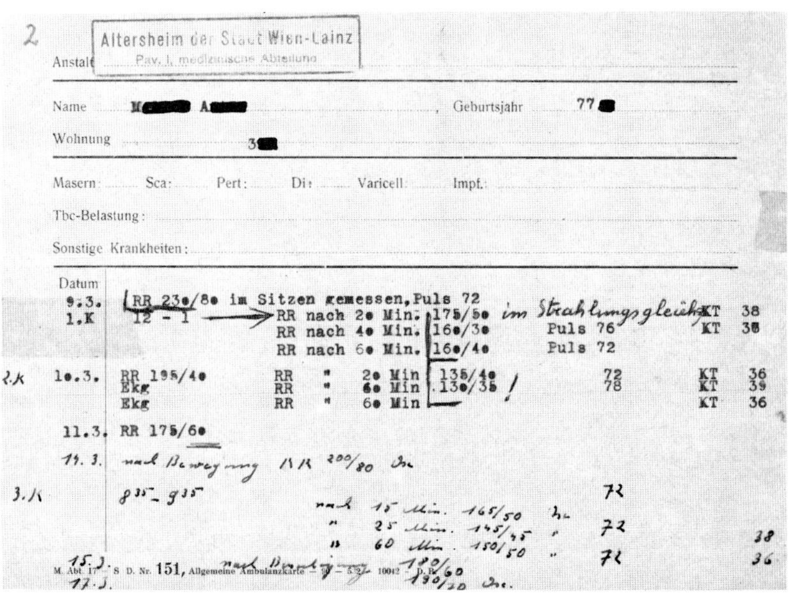
2

Anstalt: Altersheim der Stadt Wien-Lainz
Pav. I, medizinische Abteilung

Name [redacted] A[redacted], Geburtsjahr 77[redacted]

Wohnung 3[redacted]

Masern: Sca: Pert: Di: Varicell: Impf.:

Tbc-Belastung:

Sonstige Krankheiten:

Datum
9.3. RR 230/80 im Sitzen gemessen, Puls 72
1.K 12 – 1 → RR nach 20 Min. 175/50 im Strahlungsgleich KT 38
RR nach 40 Min. 160/30 Puls 76 KT 38
RR nach 60 Min. 160/40 Puls 72

2.K 10.3. RR 195/40 RR " 20 Min 135/40 72 KT 36
Ekg RR " 60 Min 130/35 ! 78 KT 39
Ekg RR " 60 Min KT 36

11.3. RR 175/60

14. 3. nach Bewegung RR 200/80

3.K 8³⁵ – 9³⁵ 72
nach 15 Min. 165/50
" 25 Min. 145/45 72 38
" 60 Min. 150/50 " 72 36

15.3. nach Bewegung 180/60
17.3. 190/70

M. Abt. 17 – S D. Nr. 151, Allgemeine Ambulanzkarte – 10042 – D.R.

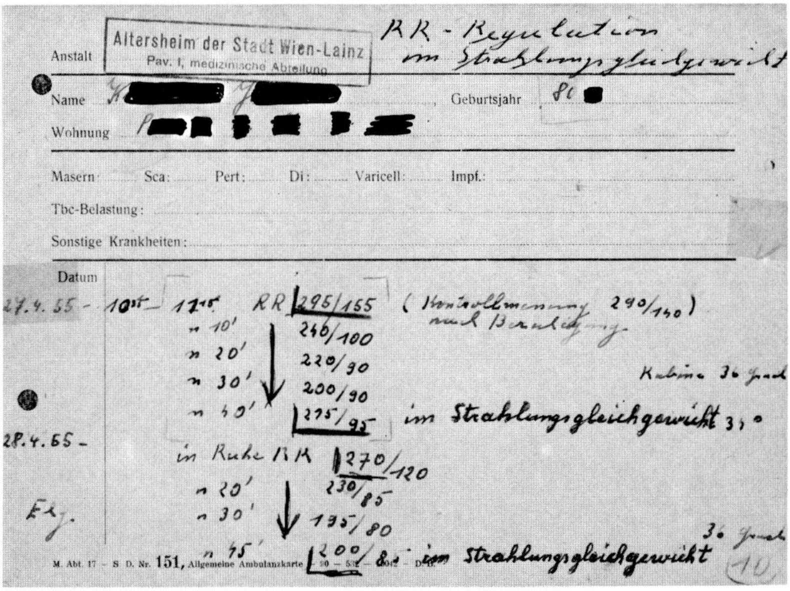

Anstalt: Altersheim der Stadt Wien-Lainz, Pav. I, medizinische Abteilung

RR-Regulation im Strahlungsgleichgewicht

Name: K[redacted] J[redacted], Geburtsjahr: 80[redacted]

Wohnung: P[redacted]

Masern: Sca: Pert: Di: Varicell: Impf.:

Tbc-Belastung:

Sonstige Krankheiten:

Datum

27.4.55 – 10^{35} – 11^{15} RR 295/155 (Kontrollmessung 290/140 nach Beruhigung)

" 10' 240/100

" 20' 220/90

" 30' 200/90

" 40' 175/95 im Strahlungsgleichgewicht 3,0

Kabine 36 Grad

28.4.55 – in Ruhe RR 270/120

" 20' 230/85

" 30' 195/80

" 45' 200/80 im Strahlungsgleichgewicht

36 Grad

Elg.

M. Abt. 17 – S. D. Nr. 151, Allgemeine Ambulanzkarte – 90 – 532 – 10042 – D. B.

(10)

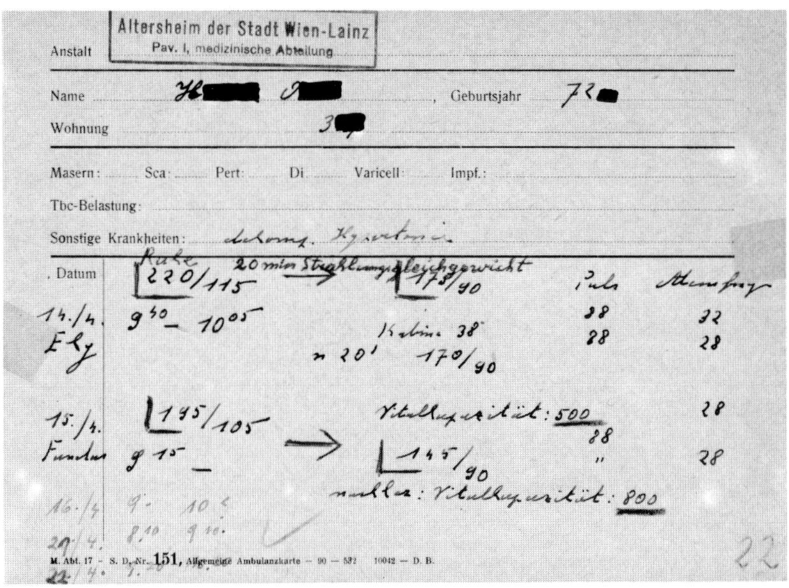

Anstalt: Altersheim der Stadt Wien-Lainz, Pav. I, medizinische Abteilung

Name: H[redacted] O[redacted], Geburtsjahr: 72[redacted]

Wohnung: 3[redacted]

Masern: Sca: Pert: Di: Varicell: Impf.:

Tbc-Belastung:

Sonstige Krankheiten: schwere Hypertonie.

Datum

Ruhe 220/115 → 20 min Strahlungsgleichgewicht 175/90 — Puls — Atemfreq.

14./4. 9^{30} – 10^{05} — 88 — 32

Elg. Kabine 38° — 88 — 28

" 20' 170/90

15./4. 195/105 — Vitalkapazität: 500 — 28

Funktion 9^{15} – → 145/90 — 88 — " — 28

nachher: Vitalkapazität: 800

16./4. 9 – 10^{5}

20./4. 8^{10} 9^{10}

22./4.

M. Abt. 17 – S. D. Nr. 151, Allgemeine Ambulanzkarte – 90 – 532 10042 – D. B.

22

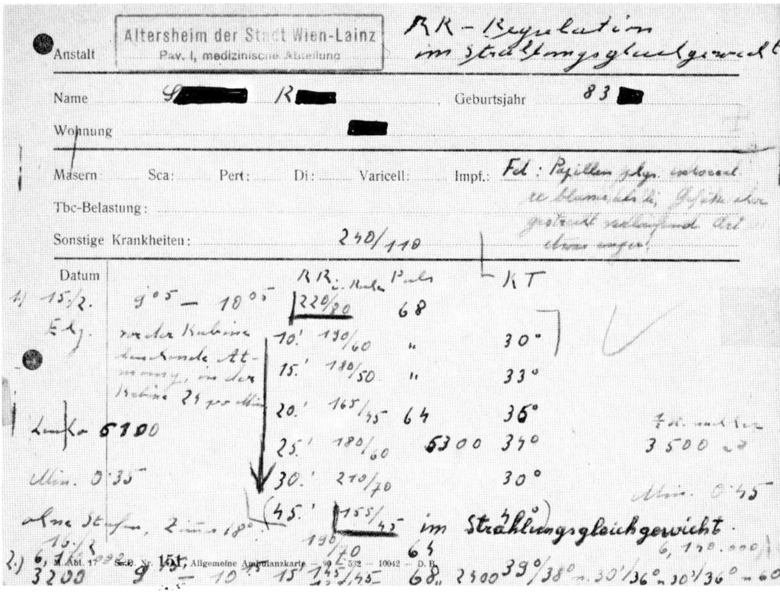
Altersheim der Stadt Wien-Lainz
Pav. I, medizinische Abteilung

Anstalt — RR-Regulation im Strahlungsgleichgewicht

Name [redacted] R[redacted], Geburtsjahr 83[redacted]

Wohnung [redacted]

Masern: Sca: Pert: Di: Varicell: Impf.: Fd: Papillen physiol. ...

Tbc-Belastung:

Sonstige Krankheiten: 240/110

Datum		RR i. Ruhe	Puls		KT
1) 15/2.	9⁰⁵ – 10⁰⁵	220/80	68		
Ekg.	vor der Kabine ...	10' 190/60	"		30°
		15' 180/50	"		33°
		20' 165/95	64		35°
Leuko 6100		25' 180/60		5300	37°
Min. 0'35"		30' 210/70			30°
ohne Stufen, ... 18°		45' 155/95	im Strahlungsgleichgewicht		

M. Abt. 17 – S. D. Nr. 151, Allgemeine Ambulanzkarte – 90 – 532 – 10042 – D. B.

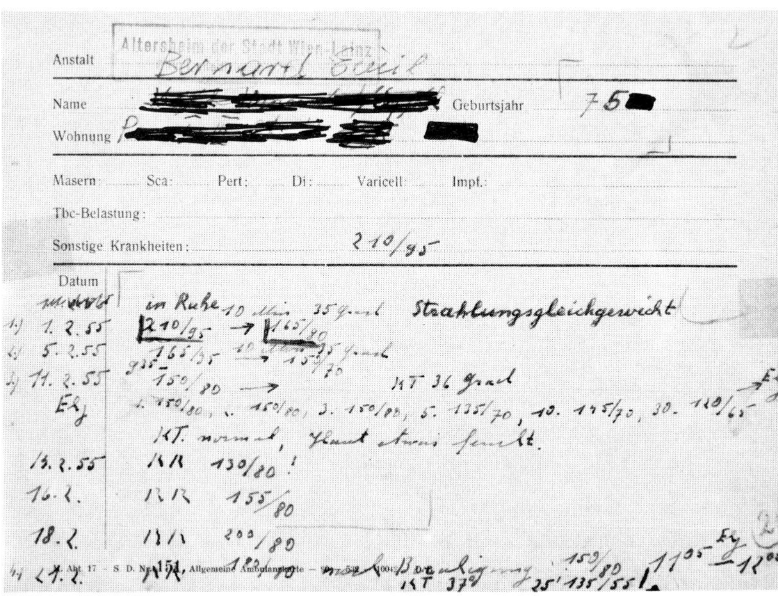
Altersheim der Stadt Wien-Lainz

Anstalt Bernart Emil

Name [redacted], Geburtsjahr 75[redacted]

Wohnung [redacted]

Masern: Sca: Pert: Di: Varicell: Impf.:

Tbc-Belastung:

Sonstige Krankheiten: 210/95

Datum	
	in Ruhe 10 Min 35 Grad Strahlungsgleichgewicht
1) 1. 2. 55	210/95 → 165/80
2) 5. 2. 55	165/95 → 155/70
3) 11. 2. 55	150/80 → KT 36 Grad
Ekg	1. 150/80, 2. 150/80, 3. 150/80, 5. 135/70, 10. 145/70, 30. 120/65
	KT. normal, Haut etwas feucht.
13. 2. 55	RR 130/80!
16. 2.	RR 155/80
18. 2.	RR 200/80
4) 21. 2.	RR 180/90 nach Beruhigung 150/80 11⁰⁵ – 12⁰⁵ KT 37° 25' 135/55

M. Abt. 17 – S. D. Nr. 151, Allgemeine Ambulanzkarte

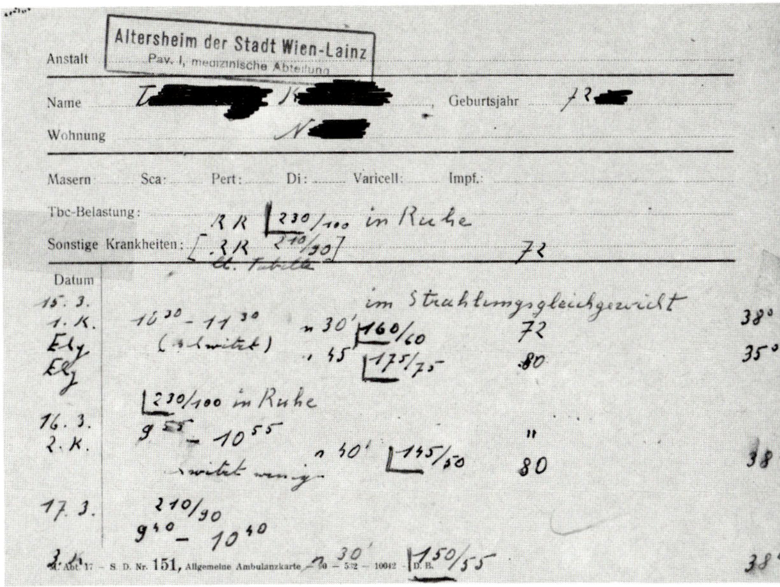
Altersheim der Stadt Wien-Lainz
Pav. I, medizinische Abteilung

Anstalt

Name [redacted], Geburtsjahr [redacted]

Wohnung [redacted]

Masern: Sca: Pert: Di: Varicell: Impf.:

Tbc-Belastung:

Sonstige Krankheiten: RR 230/100 in Ruhe
[RR 210/90] 72

Datum

15. 3. im Strahlungsgleichgewicht
1. K. 10^{30} – 11^{30} n 30' 160/60 72 38°
Ely (schwitzt) n 45 175/75 80 35°
Ely
230/100 in Ruhe
16. 3. 9^{55} – 10^{55} "
2. K. n 30' 145/50 80 38°
schwitzt wenig
17. 3. 210/90
9^{40} – 10^{40}
3. K. n 30' 150/55 38°

M. Abt. 17 – S. D. Nr. 151, Allgemeine Ambulanzkarte – 10 – 5.2 – 10042 – D. B.

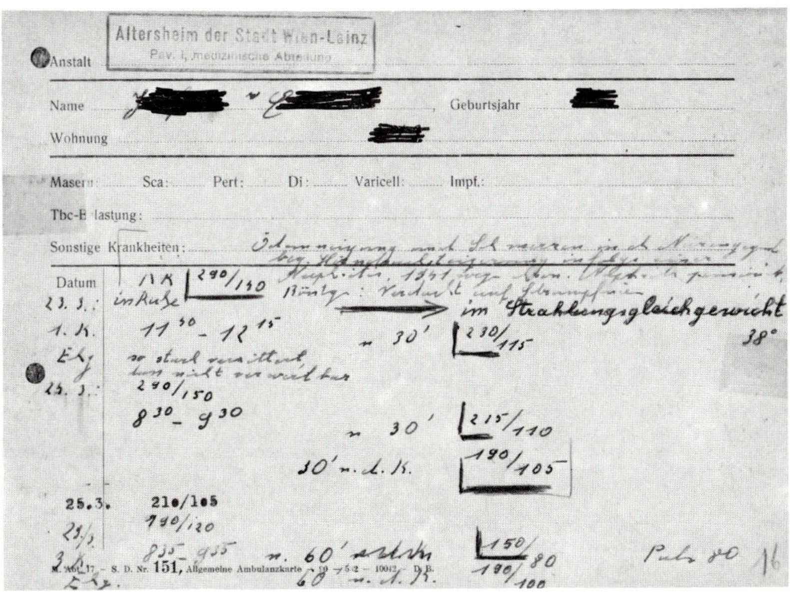
Altersheim der Stadt Wien-Lainz
Pav. I, medizinische Abteilung

Anstalt

Name [redacted], Geburtsjahr [redacted]

Wohnung [redacted]

Masern: Sca: Pert: Di: Varicell: Impf.:

Tbc-Belastung:

Sonstige Krankheiten: Ödemneigung und Schmerzen in der [illegible] [illegible] Nephritis, 1941 weg. [illegible] pensioniert, Röntgen: Verdacht auf [illegible]

Datum

RR 290/150 in Ruhe
23. 3. → im Strahlungsgleichgewicht
1. K. 11^{30} – 12^{15} n 30' 230/115 38°
Ely so stark verschwitzt, [illegible] nicht verwertbar
25. 3. 290/150
8^{30} – 9^{30} n 30' 215/110
30' n. d. K. 190/105
25.3. 210/105
29./3. 190/120
3. K. 8^{35} – 9^{35} n. 60' [illegible] 150/80 Puls 80
Ely. 60' n. d. K. 190/100

M. Abt. 17 – S. D. Nr. 151, Allgemeine Ambulanzkarte – 10 – 5.2 – 10042 – D. B.

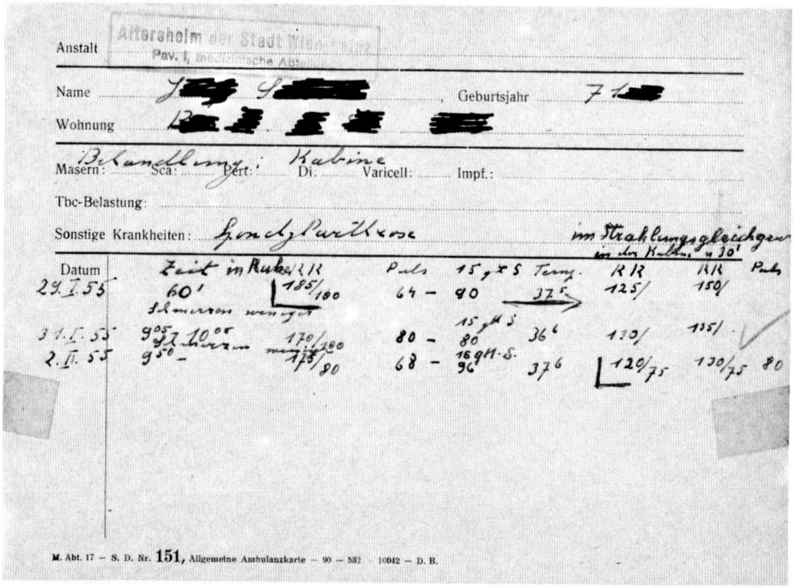

Anstalt Altersheim der Stadt Wien ... Pav. I, medizinische Abt.

Name [redacted], Geburtsjahr [redacted]

Wohnung [redacted]

Behandlung: Kabine

Masern: Sca: Pert: Di: Varicell: Impf.:

Tbc-Belastung:

Sonstige Krankheiten: Spondylarthrose

im Strahlungsgleichgew. in der Kabine n 30'

Datum	Zeit in Ruhe RR	Puls	15 g. S Temp.	RR	RR	Puls
29.I.55	60' 185/100	64 –	90 37⁵	125/	150/	
	Schmerzen weniger					
31.I.55	9⁰⁵–10⁰⁵ 170/100	80 –	15 g. S 80 36⁶	130/	135/	
2.II.55	9⁵⁰ – 175/80	68 –	16 g. S. 96 37⁶	120/75	130/75	80

M. Abt. 17 – S. D. Nr. 151, Allgemeine Ambulanzkarte – 90 – 582 – 10042 – D. B.

Nochmals in Kürze

was	Seite
Existentielle Bedeutung des Strahlungshaushaltes	17
Frühgeburten in strahlungsklimatisierten Brutkästen „fatty streaks“	17
JUNGMANN: Anpassungsvorgänge sind anhaltend	
NEERGAARD: Klima ist unspezifische Immuntherapie	18
SCHOLING: 6 Zeilen über Infrarotstrahlung	18
GRANDJEANS Empfehlung zum Raumklima nachteilig	18
Strahlungsklima, bekleidet, tätig	19
Niedertemperaturstrahlungsheizungen erforderlich	20
Lehrmeinungen lassen sich nicht revidieren	20
Irrtümliches Schema über Behaglichkeitszonen	20
FANGER: Unzufriedene bei größeren Differenzen der Strahlung	20

was	Seite

was	**Seite**
	286

Grabinschrift

hier ruht –
die Titel können dieses Blatt nicht fassen,
hier ruht –
die Orden können seine Brust nicht tragen,
hier ruht –
und hoffentlich auf immer

der Dünkel

doch nein,
dort redet er schon wieder.